Praxisbuch

Funktionelle Wirbelsäulengymnastik und Rückentraining

Teil 5 · Turnen in der Sporthalle: Partnergymnastik, Übungsprogramme für muskuläre Dysbalancen, Körperstatik und aktives Rückentraining

Von Olga und Andrej Bauer

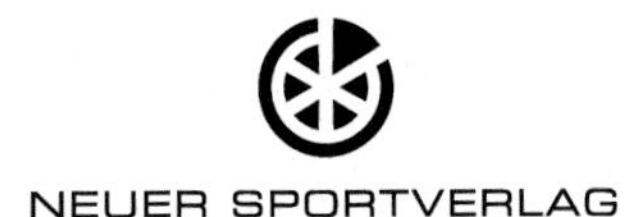

NEUER SPORTVERLAG

Inhalt

1 Danksagung

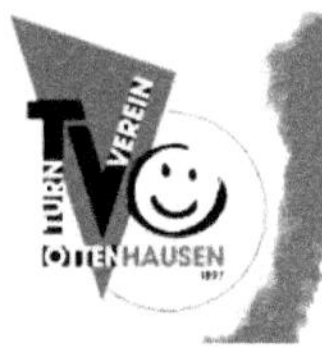

Danken möchten wir der Gemeinde Straubenhardt für die Räumlichkeiten und der Sportgruppe TV Ottenhausen für ihre Unterstützung als Fotomodels.

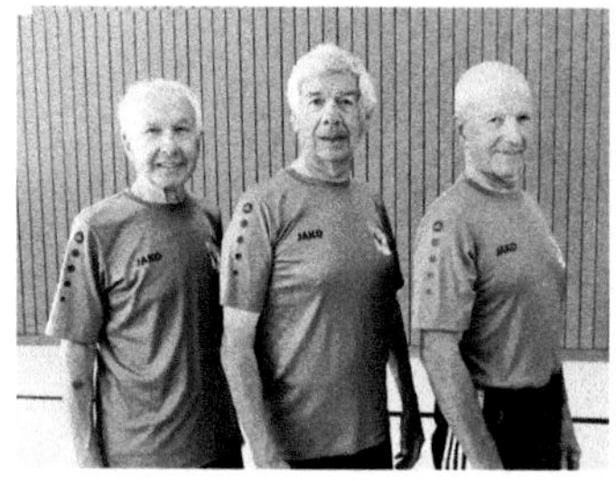

Martin Becker, Dietmar Laupe, Hans Dennig

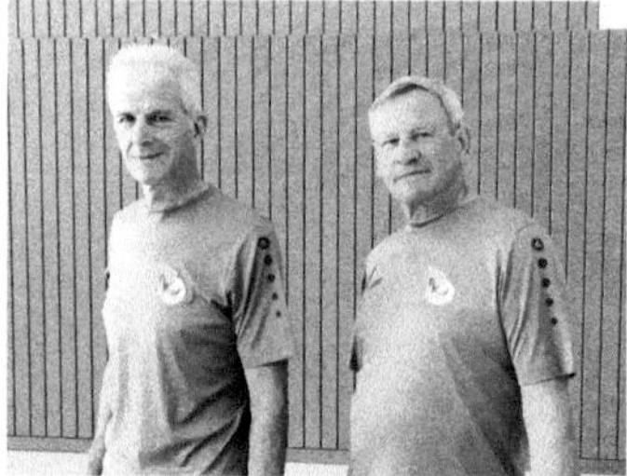

Werner Pfisterer, Klaus Wilßer

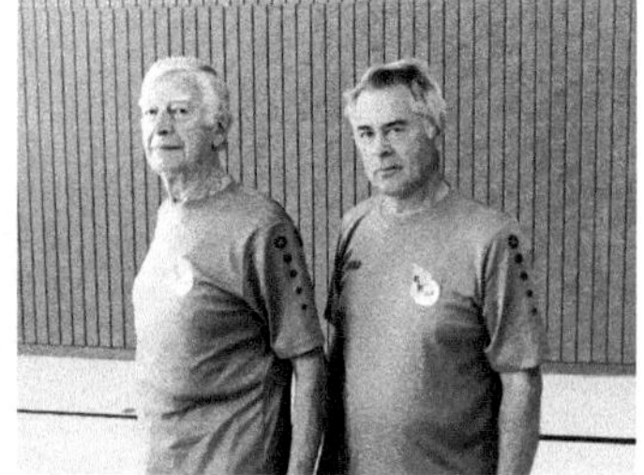

Wolfgang Dube, Rolf Stiegele

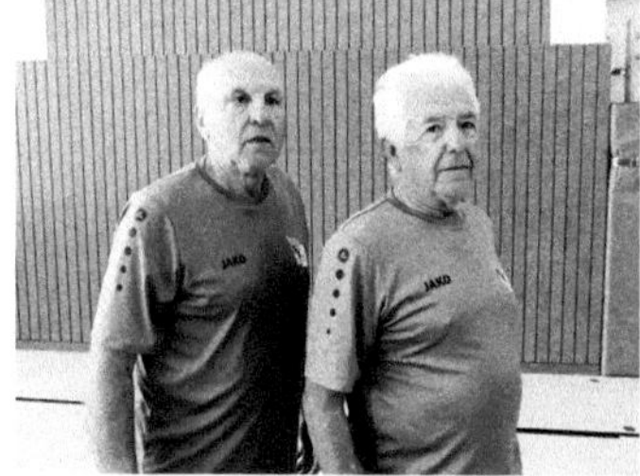

Richard Walter, Manfred Schneider

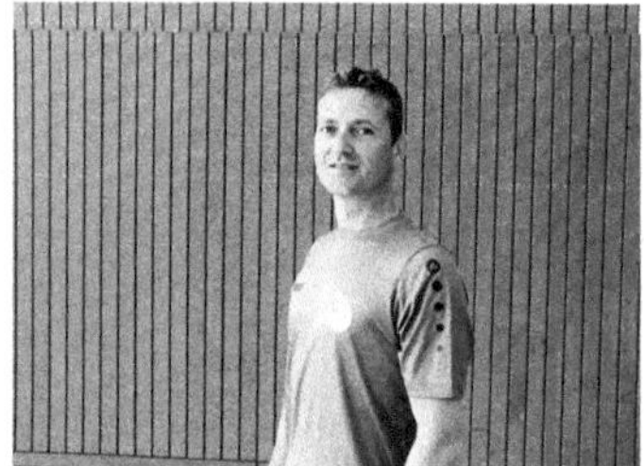

Jan Schmökel

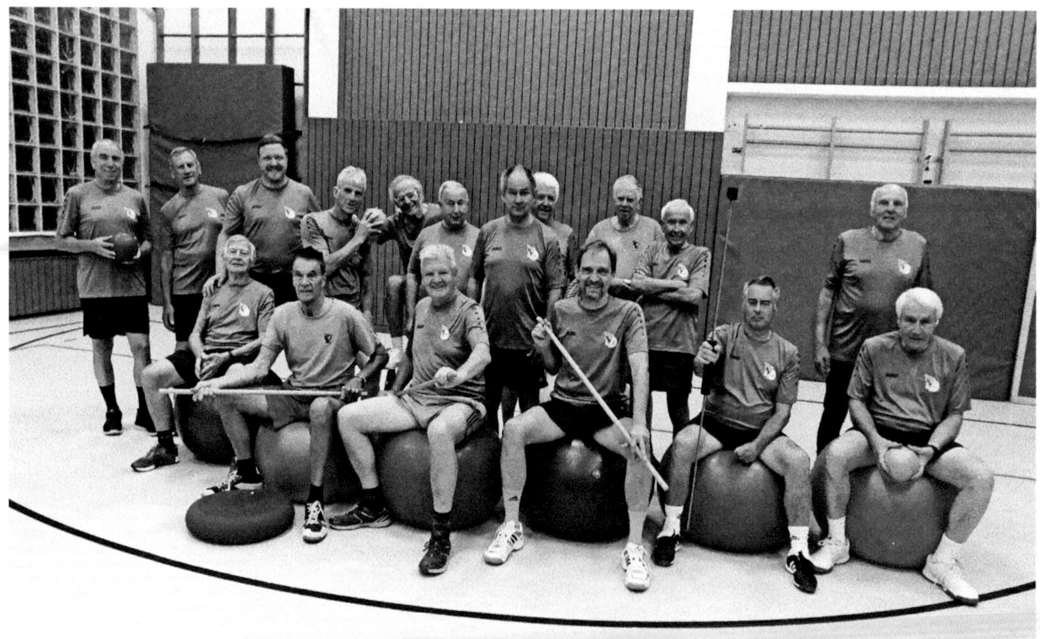

Sportgruppe TV Ottenhausen mit Übungsleiter Andrej Bauer

2 Einleitung

Fit und gesund – das möchte jeder gerne sein. Man sollte aber auch einiges dafür tun. Mit regelmäßigem Training und richtiger Belastung können Sie Beschwerden verhindern und lindern. Die Muskulatur ist unser Beschützer für Rücken und Gelenke in jedem Alter. Die Bewegung des menschlichen Körpers ist nur dank unserer Muskeln möglich. Jeder hat sie, jeder braucht sie – sie dienen uns ein Leben lang. Insgesamt besitzt ein gesunder Mensch 656 Muskeln. Um sie richtig zu trainieren, ist ein abwechslungsreiches Bewegungsprogramm empfehlenswert. Ein gesunder Körper liebt die Abwechslung. Ein regelmäßiges Training der Muskulatur lässt die Muskeln wachsen und bremst den Alterungs- und Abbauprozess des Körpers, damit steigert sich Ihre Lebensqualität deutlich.
Eine aktive Lebensführung bietet die besten Chancen, Rückenbeschwerden zu vermeiden. Beweisen Sie es Ihrem Rücken, dass Sie das wollen und schaffen. Ihr Rücken dankt es Ihnen schon morgen, wenn Sie ab heute Gymnastik in Ihren Alltag einbauen. Bewegung tut einfach gut – das gilt für Prävention ebenso wie für Therapie. Ein wenig Sport, und Sie fühlen sich wohl.

Nichts ist gesünder als regelmäßige Gymnastik, Bewegung und Sport.
In diesem fünften Band stellen wir Ihnen zunächst eine Palette variantenreicher und attraktiver Partnerübungen zur Auswahl sowie andere Trainingsformen wie Zirkeltraining vor.
Das anschließende Kapitel richtet sich an alle, die Haltungsschwächen aktiv vorbeugen und Haltungsschäden beseitigen wollen. Vorgestellt werden Übungen zum Ausgleich muskulärer Dysbalancen und zur Verbesserung der Körperstatik. Durch Variationen und Erweiterung der verschiedenen möglichen Grundhaltungen (Stand, Sitz, Vierfüßlerstand, Rücken- und Bauchlage etc.) und Übungen zur Mobilisation, Kräftigung, Stabilisation der Muskulatur wie auch entsprechende Entspannungstechniken zum täglichen Üben wird ein aktives Rückentraining erreicht, von dem Ihr ganzer Körper profitiert.
Schritt für Schritt zu mehr Gesundheit mit unseren Büchern: In fünf Bänden stellen wir für Sie als Leser möglichst kompakt und komplett die Übungsprogramme mit und ohne Trainingsgeräte vor, damit ein vielseitiges und abwechslungsreiches Trainingsprogramm für einen starken Rücken und eine bewegliche Wirbelsäule durchgeführt werden kann. Durch regelmäßiges Training werden Sie Ihr Ziel erreichen. Ihr Trainingserfolg liegt in Ihren Händen.

Viel Spaß beim Üben und einen gesunden Rücken wünschen Ihnen
Andrej und Olga Bauer

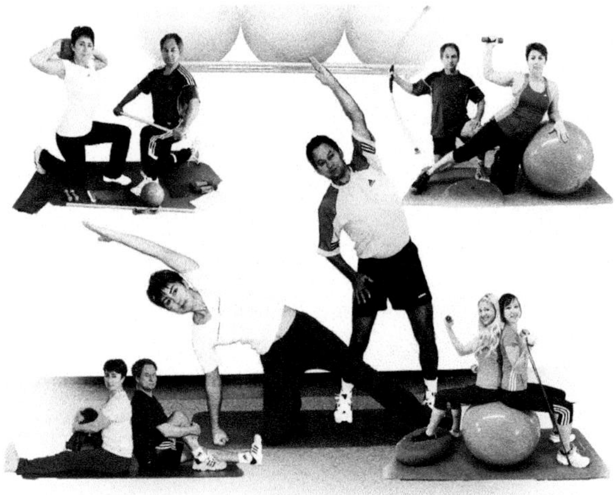

3 Partnerübungen. Zur Ausführung der Übungen mit dem Partner

Warum immer nur alleine üben? Zu zweit macht es viel mehr Spaß. Die Partnerübungen bringen Bewegung in die Gruppe. Das Training zu zweit verspricht Abwechslung und neue Erfahrungen. Das ist ein guter Weg nicht nur zu mehr Fitness und Wohlbefinden, sondern auch zu einem besserem Körperbewusstsein und gegenseitigem Vertrauen.

Partnergymnastik ist Gymnastik, die zwei Teilnehmer gemeinsam in einer Form ausführen und das Miteinander von beiden erfordert.
Die Partner sollten so ausgewählt werden, dass die Körperverhältnisse (Größe, Gewicht, Kraft) in etwa gleich sind. Man kann auch Altersgruppe und Geschlecht berücksichtigen.

Die Übungen können statisch oder dynamisch ausgeführt werden.
Statische Kraft, d. h. Haltekraft. Statisch mit Partnerwiderstand: Beide geben dosierten Widerstand, sodass keine Bewegung stattfindet. Der optimale Trainingseffekt liegt bei 50–70 % der Maximalkraft.
Dynamische Kraft, d. h. Bewegungskraft. Bei Kräftigungsübungen, die in Partnerform dynamisch ausgeführt werden, darf der Bewegungsfluss nicht blockiert werden.
Der manuelle Widerstand wird der gewünschten Bewegungsrichtung entgegengesetzt und entsprechend der Muskelkraft des Partners dosiert.
Beachten Sie bei der Ausführung, dass die Rumpfmuskeln mehr auf Halten (Stützmotorik) und der größte Teil der Extremitätenmuskeln mehr auf Bewegen (Zielmotorik) spezialisiert sind. „Üben zu zweit" als Trainingsangebot hat einerseits Vorteile und andererseits Nachteile, wie jede Form oder Methode.

Die wichtigsten Nachteile sind:
- erhöhter Zeitbedarf (wenn beide Partner nacheinander üben),
- Berührungsangst (viele Menschen mögen keinen direkten Körperkontakt).

Die wichtigsten Vorteile sind:
- möglicherweise weniger Gerätebedarf,
- Durch eine faire Konkurrenzsituation werden die Übungen intensiver ausgeführt und dadurch der Trainingseffekt verbessert.
- Sozialverhalten verlangt Kommunikations- und Kooperationsfähigkeiten (um eine korrekte Ausführung zu erreichen, müssen beide Partner einander und sich selbst motivieren und kontrollieren).
- Wir können Haltungen aus einer anderen Perspektive erkunden.
- Die Teilnehmer lernen nicht nur sich, sondern auch ihre Mitmenschen näher kennen und verstehen. Ziel ist es, Vorteile zu verstärken und Nachteile zu reduzieren.

Im Folgenden werden nicht nur die Übungen dargestellt, bei denen beide Partner gemeinsam und gleichzeitig dieselben oder verschiedene Übungen ausführen, sondern auch die Übungen, die Partner nacheinander üben.

Bei Kräftigungsübungen ist immer der Konkurrenzgedanke im Spiel, der sich positiv auf die Einsatzbereitschaft der Teilnehmer auswirkt. Es ist wichtig, darauf hinzuweisen, dass bei den dynamischen Übungen der Bewegungsfluss nicht blockiert werden darf. Bitte denken Sie bei den Partnerübungen immer daran, dass Sie mit Ihrem Partner so umgehen, wie er auch mit Ihnen umgehen soll.

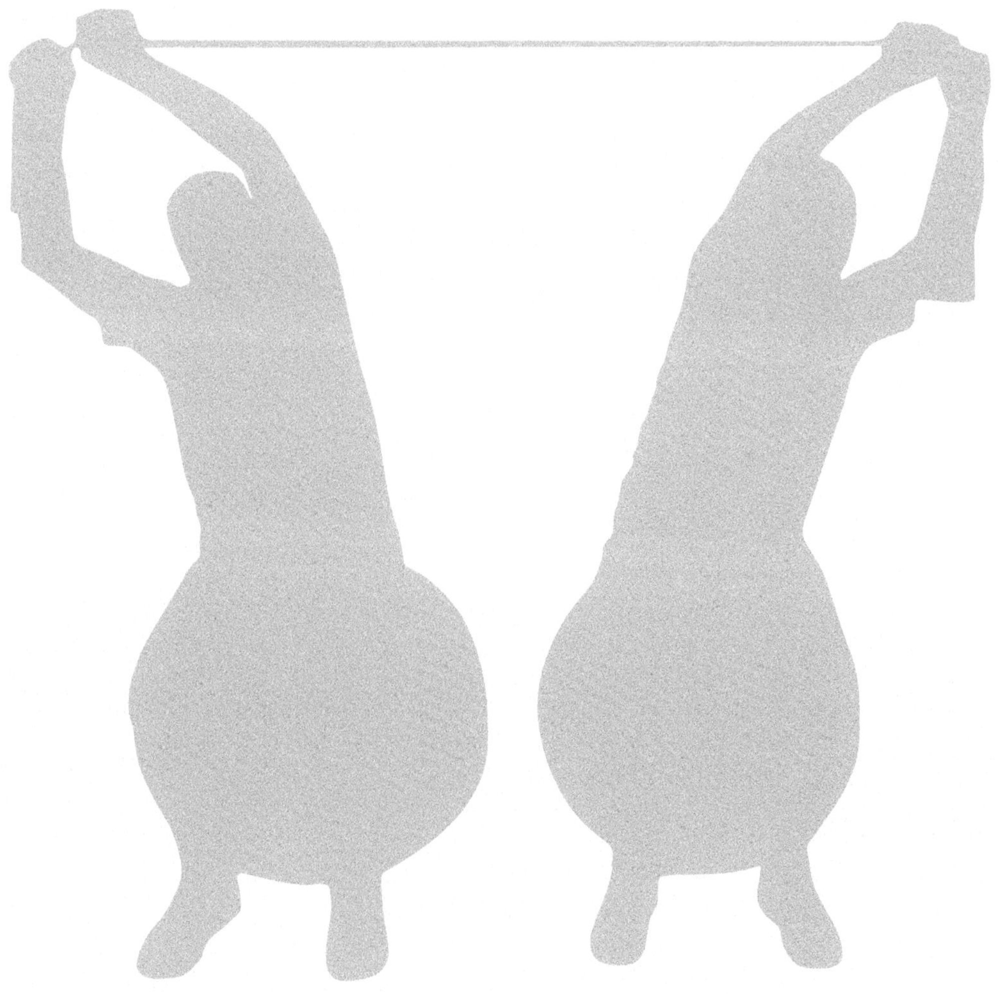

3.1 Partnerübungen ohne Sportgerät

Ausgangsstellung „Grundhaltung Stand“, Partner stehen hintereinander.
Übungsausführung Partner B übt Druck mit dem Handballen im Rückenbereich des Partners A aus. Partner A versucht, die Anzahl der ihn berührenden Finger zu erraten. Foto 1, 2, 3
Hinweis Nacheinander – gleichzeitig.

Ausgangsstellung „Grundhaltung Stand“, Partner stehen hintereinander.
Übungsausführung Partner B rollt mit leichten Druck einen Tennisball am Rücken des Partners A entlang der Wirbelsäule von oben nach unten. Partner A soll die Wirbelsäule im Bereich des Tennisball-Kontakts runden. Foto 4, 5, 6
Hinweis Zur Ausgangposition zurück – Rücken strecken.

Ausgangsstellung „Grundhaltung Schrittstellung“, einander gegenüber. Die Hände gegeneinander.
Übungsausführung Drücken Sie die Hände gegeneinander. Foto 7
Hinweis Halten Sie die Spannung im ganzen Körper.
Beide geben dosierten Widerstand, sodass keine Bewegung stattfindet.
Variationen Dynamische Ausführung: Arme im Wechsel beugen und strecken. Foto 8
Mit verschränkten Händen. Foto 9
Ziehen.

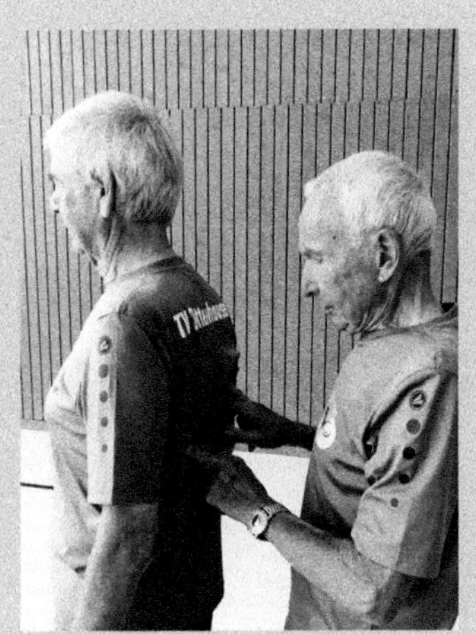

Foto 1

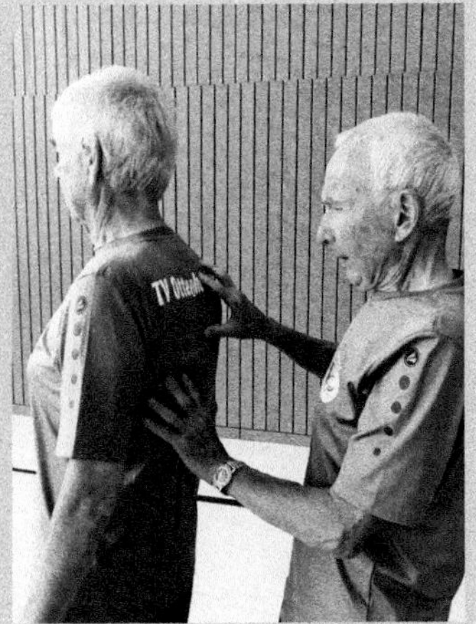
Foto 2

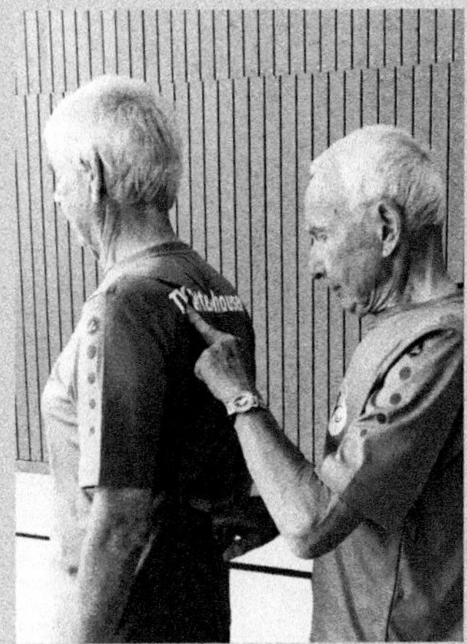
Foto 3

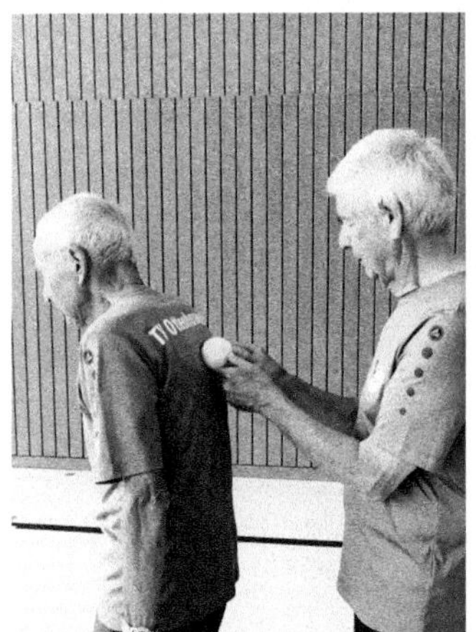
Foto 4

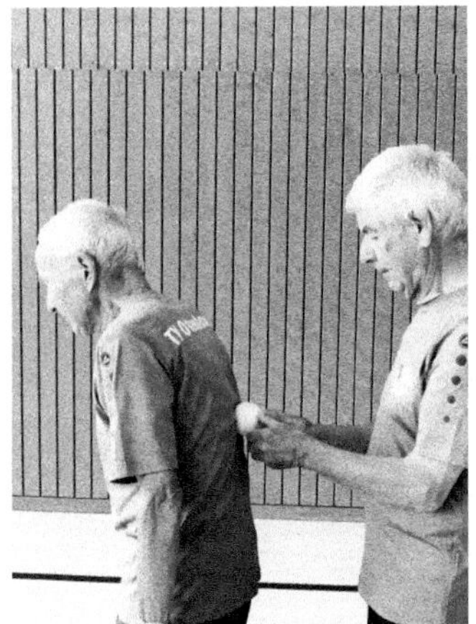
Foto 5

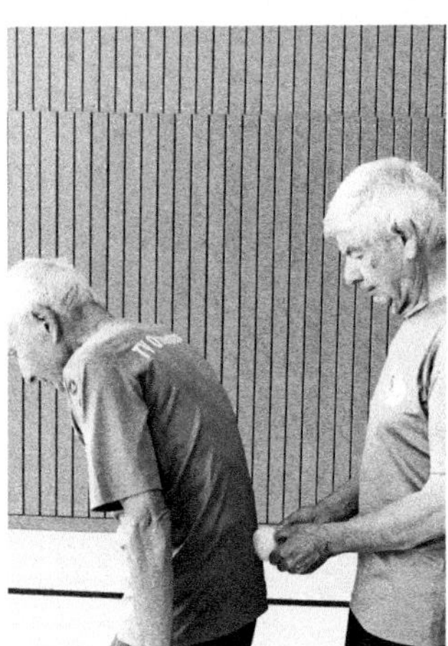
Foto 6

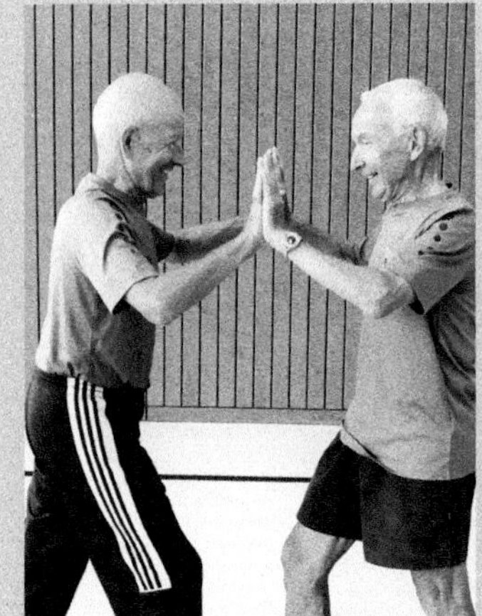
Foto 7

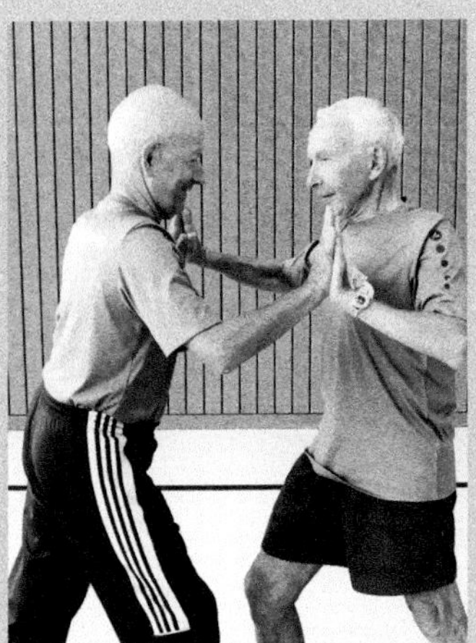
Foto 8

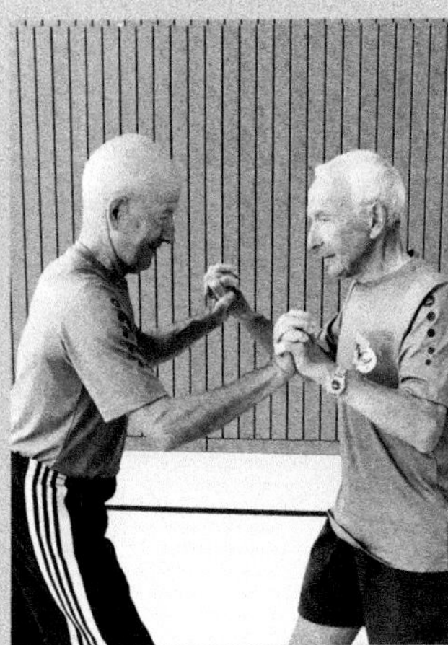
Foto 9

Ausgangsstellung „Grundhaltung Stand“, einander gegenüber. Arme in U-Halte. Foto 10
Übungsausführung Drücken Sie die Hände gegeneinander.
Hinweis Halten Sie die Spannung im ganzen Körper.
Beide geben dosierten Widerstand, sodass keine Bewegung stattfindet.
Variationen Ein Arm in Hochhalte und der andere auf Bauchhöhe. Foto 11
Verschiedene Armpositionen, z. B. ein Arm ist im Ellenbogengelenk gebeugt. Foto 12

Ausgangsstellung „Grundhaltung Stand“, einander gegenüber. Die Hände gegeneinander vor dem Körper horizontal. Beim Partner A zeigen die Handflächen nach unten, beim Partner B nach oben. Foto 13
Übungsausführung Drücken Sie die Hände gegeneinander.
Hinweis Halten Sie die Spannung im ganzen Körper.
Beide geben dosierten Widerstand, sodass keine Bewegung stattfindet.
Variationen Eine Handfläche zeigt nach oben, die andere nach unten.
Ein Arm ist im Ellenbogengelenk gebeugt, und ein Bein ist im Kniegelenk gebeugt. Foto 14
Dynamische Ausführung.

Ausgangsstellung „Grundhaltung Stand“, Rücken an Rücken. Die Arme sind auf Schulterhöhe seitlich gestreckt. Die Hände gegeneinander. Beim Partner A zeigen die Handflächen nach unten und beim Partner B nach oben. Foto 15
Übungsausführung Drücken Sie die Handflächen gegeneinander.
Hinweis Halten Sie die Spannung im ganzen Körper.
Beide geben dosierten Widerstand, sodass keine Bewegung stattfindet.
Variationen Die Arme sind im Schultergelenk gedreht. Foto 16
Die Handrücken gegeneinander. Foto 17
Dynamische Ausführung.

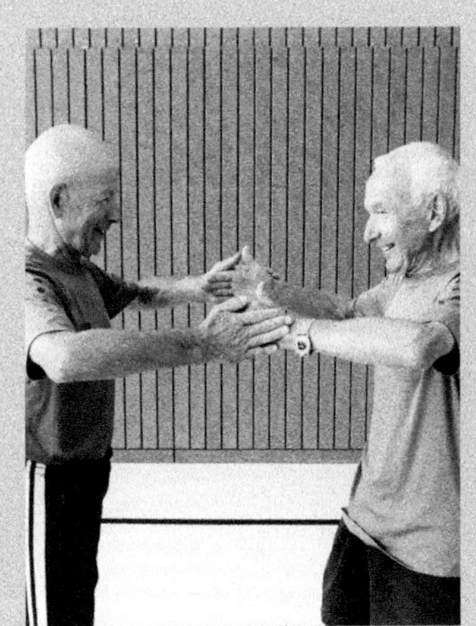
Foto 10

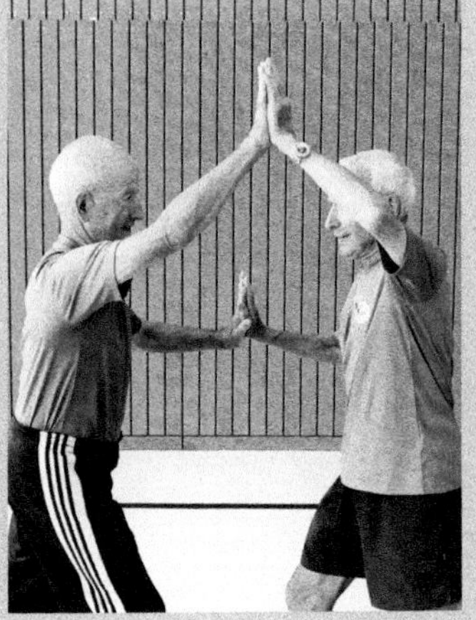
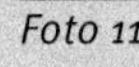
Foto 11

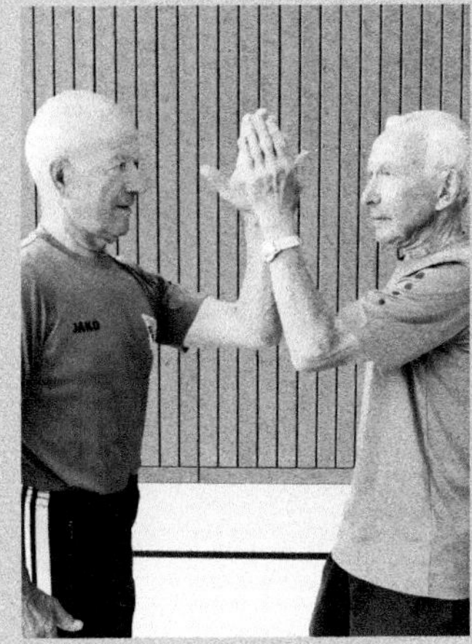
Foto 12

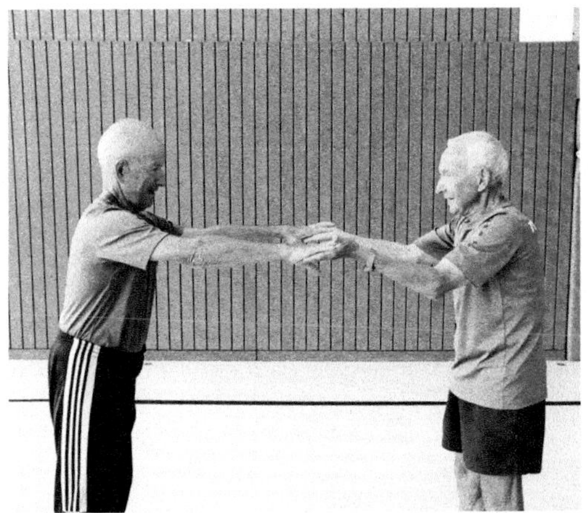
Foto 13

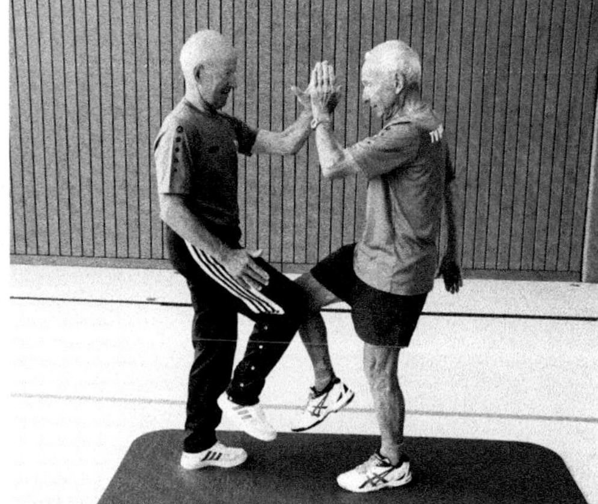
Foto 14

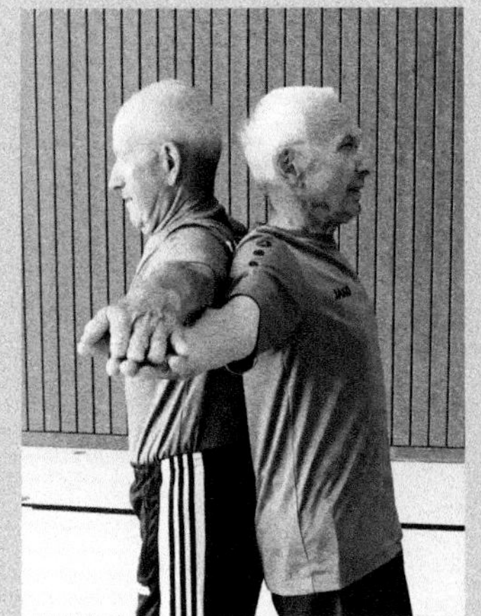
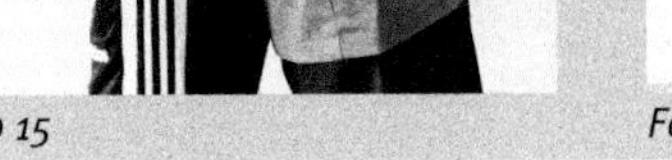
Foto 15

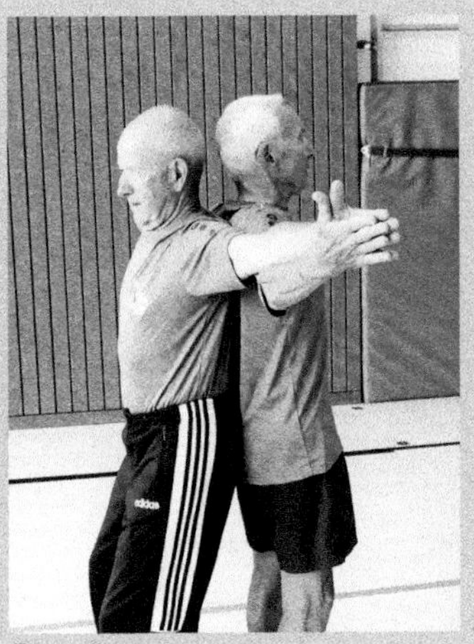
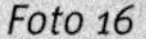
Foto 16

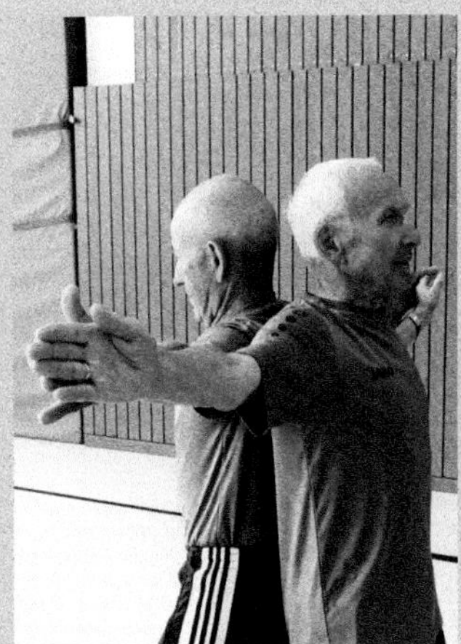
Foto 17

Ausgangsstellung	„Liegestütz im Stand“, einander gegenüber. Die Hände gegeneinander. Die Arme sind vor dem Körper gebeugt. Foto 18
Übungsausführung	Strecken und beugen Sie die Arme gleichzeitig. Foto 19
Hinweis	Kleine Bewegungsamplitude.
Variationen	Ein Partner führt die Bewegung aus, der andere bleibt in Schrittstellung. Partner A mit dem Rücken zum Partner B, der die Bewegung ausführt.

Ausgangsstellung	„Grundhaltung Stand“, seitlich zum Partner. Schulter an Schulter.
Übungsausführung	Schiebekampf ausführen. Foto 20
Hinweis	Halten Sie die Spannung im ganzen Körper. Beide geben dosierten Widerstand, sodass keine Bewegung stattfindet.
Variationen	Ausgangposition: Schrittstellung, Rücken an Rücken. Foto 21 Ausfallschritt einander gegenüber mit beidseitigem Griff an den Oberarmen/ Schultern des Partners. Foto 22 (klein)

Ausgangsstellung	„Grundhaltung Grätschstand“, gegenüber mit Händefassen in Hochhalte. Foto 23
Übungsausführung	Rumpfseitbeuge ausführen. Foto 24
Hinweis	Halten Sie die Spannung im ganzen Körper.

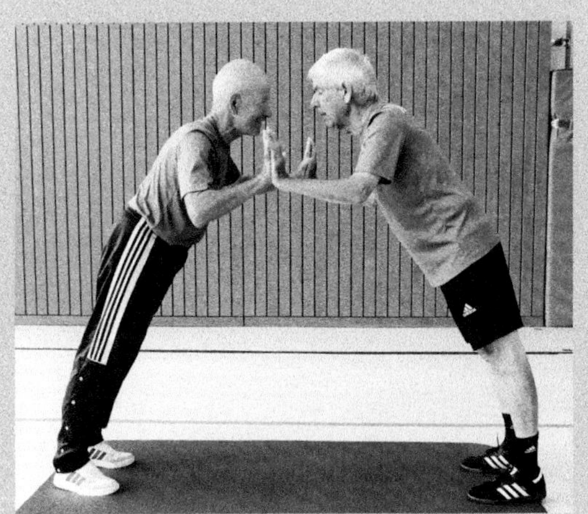
Foto 18

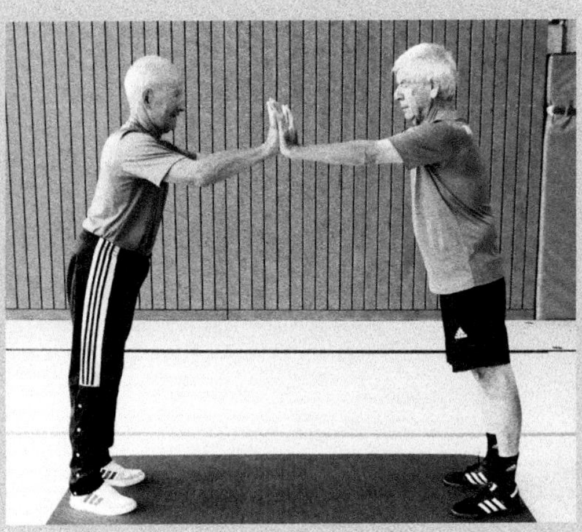
Foto 19

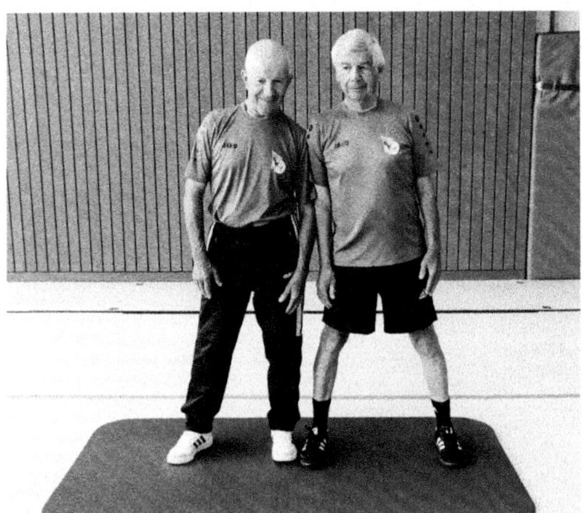
Foto 20

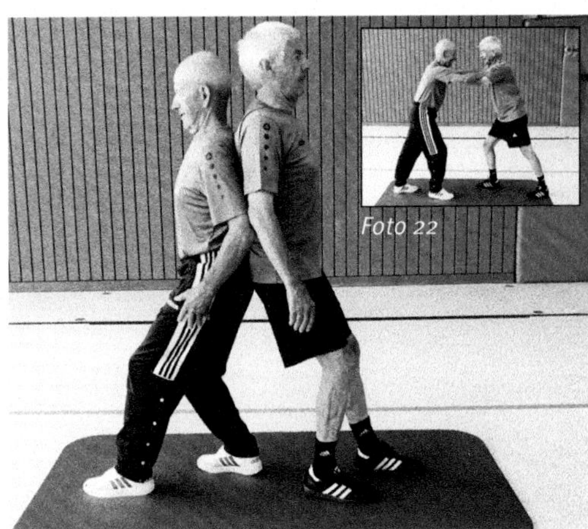
Foto 22

Foto 21

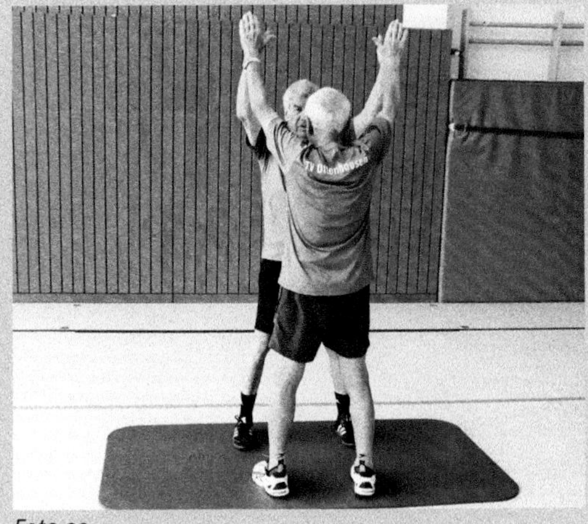
Foto 23

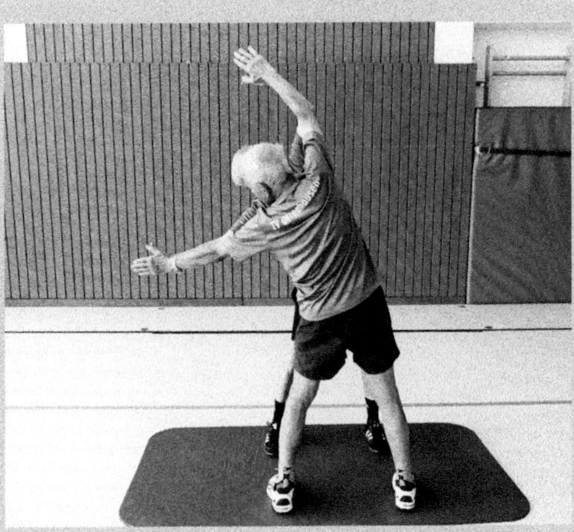
Foto 24

Ausgangsstellung „Grundhaltung Grätschstand", Rücken an Rücken mit Händefassen in Hochhalte. Foto 25 (klein)

Übungsausführung Rumpfseitbeuge ausführen. Foto 26

Hinweis Halten Sie die Spannung im ganzen Körper.

Variationen „Grundhaltung Grätschstand", nebeneinander mit Händefassen in Hochhalte. Gleichzeitige Rumpfseitbeuge ausführen. Foto 27
Ausfallschritt gleichzeitig vorwärts ausführen. Foto 28 (klein)

Ausgangsstellung „Grundhaltung Stand", einander gegenüber mit beidseitiger Haltung an den Schultern des Partners. Foto 29

Übungsausführung Rumpfvorbeuge gleichzeitig ausführen. Foto 30

Hinweis Halten Sie die Spannung im ganzen Körper.

Ausgangsstellung „Grundhaltung Stand", einander gegenüber mit beidseitiger Haltung an den Schultern des Partners. Foto 31

Übungsausführung Kniebeuge gleichzeitig ausführen. Foto 32

Hinweis Halten Sie die Spannung im ganzen Körper.

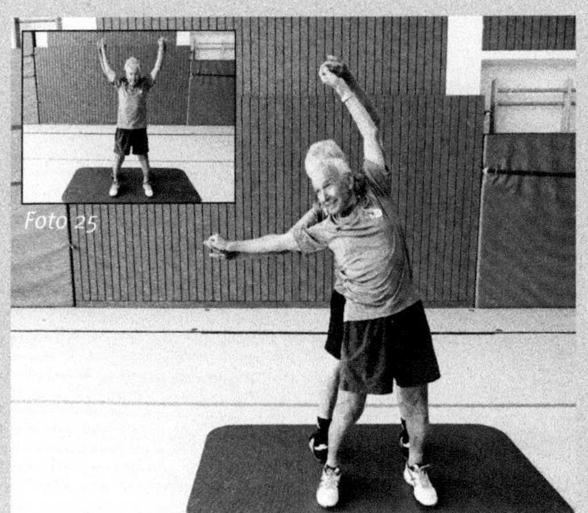
Foto 25
Foto 26

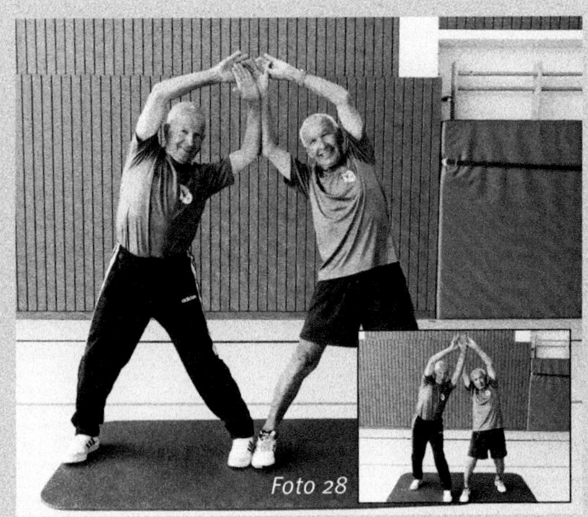
Foto 28
Foto 27

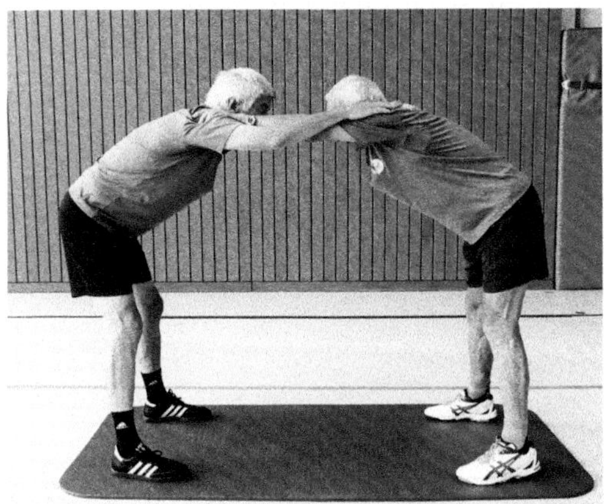
Foto 29

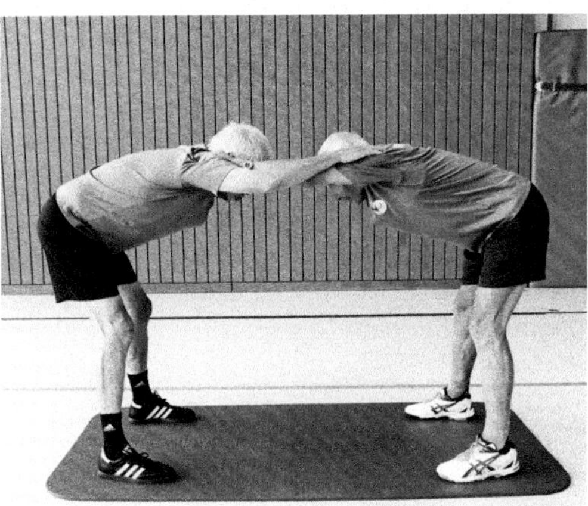
Foto 30

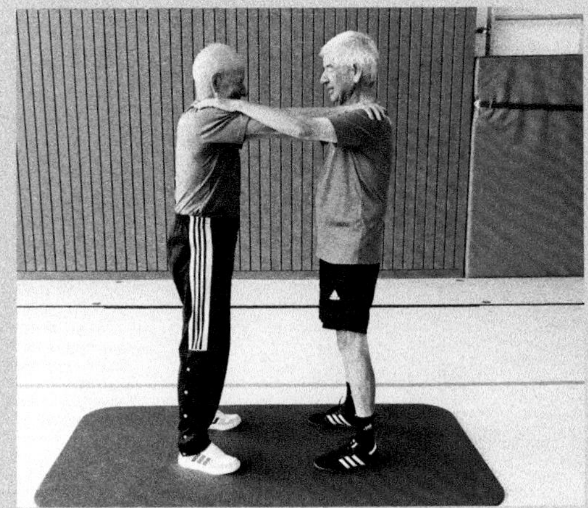
Foto 31

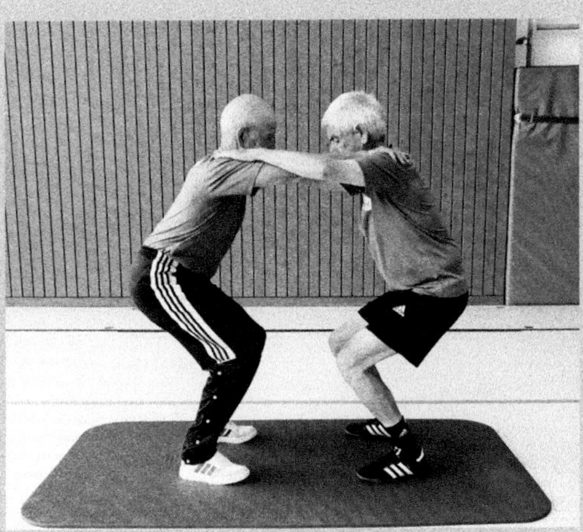
Foto 32

Ausgangsstellung „Grundhaltung Grätschstand“, Rücken an Rücken. Die Arme sind eingehakt. Foto 33 (klein)
Übungsausführung Kniebeuge gleichzeitig ausführen. Foto 34
Hinweis Halten Sie die Spannung im ganzen Körper.
Variation Die Arme mit Händefassen in Hochhalte. Foto 35

Ausgangsstellung „Grundhaltung Einbeinkniestand“, einander gegenüber mit beidseitiger Haltung an den Schultern des Partners. Foto 36
Übungsausführung Schiebekampf ausführen.
Hinweis Halten Sie die Spannung im ganzen Körper.

Ausgangsstellung „Grundhaltung Einbeinkniestand“, Rücken an Rücken mit Händefassen in Hochhalte. Foto 37 (klein)
Übungsausführung Rumpfseitbeuge ausführen. Foto 38
Hinweis Halten Sie die Spannung im ganzen Körper.
Variation Händefassen in Seitenhalte.

Ausgangsstellung „Grundhaltung Vierfüßlerstand“, einander gegenüber Schulter an Schulter. Foto 39
Übungsausführung Schiebekampf ausführen. Foto 40
Hinweis Halten Sie die Spannung im ganzen Körper.
Beide geben dosierten Widerstand, sodass keine Bewegung stattfindet.

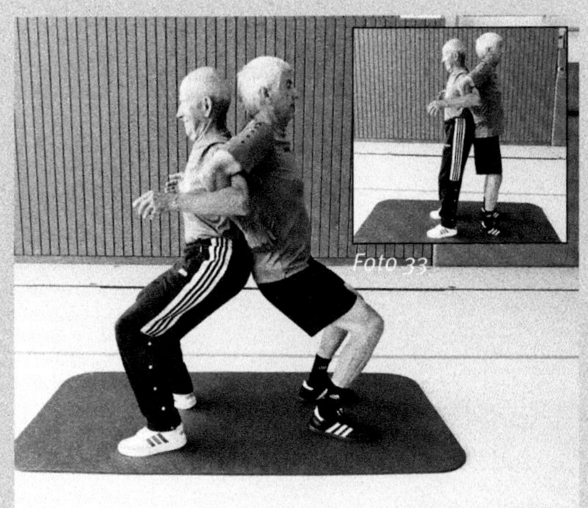

Foto 33

Foto 34

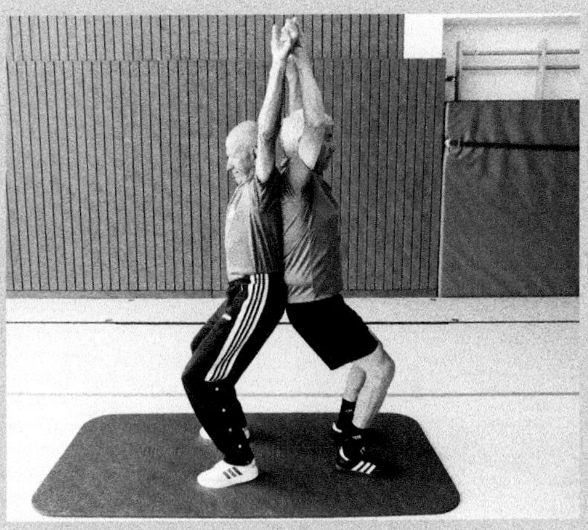

Foto 35

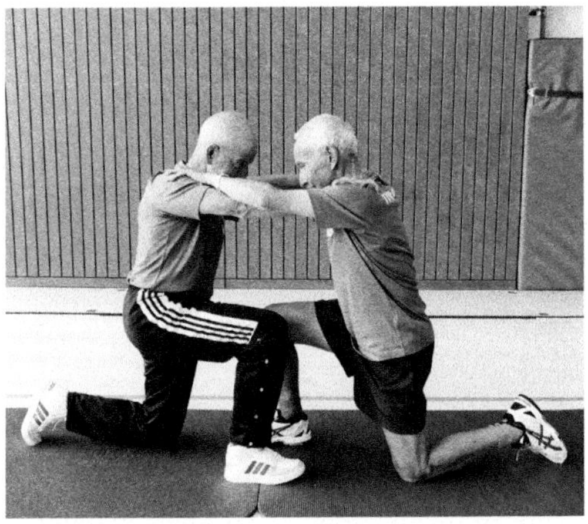

Foto 36

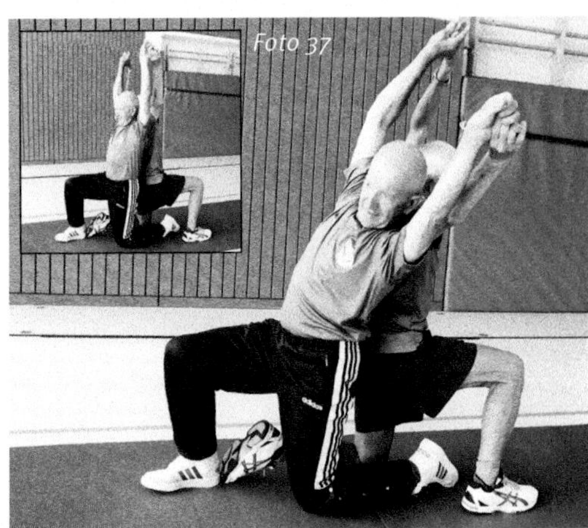

Foto 37

Foto 38

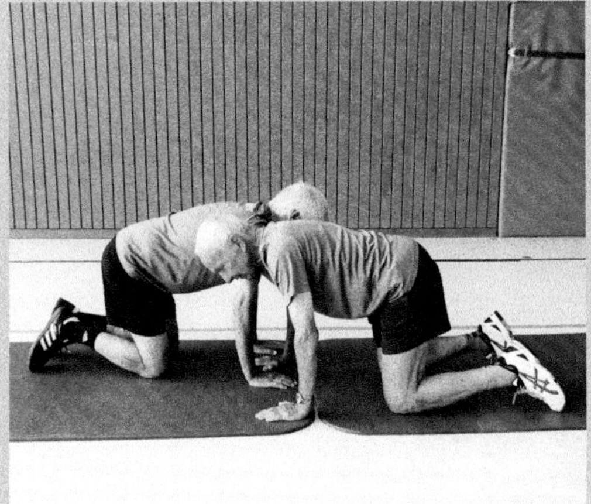

Foto 39

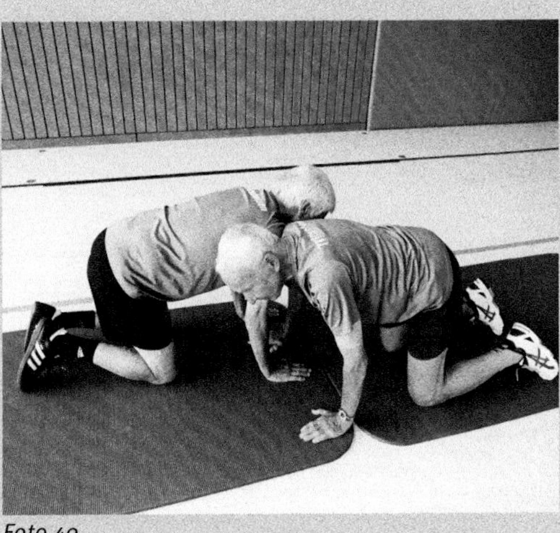

Foto 40

Ausgangsstellung	„Grundhaltung Strecksitz“, einander gegenüber, mit beiden Händen neben (hinter) dem Gesäß abstützen. Foto 41 (klein)
Übungsausführung	Heben Sie beide Beine und lassen Sie sie umeinander kreisen. Foto 42
Hinweis	Halten Sie Ihren Rücken gerade.
Variation	Auf Unterarme stützen. Foto 43, 44(klein)

Ausgangsstellung	„Grundhaltung Grätschsitz“, Rücken an Rücken mit Händefassen in Hochhalte. Foto 45 (klein)
Übungsausführung	Rumpfseitbeuge ausführen. Foto 46
Hinweis	Halten Sie Ihren Rücken gerade.
Variationen	Die Arme sind auf Schulterhöhe seitlich gestreckt. Rumpfrotation. Foto 47 Rumpfrückbeuge ausführen. Foto 48 (klein)

Ausgangsstellung	„Grundhaltung Angehockter Sitz“, einander gegenüber mit Handstütz am Boden. Die Fußsohlen aufeinander.
Übungsausführung	Beinschiebekampf statisch ausführen. Foto 49 (klein)
Hinweis	Halten Sie die Spannung im ganzen Körper. Beide geben dosierten Widerstand, sodass keine Bewegung stattfindet.
Variationen	Dynamische Ausführung. Foto 50 Beim Partner A Beine von außen, beim Partner B Beine innen. Foto 51 Die Beine verlieren Kontakt zum Boden. Foto 52 (klein)

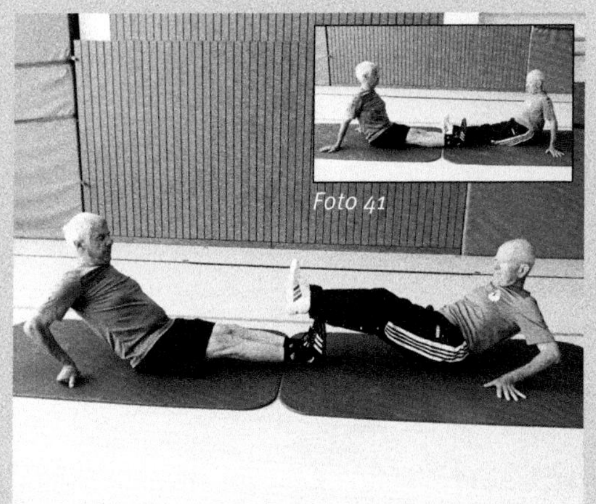
Foto 41

Foto 42

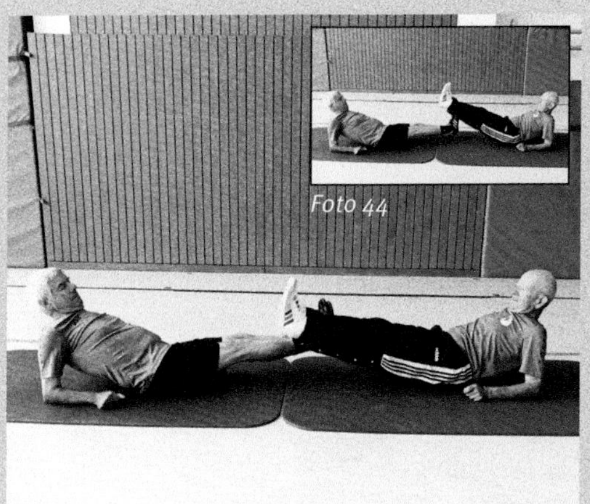
Foto 44

Foto 43

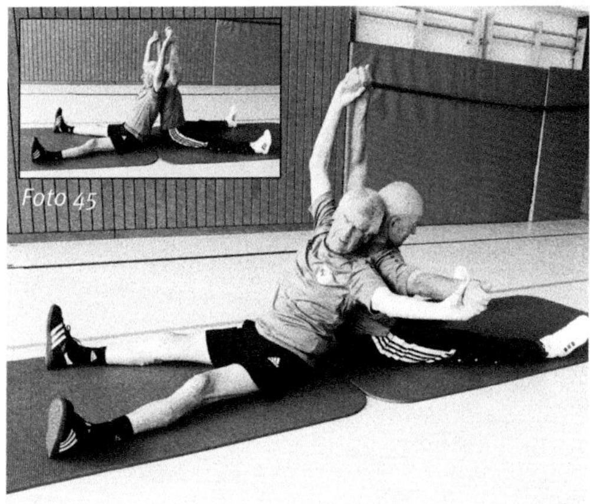
Foto 45

Foto 46

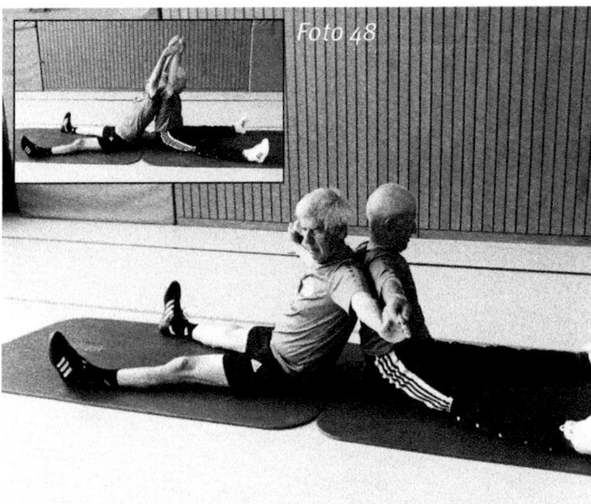
Foto 48

Foto 47

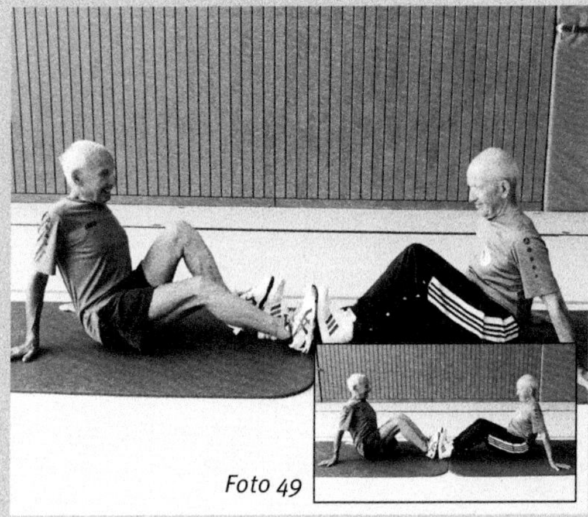
Foto 49

Foto 50

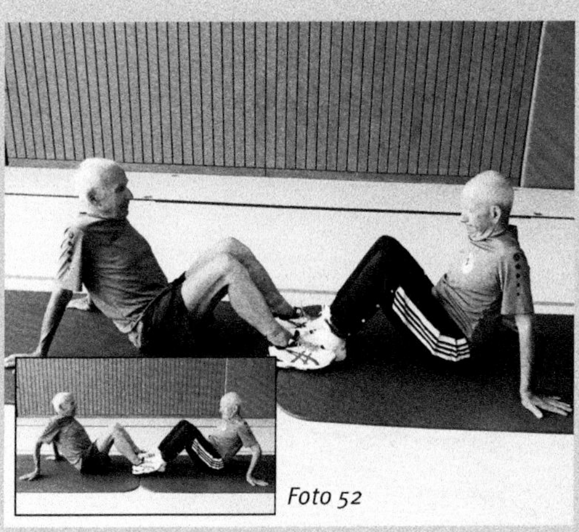
Foto 52

Foto 51

Ausgangsstellung	„Grundhaltung Angehockter Sitz“, Rücken an Rücken mit eingehakten Armen.
Übungsausführung	Schiebekampf ausführen. Foto 53 (klein)
Hinweis	Halten Sie die Spannung im ganzen Körper. Beide geben dosierten Widerstand, sodass keine Bewegung stattfindet.

Ausgangsstellung	„Grundhaltung Angehockter Sitz“, Rücken an Rücken mit Händefassen in Hochhalte.
Übungsausführung	Rumpfseitbeuge ausführen. Foto 54
Hinweise	Halten Sie die Spannung im ganzen Körper.
Variationen	Rumpfrückbeuge ausführen. Foto 55 Die Arme sind auf Schulterhöhe seitlich gestreckt. Rumpfrotation. Foto 56 (klein)

Ausgangsstellung	„Grundhaltung Liegestütz“, einander gegenüber, Schulter an Schulter.
Übungsausführung	Schiebekampf ausführen. Foto 57, 58
Hinweis	Halten Sie die Spannung im ganzen Körper. Beide geben dosierten Widerstand, sodass keine Bewegung stattfindet.
Variation	Auf eine Hand stützen.

Ausgangsstellung	„Grundhaltung Rückenlage“, einander gegenüber. Die Beine sind im rechten Winkel gebeugt. Die Fußsohlen aufeinander.
Übungsausführung	Drücken Sie beide die Fußsohlen gegeneinander. Statisch. Foto 59 (klein) Beinschiebekampf dynamisch ausführen. Foto 60
Hinweis	Halten Sie die Spannung im ganzen Körper. Beide geben dosierten Widerstand, sodass keine Bewegung stattfindet.
Variationen	Die Unterschenkel umeinander kreisen. Foto 61 Beine beugen und strecken, „Rad fahren“. Foto 62 (klein)

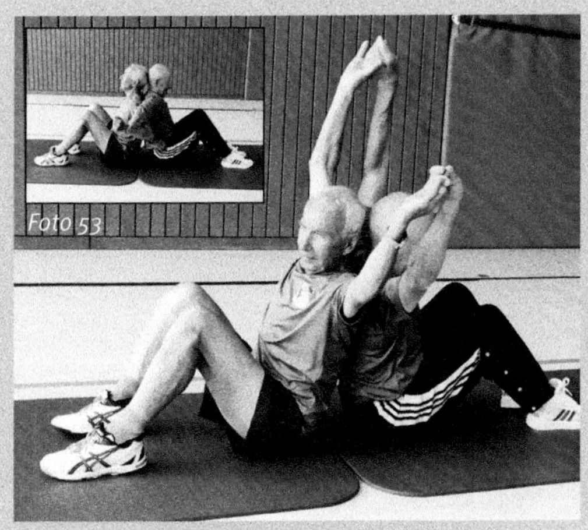

Foto 54

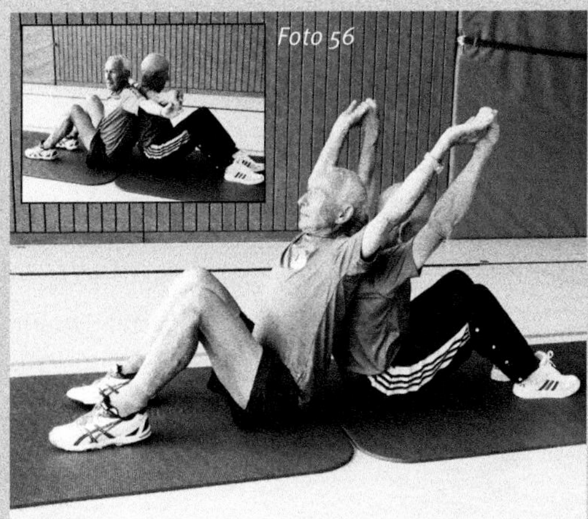

Foto 55

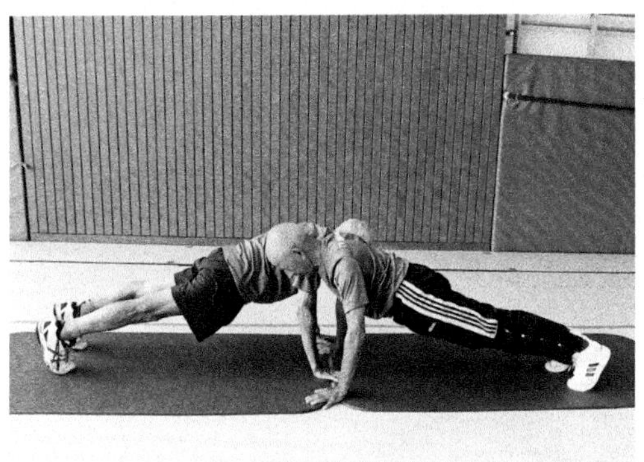
Foto 57

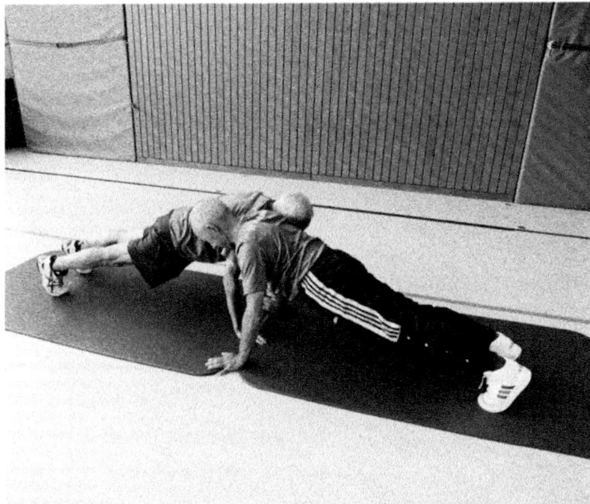
Foto 58

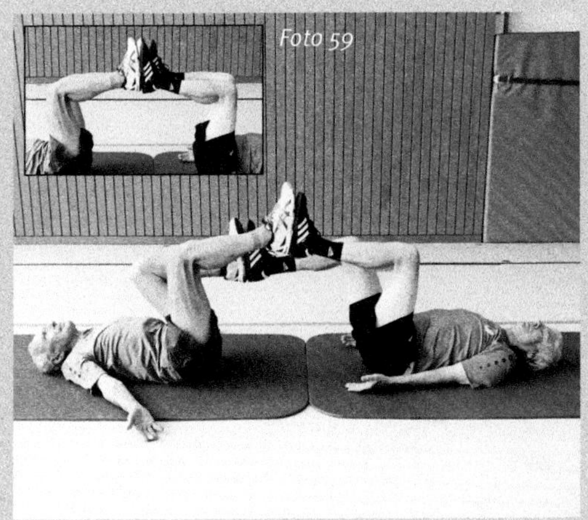

Foto 60

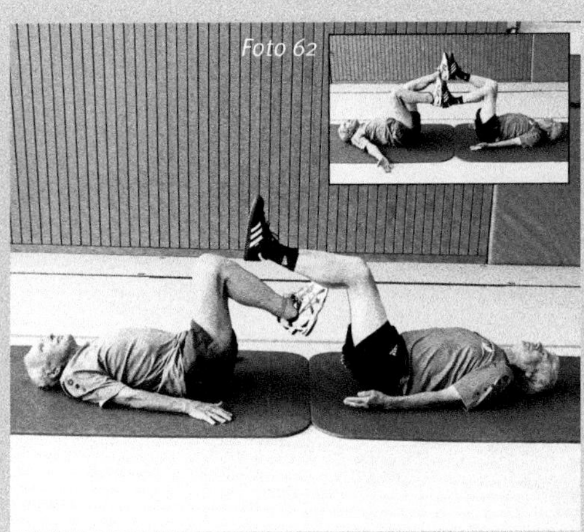

Foto 61

Ausgangsstellung „Grundhaltung Rückenlage“, einander gegenüber. Die Beine sind im rechten Winkel gebeugt. Partner A hält seine Beine außen, Partner B innen.
Übungsausführung Beinschiebekampf. Foto 63
Hinweis Halten Sie die Spannung im ganzen Körper.
Beide geben dosierten Widerstand, sodass keine Bewegung stattfindet.
Variationen Dynamische Ausführung.
Die Beine sind im rechten Winkel gebeugt. Beide halten Beine seitlich.
Die Hände sind am Hinterkopf. Oberkörper leicht anheben. Foto 64

Ausgangsstellung „Grundhaltung Rückenlage“, neben- und zueinander. Foto 65 (klein)
Übungsausführung Heben Sie beide Oberkörper an, und mit einer Drehung des Oberkörpers nach innen drücken Sie beide die äußeren Handflächen gegeneinander. Foto 66
Hinweis Halten Sie die Spannung im ganzen Körper.
Beide geben dosierten Widerstand, sodass keine Bewegung stattfindet.

Ausgangsstellung „Grundhaltung Bauchlage“, einander gegenüber. Kopf liegt auf den Händen. Die Beine sind im rechten Winkel gebeugt. Partner A hält seine Beine außen, Partner B innen. Foto 67 (klein)
Übungsausführung Drücken Sie beide die Unterschenkel gegeneinander. Foto 68
Hinweis Halten Sie die Spannung im ganzen Körper.
Beide geben dosierten Widerstand, sodass keine Bewegung stattfindet.

Ausgangsstellung „Grundhaltung Stand“, einander gegenüber mit Händefassen. Foto 69 (klein)
Übungsausführung Beide Partner beugen das äußere Bein und greifen mit gleichseitiger Hand das Fußgelenk. Die Ferse zum Po ziehen. Foto 70
Hinweis Halten Sie die Spannung im ganzen Körper.
Variation Sie halten sich mit der Hand an der inneren Schulter des Partners fest.

Ausgangsstellung „Grundhaltung Schrittstellung“, beide Partner einander gegenüber mit Händefassen auf Schulterhöhe. Foto 71 (klein)
Übungsausführung Partner B geht mit geradem Rücken nach vorn. Partner A gibt dosierten Widerstand. Foto 72
Hinweis Halten Sie die Spannung im ganzen Körper.

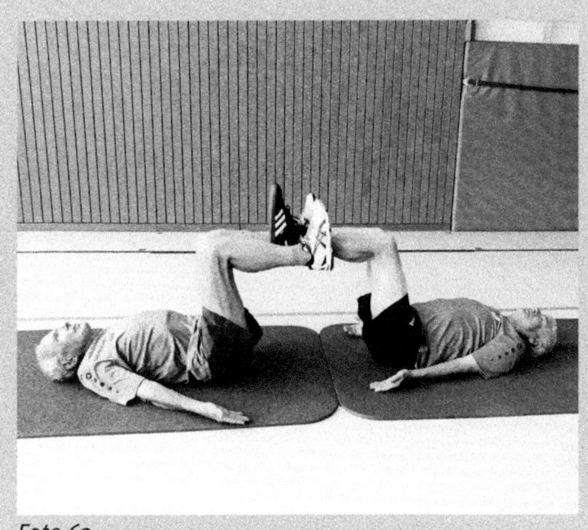
Foto 63

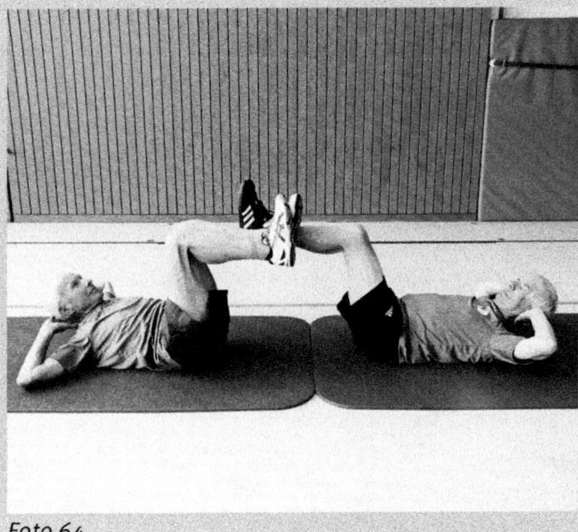
Foto 64

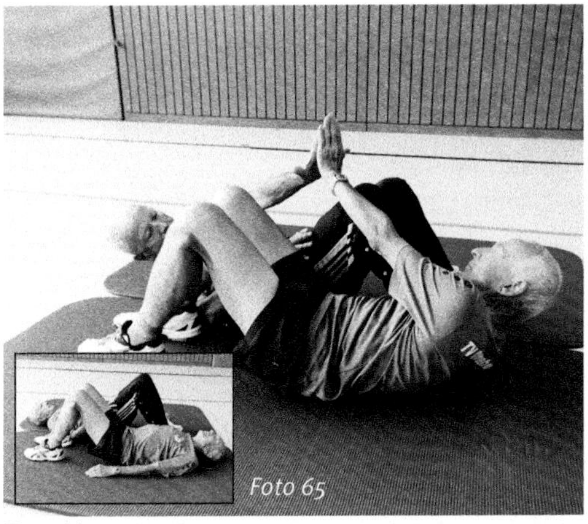
Foto 65

Foto 66

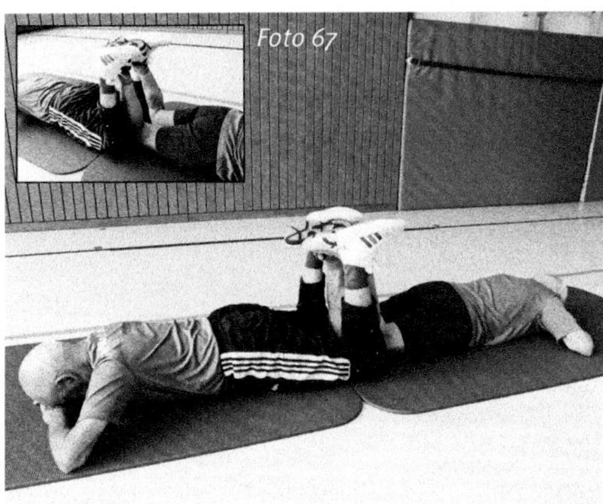
Foto 67

Foto 68

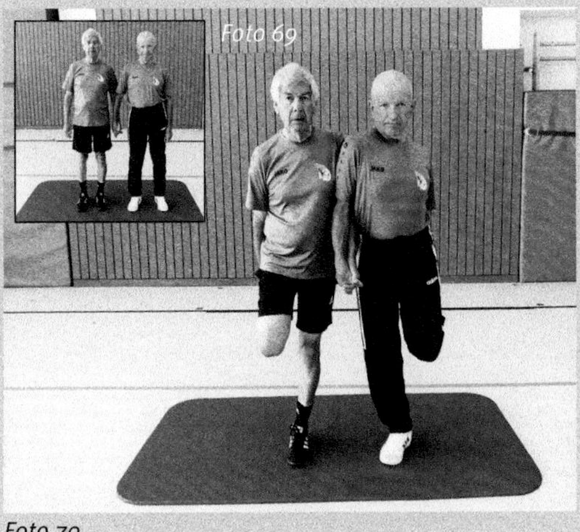
Foto 69

Foto 70

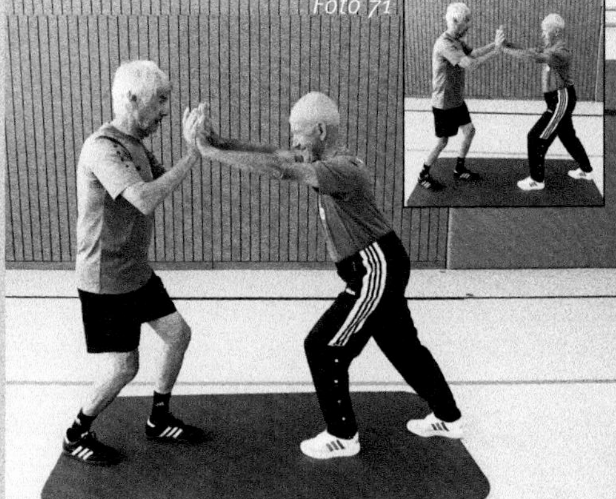
Foto 71

Foto 72

Ausgangsstellung	Die Partner stehen einander gegenüber. Partner A in „Grundhaltung Stand“, Partner B in „Grundhaltung Grätschstand“. Beide Hände auf die gestreckten Knie stützen. Foto 73 (klein)
Übungsausführung	Partner B führt wippende Rumpfvorbeuge aus. Foto 74
Hinweis	Halten Sie die Spannung im ganzen Körper.
Variation	Partner A gibt dosierten Widerstand, und Partner B versucht, sich gegen den Widerstand aufzurichten.

Ausgangsstellung	Partner B in „Grundhaltung Kniestand“. Partner A steht im Einbeinkniestand dahinter und fixiert die Füße und Unterschenkel von Partner B am Boden. Foto 75 (klein)
Übungsausführung	Partner B neigt den Oberkörper nach vorne. Foto 76
Hinweis	Halten Sie den Oberkörper auf einer Linie.

Ausgangsstellung	Partner A in „Grundhaltung Bankstellung“. Partner B in Kniestand seitlich. Foto 77
Übungsausführung	Partner B gibt an verschiedenen Körperteilen dosierte Widerstände. Partner A versucht, gegen den Widerstand die Position zu halten. Foto 78
Hinweis	Halten Sie die Spannung im ganzen Körper. Beide geben dosierten Widerstand, sodass keine Bewegung stattfindet.

Ausgangsstellung	Partner B in „Grundhaltung Angehockter Sitz“. Die Arme sind in U-Halte nach oben. Partner A steht dahinter und fixiert mit einem Bein den Rücken von Partner B. Mit den Händen von innen die Oberarme greifen.
Übungsausführung	Partner A zieht die Arme nach hinten oben. Foto 79
Hinweis	Halten Sie die Spannung im ganzen Körper.
Variation	Partner A gibt an verschiedenen Körperteilen dosierte Widerstände. Partner B versucht, gegen den Widerstand die Position zu halten. Foto 80 (klein)

Ausgangsstellung	Partner A in „Grundhaltung Bankstellung“. Ein Bein ist gestreckt. Partner B steht im Einbeinkniestand dahinter und legt die Hände an das Sprunggelenk von Partner A. Foto 81 (klein)
Übungsausführung	Partner A versucht, das Bein gegen den Widerstand des Partners B zu beugen. Foto 82
Hinweis	Beide geben dosierten Widerstand, sodass keine Bewegung stattfindet.
Variation	Dynamische Ausführung.

Ausgangsstellung	Partner B in „Grundhaltung Angehockter Sitz“. Partner A kniet davor und legt die Hände auf die Fußrücken von Partner B. Foto 83
Übungsausführung	Partner B versucht, beide Füße gegen den Widerstand des Partners anzuziehen.
Variation	Partner A legt die Hände auf die Fußsohlen des Partners B. Partner B versucht, beide Füße gegen den Widerstand des Partners A zu strecken. Foto 84 (klein)

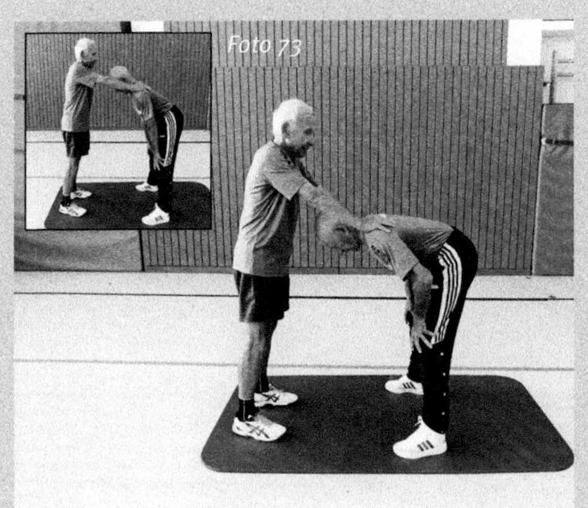

Foto 73

Foto 74

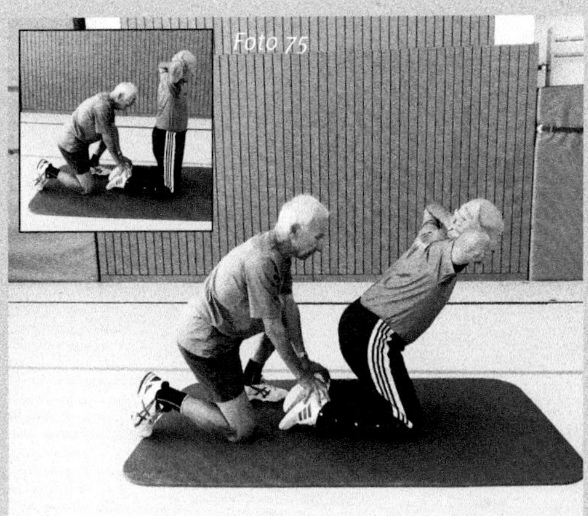

Foto 75

Foto 76

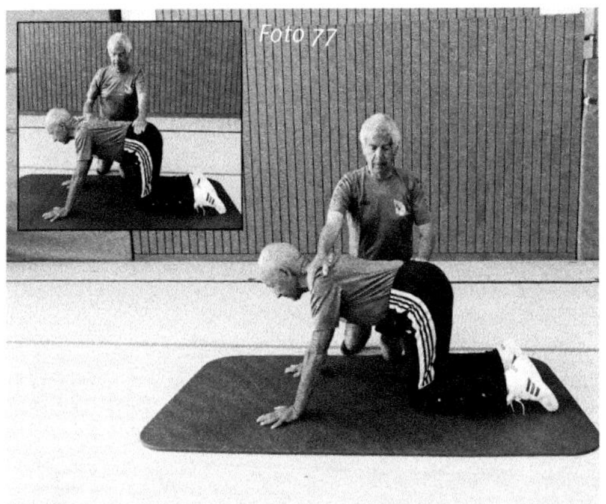

Foto 77

Foto 78

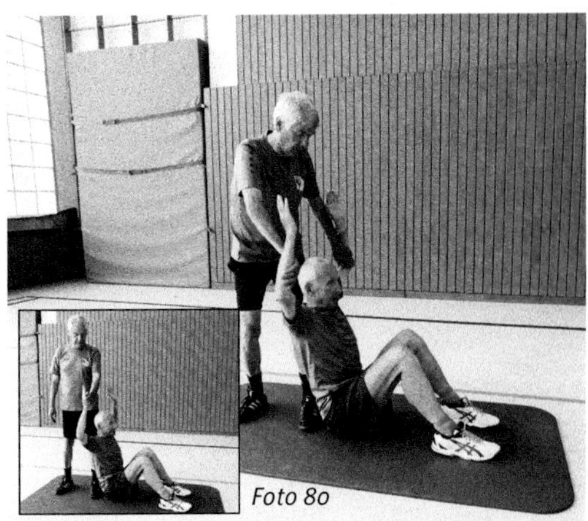

Foto 80

Foto 79

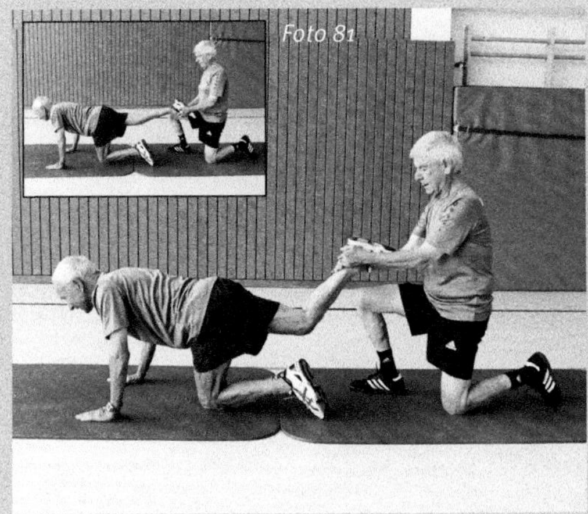

Foto 81

Foto 82

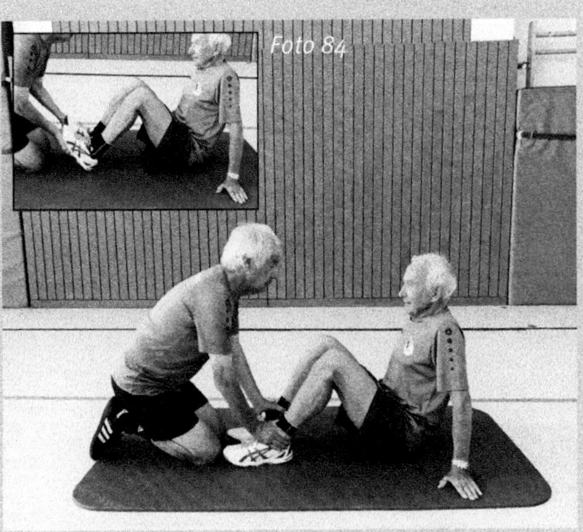

Foto 84

Foto 83

Ausgangsstellung Partner A in „Grundhaltung Rückenlage“, beide Beine sind nach oben gestreckt. Partner B steht davor und legt die Hände an die Sprunggelenke von Partner A. Foto 85 (klein)

Übungsausführung Partner B schiebt die gestreckten Beine des Partners A in Richtung Kopf. Foto 86

Hinweis Partner A versucht, gegen den Widerstand die Position zu halten. Beide geben dosierten Widerstand, sodass keine Bewegung stattfindet.

Variation Ein Bein ist nach oben gestreckt. Partner B schiebt sein gestrecktes Bein zum Boden. Foto 87, in Richtung Kopf Foto 88 (klein)

Ausgangsstellung Partner A in „Grundhaltung Rückenlage“. Die Beine sind im rechten Winkel gebeugt. Partner B kniet seitlich daneben und legt die Hände an die Außenseite der Kniegelenke von Partner A. Foto 89 (klein)

Übungsausführung Partner A versucht, die Knie gegen den Widerstand des Partners B auseinander zu drücken.

Variation Partner B legt die Hände an die Innenseite der Kniegelenke des Partners A. Partner A versucht, die Knie gegen den Widerstand des Partners B zueinander zu drücken. Foto 90

Ausgangsstellung Partner B in „Grundhaltung Bauchlage“. Partner A kniet dahinter und legt die Hände an die Sprunggelenke von Partner B.

Übungsausführung Partner B versucht, die Beine gegen den Widerstand des Partners A zu beugen. Foto 91

Variation Partner B versucht, die Beine zu strecken. Foto 92 (klein)

Ausgangsstellung Partner A in „Grundhaltung Seitenlage“. Das untere Bein ist im rechten Winkel gebeugt. Partner B kniet daneben und legt die Hände an den linken Unterschenkel von Partner A.

Übungsausführung Partner A versucht, das Bein gegen den Widerstand des Partners B zu heben. Foto 93 (klein)

Variationen Kopf liegt am gebeugten Arm. Foto 94. Die Beine sind gestreckt.

Ausgangsstellung Partner A in „Grundhaltung Seitenlage“. Das obere Bein ist im rechten Winkel gebeugt. Partner B kniet daneben und legt die Hände an den rechten Unterschenkel von Partner A.

Übungsausführung Partner A schiebt das gestreckte Bein in Richtung Gesäß. Foto 95, 96 (klein)

Hinweis Beide geben dosierten Widerstand, sodass keine Bewegung stattfindet.

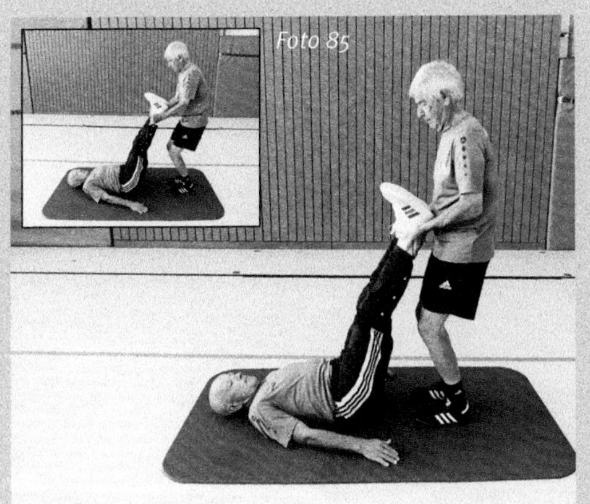
Foto 85

Foto 86

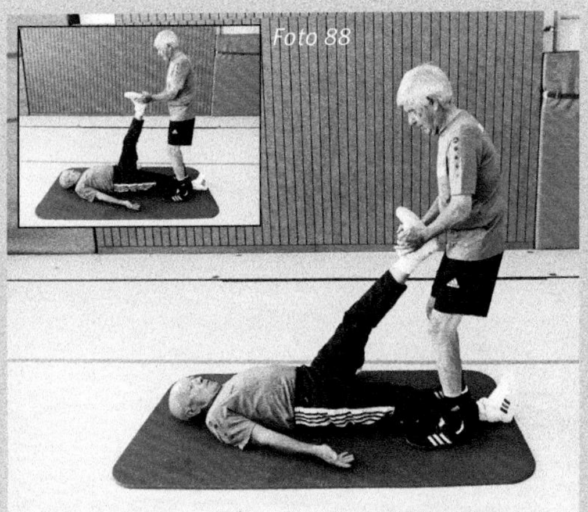
Foto 88

Foto 87

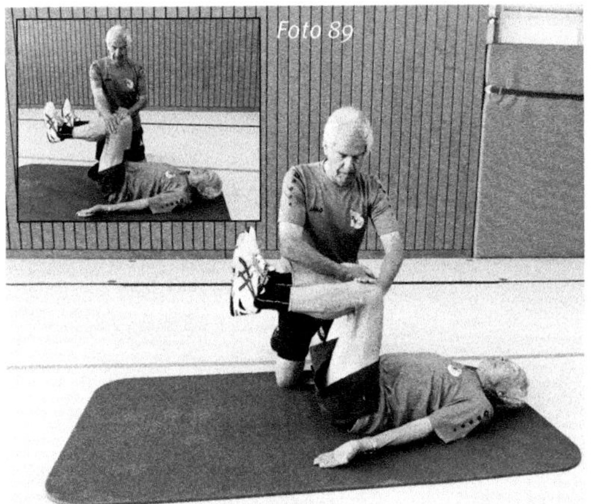
Foto 89

Foto 90

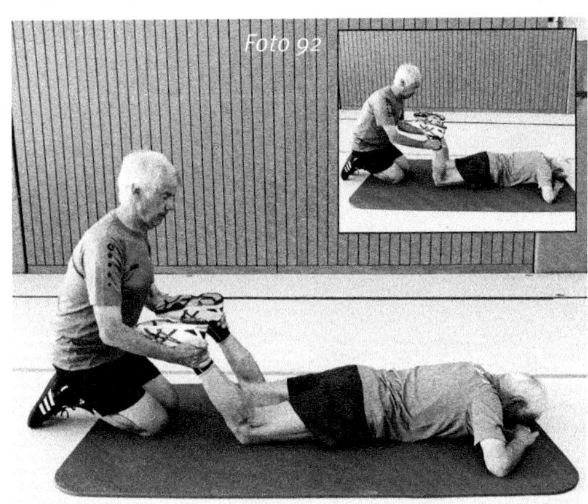
Foto 92

Foto 91

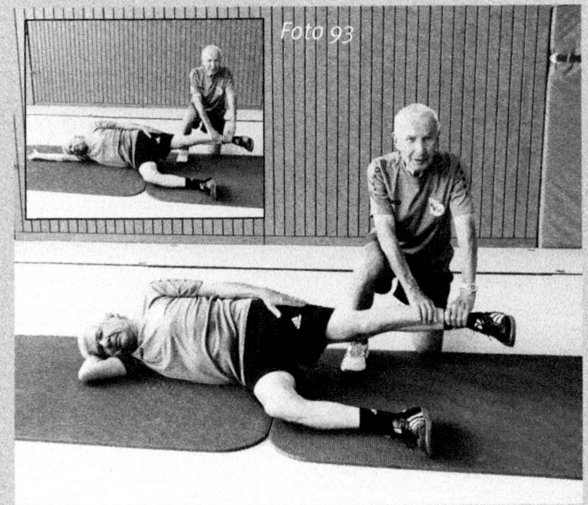
Foto 93

Foto 94

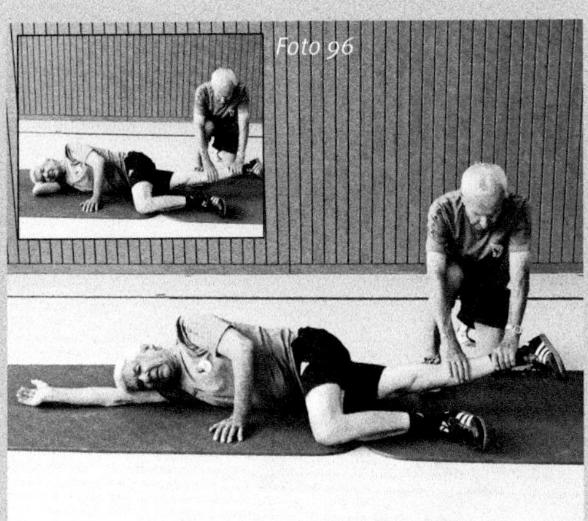
Foto 96

Foto 95

3.2 Partnerübungen mit dem Stab

Ausgangsstellung „Grundhaltung Stand“, einander gegenüber. Beide Partner halten die Stäbe senkrecht vor dem Körper. Foto 1 (klein)

Übungsausführung Werfen Sie sich im Wechsel (gleichzeitig) die Stäbe zu. Foto 2

Variation „Grundhaltung Stand“, einander gegenüber. Partner A hält den Stab waagerecht in Vorhalte, Partner B hält seine Hände über dem Stab. Partner A lässt den Stab plötzlich fallen, Partner B versucht, ihn aufzufangen, bevor er zu Boden fällt. Foto 3 (klein), 4

Ausgangsstellung „Grundhaltung Stand“, einander gegenüber. Beide Partner fassen den Stab quer in U-Halte und Vorhalte.

Übungsausführung Drücken Sie beide gegen den Widerstand des Partners gegen den Stab. Foto 5 (klein)

Hinweis Halten Sie die Spannung im ganzen Körper.
Beide geben dosierten Widerstand, sodass keine Bewegung stattfindet.

Variationen Dynamische Ausführung. Arme im Wechsel beugen und strecken. Foto 6
Ziehen. Griff von unten. Foto 7
Arme sind in Hochhalte. Foto 8 (klein)
„Grundhaltung Schrittstellung“.

Ausgangsstellung „Grundhaltung Stand“, nebeneinander. Beide Partner fassen den Stab mit der inneren Hand auf Bauchhöhe.

Übungsausführung Ziehen Sie den Stab zur Seite nach außen. Foto 9 (klein)

Hinweis Halten Sie die Spannung im ganzen Körper.
Beide geben dosierten Widerstand, sodass keine Bewegung stattfindet.

Variationen Beide Partner fassen den Stab mit der äußeren Hand auf Bauchhöhe. Foto 10
Arme sind in Vorhalte. Griff von oben. Foto 11
Arme sind in Vorhalte. Griff von unten. Foto 12 (klein)

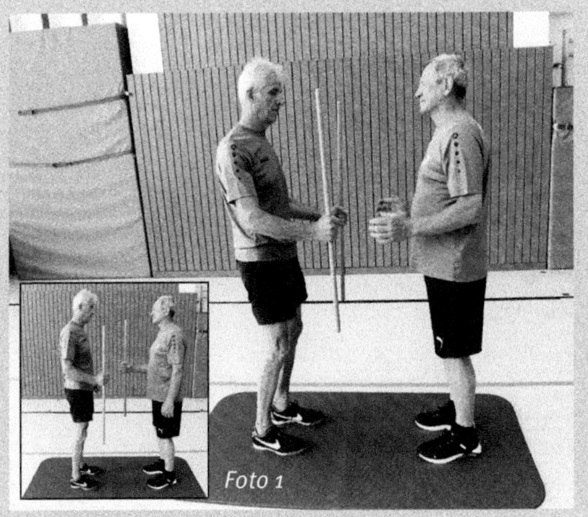
Foto 1
Foto 2

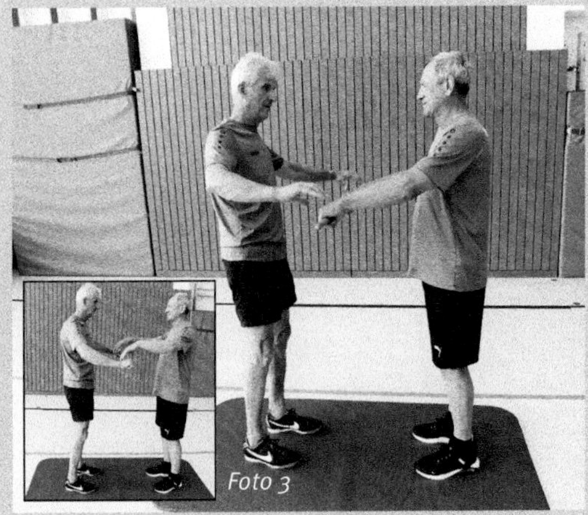
Foto 3
Foto 4

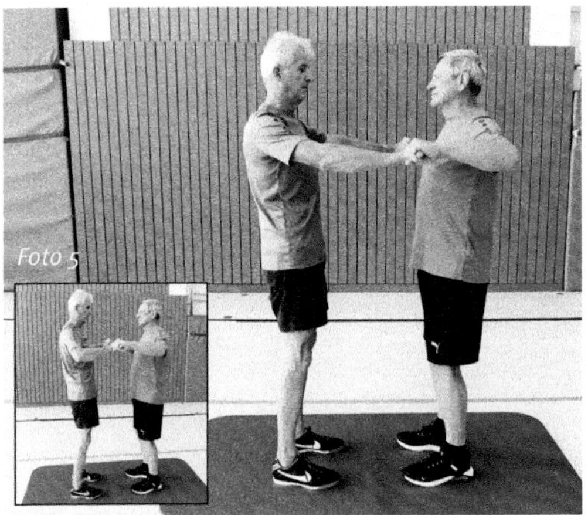
Foto 5
Foto 6

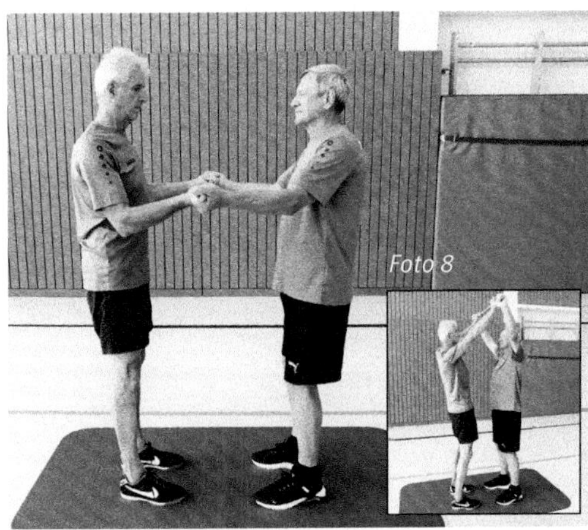
Foto 8
Foto 7

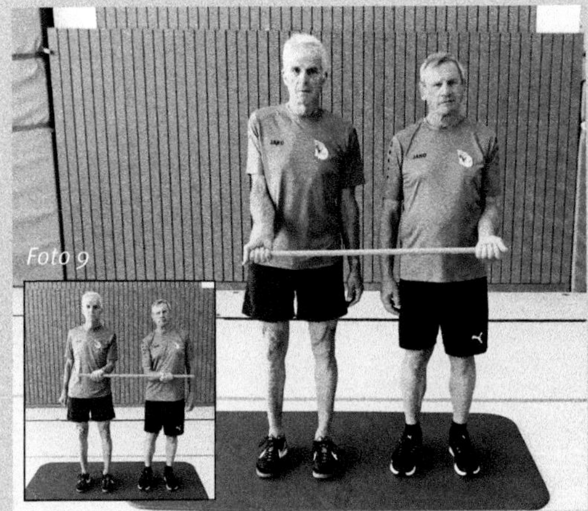
Foto 9
Foto 10

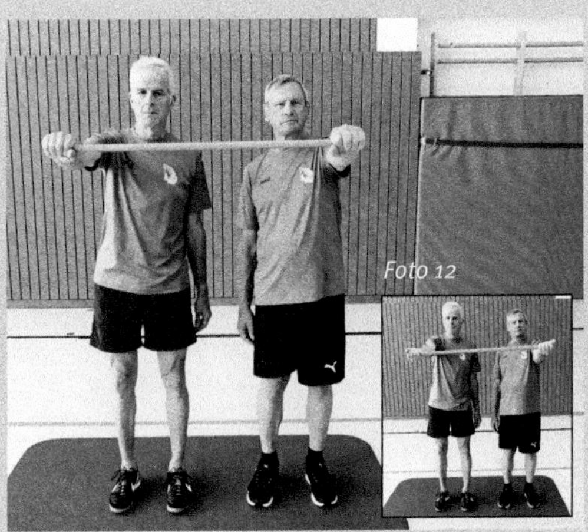
Foto 12
Foto 11

Ausgangsstellung „Grundhaltung Stand“, einander gegenüber. Beide Partner halten die Stäbe an beiden Enden seitlich am Körper.
Übungsausführung Drücken Sie die Stabenden gegen den Widerstand des Partners. Foto 13 (klein)
Hinweis Halten Sie die Spannung im ganzen Körper.
Beide geben dosierten Widerstand, sodass keine Bewegung stattfindet.
Variationen Ziehen.
Arme sind auf Schulterhöhe seitlich gestreckt. Griff von oben. Ziehen. Drücken. Foto 14. Griff von unten. Foto 15 (klein)
Arme sind in Hochhalte. Foto 16

Ausgangsstellung „Grundhaltung Stand“, Rücken an Rücken. Beide Partner halten die Stäbe an beiden Enden seitlich am Körper.
Übungsausführung Drücken Sie die Stabenden gegen den Widerstand des Partners. Foto 17
Hinweis Halten Sie die Spannung im ganzen Körper.
Beide geben dosierten Widerstand, sodass keine Bewegung stattfindet.
Variationen Ziehen. Dynamische Ausführung. Foto 18
Arme sind auf Schulterhöhe seitlich gestreckt. Foto 19 (klein)

Ausgangsstellung „Grundhaltung Stand“, einander gegenüber. Beide Partner fassen den Stab quer in Hochhalte. Foto 20 (klein)
Übungsausführung Neigen Sie beide gleichzeitig den Oberkörper zur Seite. Foto 21
Hinweis Halten Sie die Spannung im ganzen Körper.
Variation Ausgangposition: Rücken an Rücken. Foto 22 (klein), 23

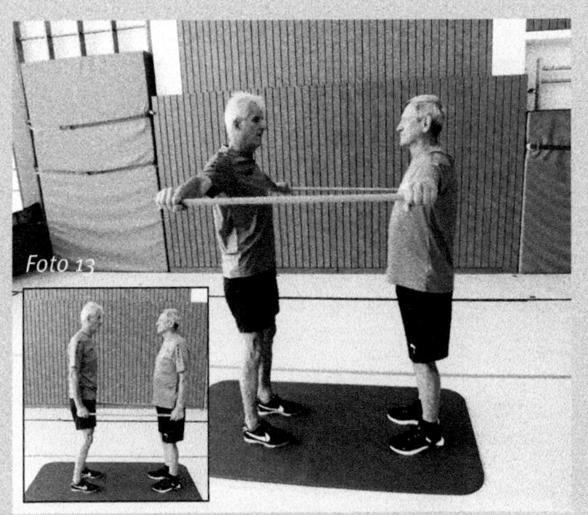
Foto 13
Foto 14

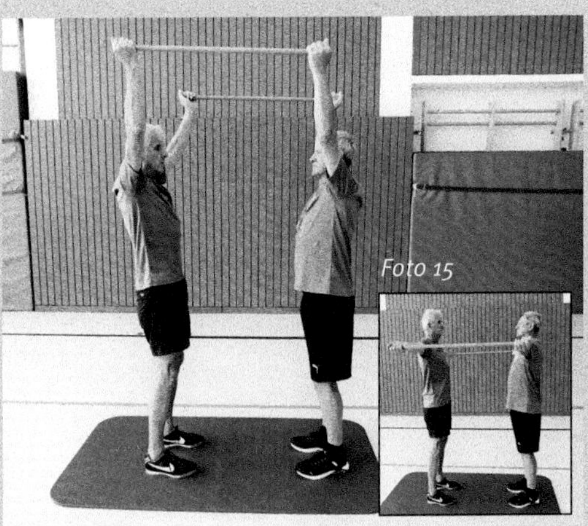
Foto 15
Foto 16

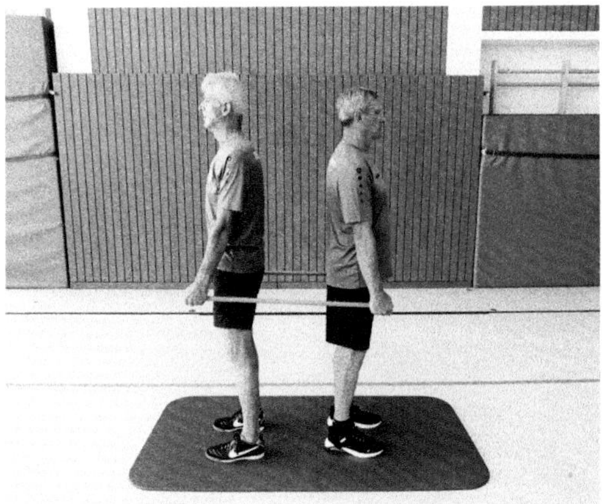
Foto 17

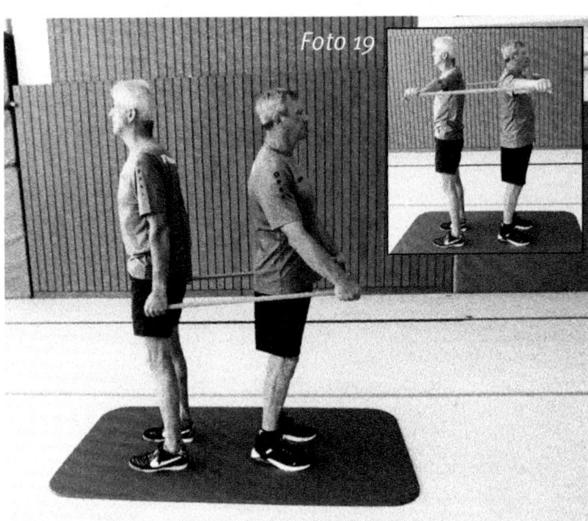
Foto 19
Foto 18

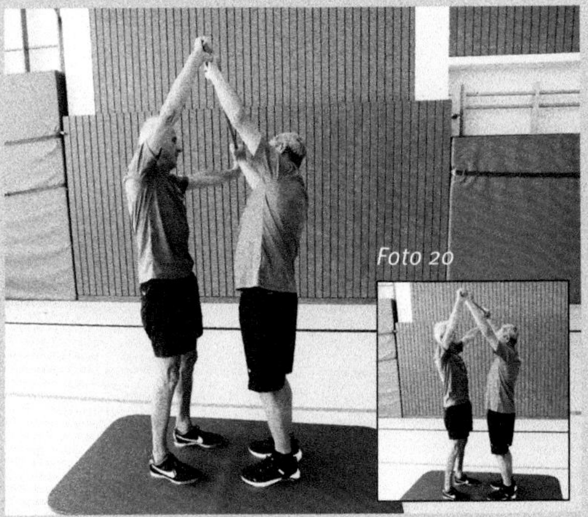
Foto 20
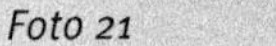
Foto 21

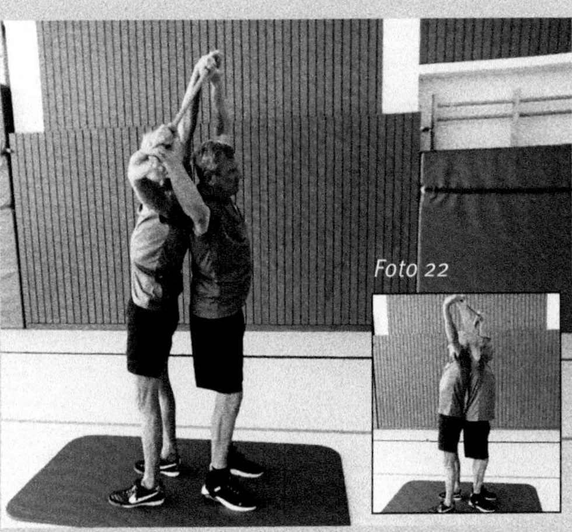
Foto 22
Foto 23

Ausgangsstellung „Grundhaltung Stand“, einander gegenüber. Beide Partner fassen den Stab quer auf Bauchhöhe. Foto 24 (klein)

Übungsausführung Beugen Sie beide gleichzeitig die Beine. Foto 25

Hinweis Halten Sie die Spannung im ganzen Körper.

Variation Im Wechsel Kniebeuge ausführen. Foto 26

Ausgangsstellung „Grundhaltung Einbeinkniestand“, einander gegenüber. Beide Partner fassen den Stab quer in U-Halte und Vorhalte.

Übungsausführung Drücken Sie beide gegen den Widerstand des Partners gegen den Stab. Foto 27 (klein)

Hinweis Halten Sie die Spannung im ganzen Körper.
Beide geben dosierten Widerstand, sodass keine Bewegung stattfindet.

Variationen Dynamische Ausführung. Arme im Wechsel beugen und strecken. Foto 28
Ziehen. Griff von unten. Foto 29, 30 (klein)

Ausgangsstellung „Grundhaltung Angehockter Sitz“, einander gegenüber. Beide Partner halten den Stab quer in Vorhalte.

Übungsausführung Dynamische Ausführung. Im Wechsel den Oberkörper aufrichten (beim Ziehen, Foto 31) und den Rücken runden (beim Drücken, Foto 32)

Hinweis Halten Sie die Spannung im ganzen Körper.

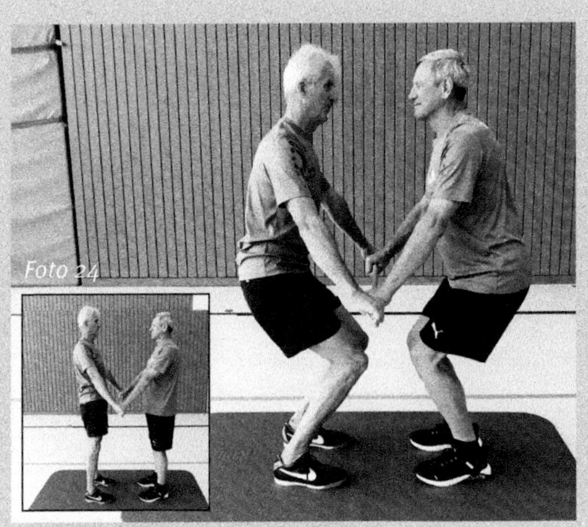
Foto 24

Foto 25

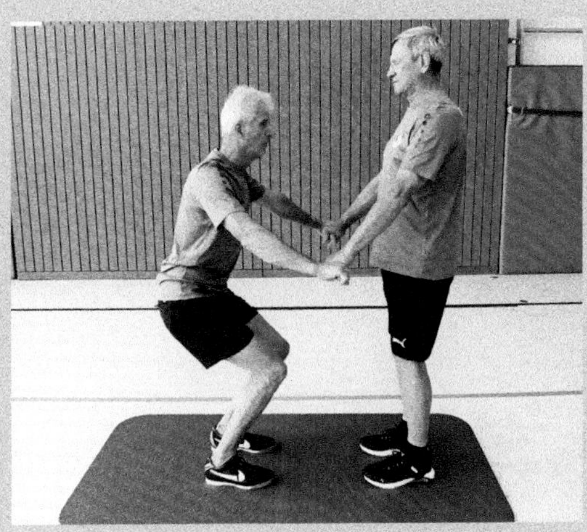
Foto 26

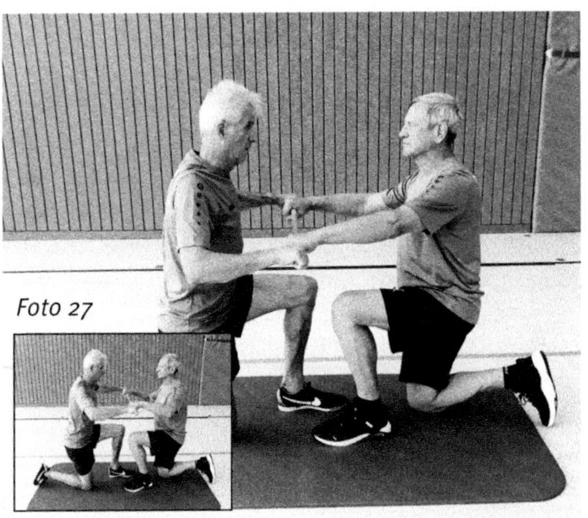
Foto 27

Foto 28

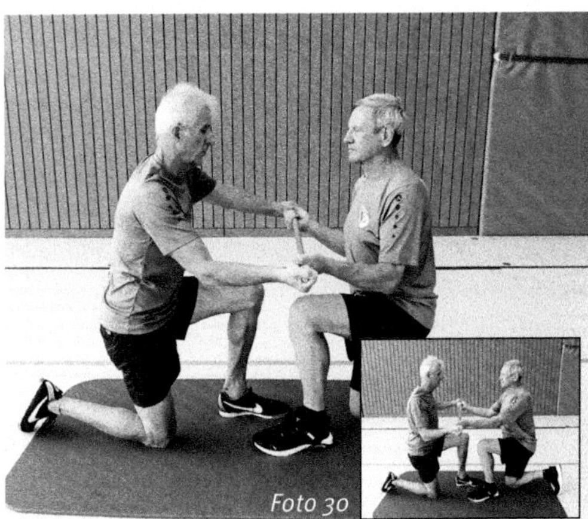
Foto 30

Foto 29

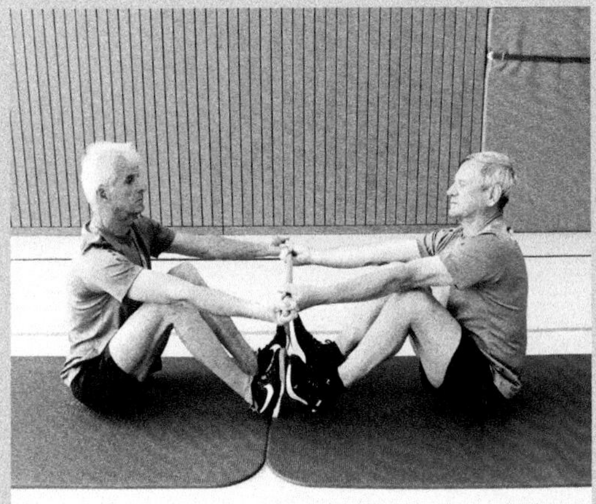
Foto 31

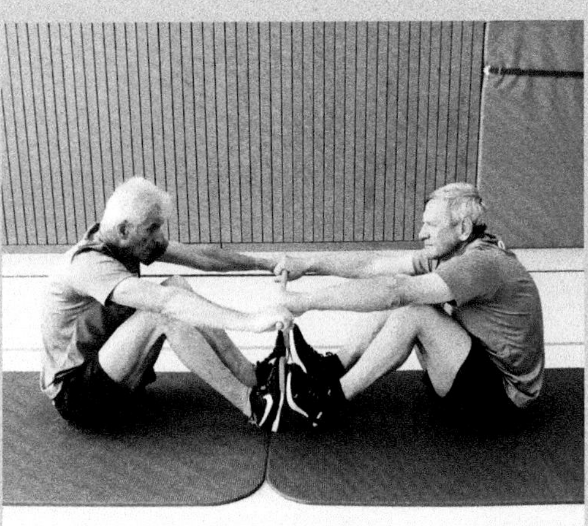
Foto 32

Ausgangsstellung „Grundhaltung Rückenlage“, einander gegenüber. Beide Partner fassen den Stab mit einer Hand in Vorhalte. Die freie Hand am Hinterkopf. Foto 33 (klein)

Übungsausführung Heben Sie beide Oberkörper gleichzeitig an. Foto 34

Hinweis Halten Sie die Spannung im ganzen Körper.

Variationen Stab in der gleichen Hand. Mit Rumpfrotation. Foto 35
Stabenden sind mit beiden Händen fassen. Foto 36 (klein)

Ausgangsstellung „Grundhaltung Rückenlage“, nebeneinander und versetzt (Kopf an Kopf). Der Kopf liegt auf Höhe der Unterschenkel des Partners. Beide Partner fassen den Stab mit beiden Händen vor dem Bauch. Foto 37 (klein)

Übungsausführung Heben Sie beide Oberkörper gleichzeitig an, und ziehen Sie den Stab nach außen. Foto 38

Hinweis Halten Sie die Spannung im ganzen Körper.

Variationen Mit einer Rumpfrotation heben Sie beide den Oberkörper gleichzeitig an und ziehen den Stab nach außen. Foto 39
Drücken Sie beide den Stab nach innen.

Ausgangsstellung „Grundhaltung Bauchlage“, einander gegenüber. Beide Partner fassen Stab quer in U-Halte und Hochhalte. Foto 40 (klein)

Übungsausführung Heben Sie beide den Oberkörper gleichzeitig an, und drücken Sie beide gegen den Widerstand des Partners gegen den Stab. Foto 41

Hinweis Halten Sie die Spannung im ganzen Körper.
Beide geben dosierten Widerstand, sodass keine Bewegung stattfindet.

Variationen Ziehen.
Dynamische Ausführung: Arme im Wechsel beugen und strecken.
In der Endposition kurze Bewegungen (auf und ab).
Neigen Sie beide den Oberkörper und die Arme mit dem Stab zur Seite. Foto 42

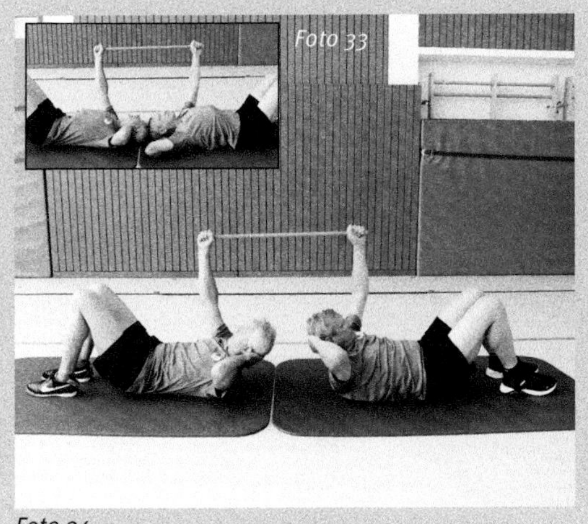

Foto 33

Foto 34

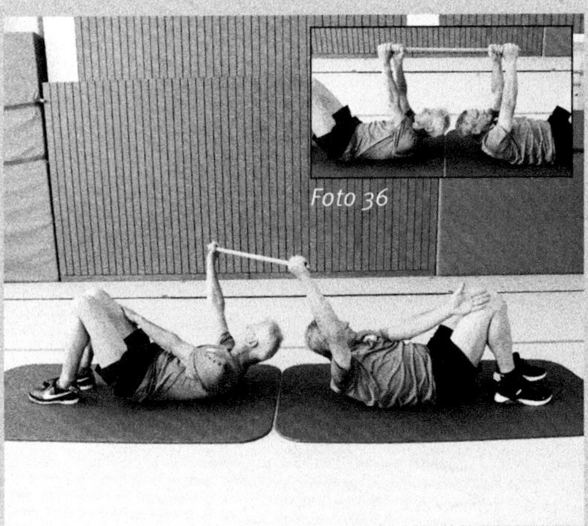

Foto 36

Foto 35

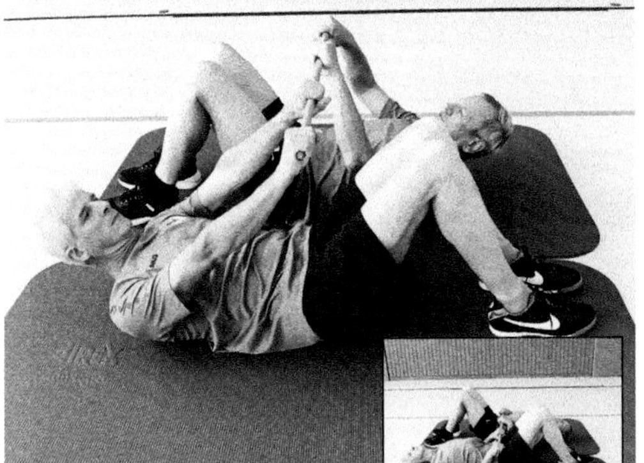

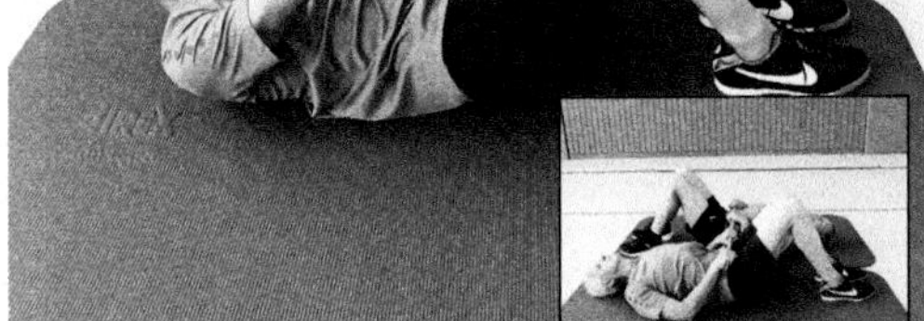

Foto 37

Foto 38

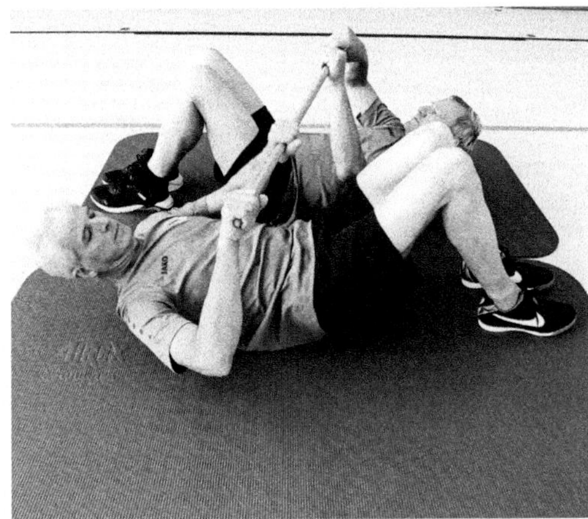

Foto 39

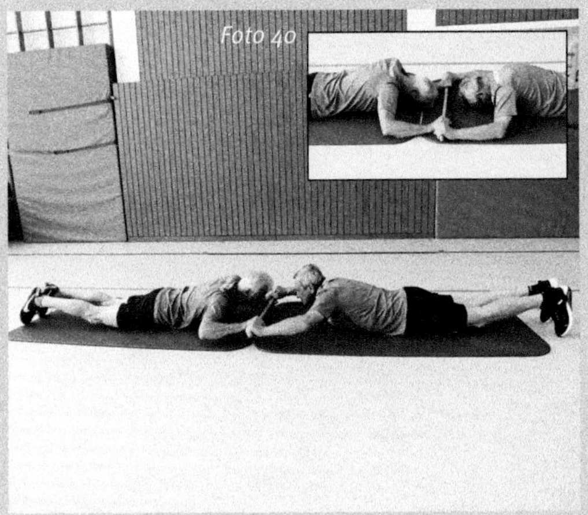

Foto 40

Foto 41

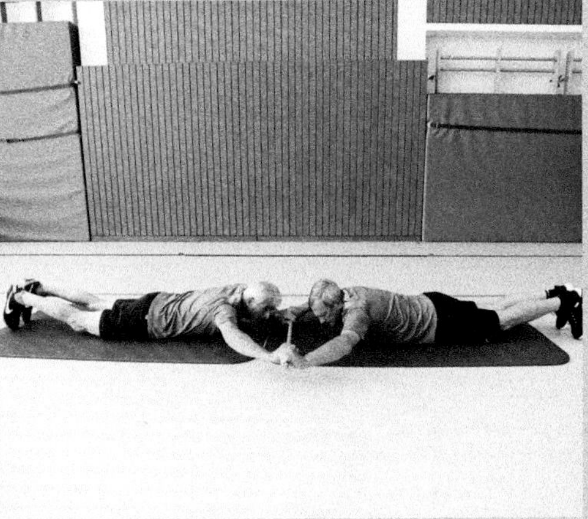

Foto 42

Ausgangsstellung Partner A in „Grundhaltung Stand" vor dem Partner B, der aufrecht am Boden sitzt. Beide halten den Stab quer vor dem Körper. Griff von oben. Foto 43 (klein)

Übungsausführung Partner B neigt den runden Rücken so weit wie möglich zurück. Foto 44
2–3 Sekunden lang in der Endposition halten. Dann Wirbel für Wirbel von unten nach oben wieder aufrichten.

Hinweis Halten Sie die Spannung im ganzen Körper.

Variation Partner B geht mit geradem Rücken zurück. Foto 45
Mit geradem Rücken zurück zur Ausgangposition.

Ausgangsstellung Partner A in „Grundhaltung Bankstellung". Den Rücken in neutraler Position (leichte Lendenlordose). Partner B im Stand seitlich und hält den Stab am Rücken von Partner A entlang der Wirbelsäule.

Übungsausführung Partner A spannt die Bauch- und Gesäßmuskulatur an und drückt seine Lendenwirbelsäule zum Stab. Grundspannung 2–3 Sekunden lang halten. Foto 46, 47 (klein)

Hinweis Die gesamte Wirbelsäule (außer Halslordose) sollte Kontakt zum Stab halten.

Variation Kippen Sie Ihr Becken wechselweise nach vorne (starkes Hohlkreuz) und zurück (aufrichten). Halten Sie die Endpositionen 2–3 Sekunden lang. Foto 48, 49 (klein)

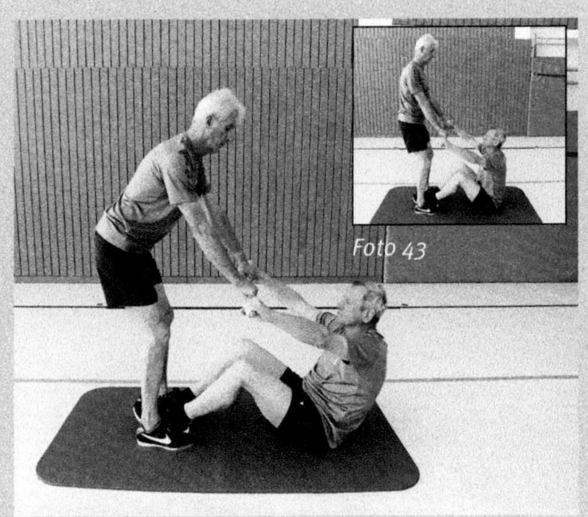
Foto 43

Foto 44

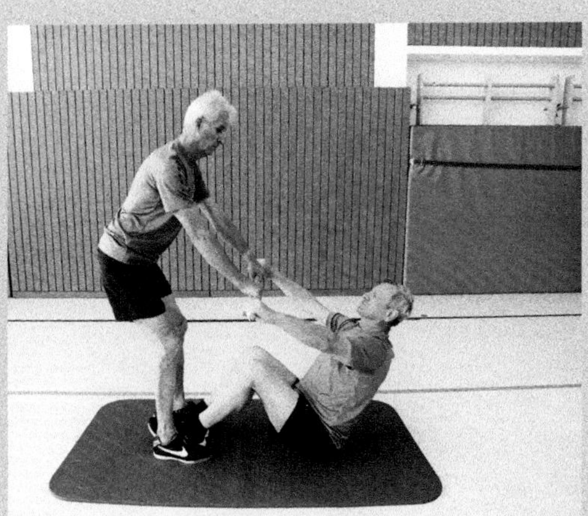
Foto 45

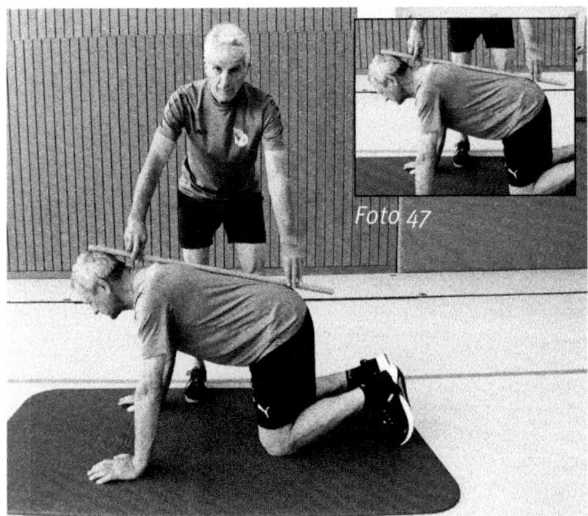
Foto 47

Foto 46

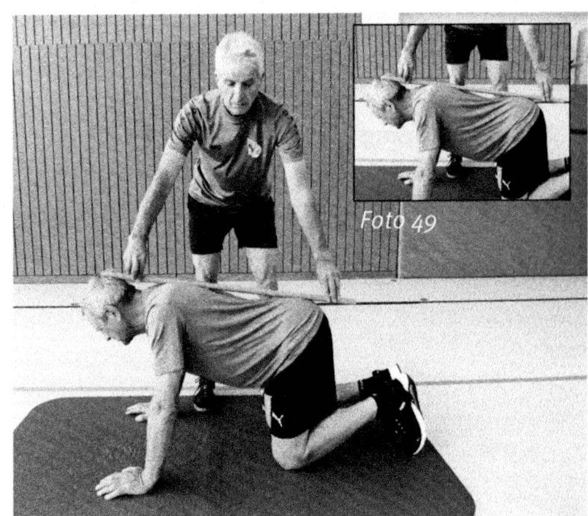
Foto 49

Foto 48

3.3 Partnerübungen mit dem Ball

Ausgangsstellung „Grundhaltung Stand“, einander gegenüber. Beide Partner halten den Ball in gebeugten Armen auf Bauchhöhe.

Übungsausführung Drücken Sie beide gleichzeitig gegen den Ball und den Widerstand des Partners. Foto 1 (klein)

Hinweis Halten Sie die Spannung im ganzen Körper.
Beide geben dosierten Widerstand, sodass keine Bewegung stattfindet.

Variationen Ziehen. Foto 2
Arme sind in Hochhalte. Foto 3
Arme sind in Vorhalte. Foto 4 (klein)

Ausgangsstellung „Grundhaltung Rücken an Rücken“. Beide Partner halten den Ball zwischen ihren Rücken. Foto 5 (klein)

Übungsausführung Drehen Sie sich beide gleichzeitig um ihre eigene Körperachse gegeneinander. Mit der Drehung übergeben Sie den Ball hinter dem Rücken dem Partner. Foto 6

Hinweis Halten Sie die Spannung im ganzen Körper.

Variation Ausgangposition: Rücken an Rücken. Abstand etwa eineinhalb Meter.
Mit der Drehung übergeben Sie den Ball werfend hinter dem Rücken dem Partner. Foto 7 (klein), 8

Ausgangsstellung „Grundhaltung Rücken an Rücken“. Beide Partner halten den Ball zwischen ihren Rücken. Foto 9 (klein)

Übungsausführung Beugen und strecken Sie die Beine gleichzeitig. Foto 10

Hinweis Halten Sie die Spannung im ganzen Körper.

Variationen Bewegung im Wechsel ausführen.
Vorwärts und seitwärts Schritte ausführen. Foto 11

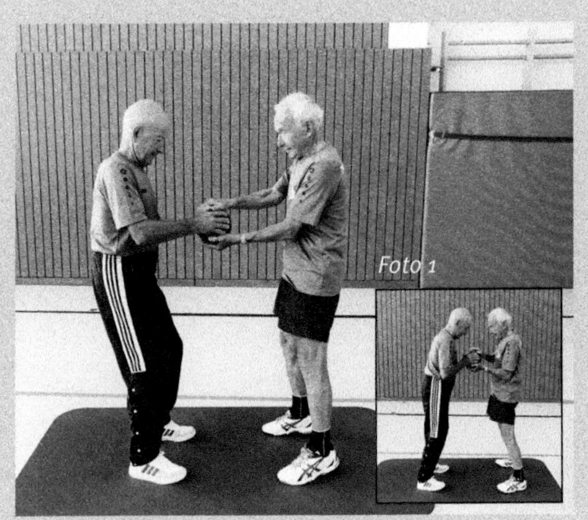
Foto 1
Foto 2

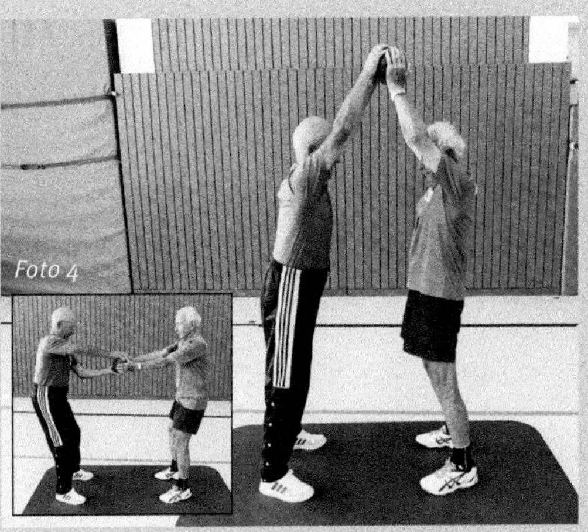
Foto 4
Foto 3

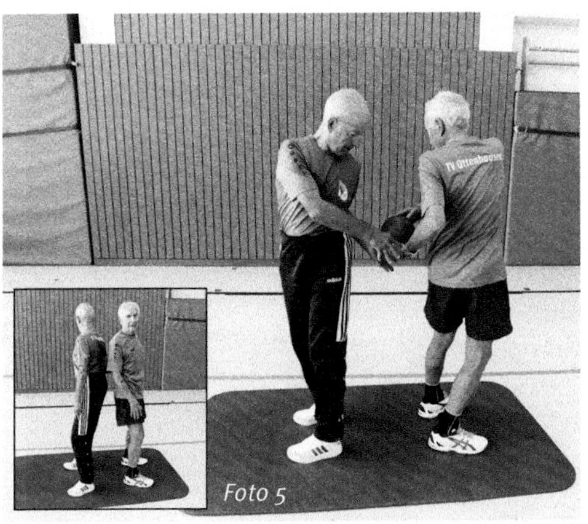
Foto 5
Foto 6

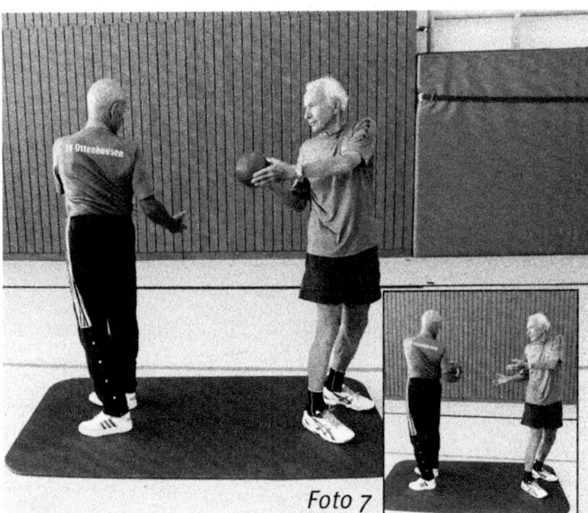
Foto 7
Foto 8

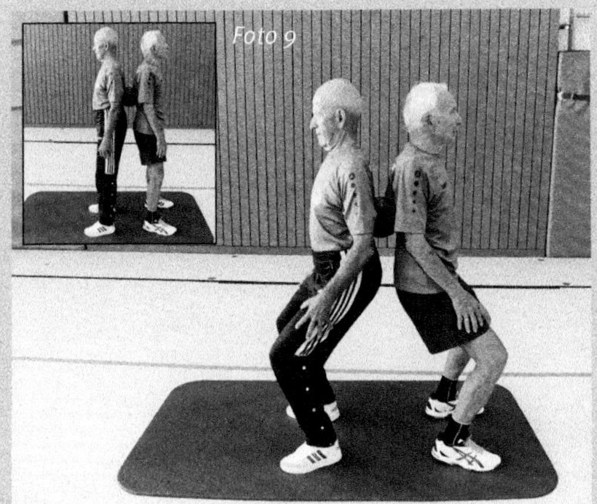
Foto 9
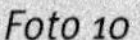
Foto 10

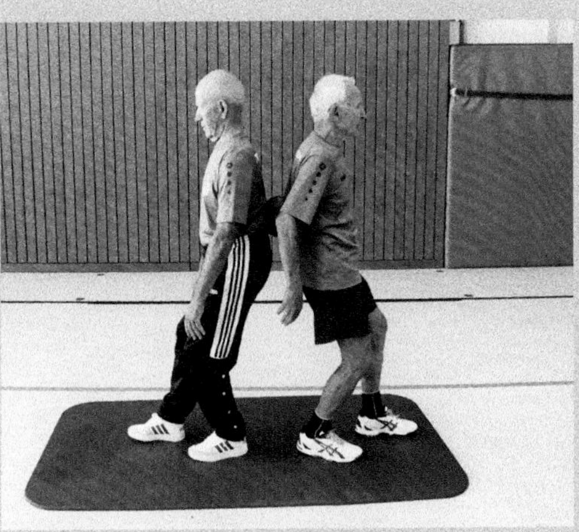
Foto 11

Ausgangsstellung „Grundhaltung Rückenlage", einander gegenüber, die Beine sind im 90°-Winkel gebeugt. Beide halten den Ball zwischen den Füßen.

Übungsausführung Drücken Sie beide gleichzeitig gegen den Ball und den Widerstand des Partners. Foto 12

Hinweis Halten Sie die Spannung im ganzen Körper.
Beide geben dosierten Widerstand, sodass keine Bewegung stattfindet.

Variation Beide halten den Ball seitlich zwischen den Füßen. Foto 13

Ausgangsstellung „Grundhaltung Bauchlage", einander gegenüber. Beide Partner halten den Ball mit gebeugten Armen in Hochhalte. Foto 14 (klein)

Übungsausführung Heben Sie beide gleichzeitig den Oberkörper an. Drücken Sie beide gleichzeitig gegen den Ball und den Widerstand des Partners. Foto 15

Hinweis Halten Sie die Spannung im ganzen Körper.
Beide geben dosierten Widerstand, sodass keine Bewegung stattfindet.

Variationen Ziehen.
Die Ellenbogen vom Boden abheben. Foto 16

Ausgangsstellung „Grundhaltung Bauchlage", einander gegenüber. Beide Partner halten den Ball mit gestreckten Armen in Hochhalte.

Übungsausführung Heben Sie beide gleichzeitig den Oberkörper an. Endposition halten. Foto 17

Hinweis Halten Sie die Spannung im ganzen Körper.

Variationen Dynamische Ausführung: Heben und senken.
Heben Sie beide gleichzeitig den Oberkörper an. Drücken Sie beide gleichzeitig gegen den Ball und den Widerstand des Partners. Foto 18
Neigen Sie den Oberkörper zur Seite. In der Endposition ablegen. Foto 19 (klein)

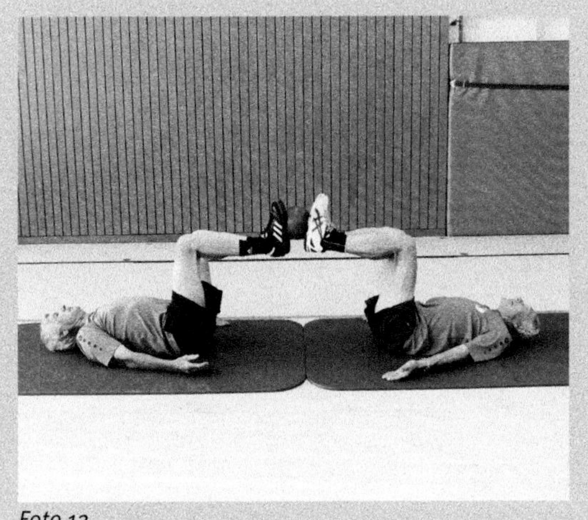

Foto 12

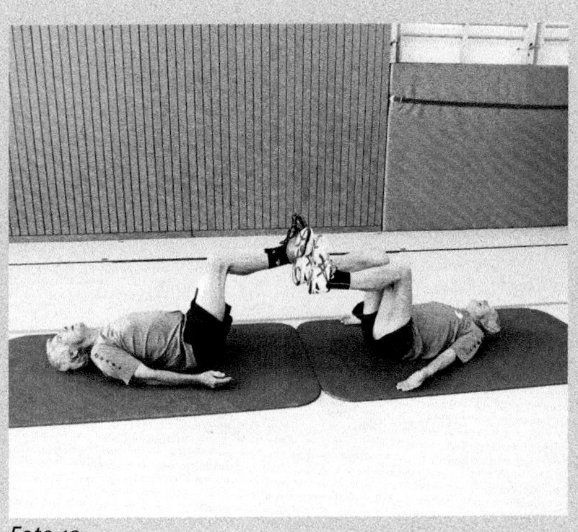

Foto 13

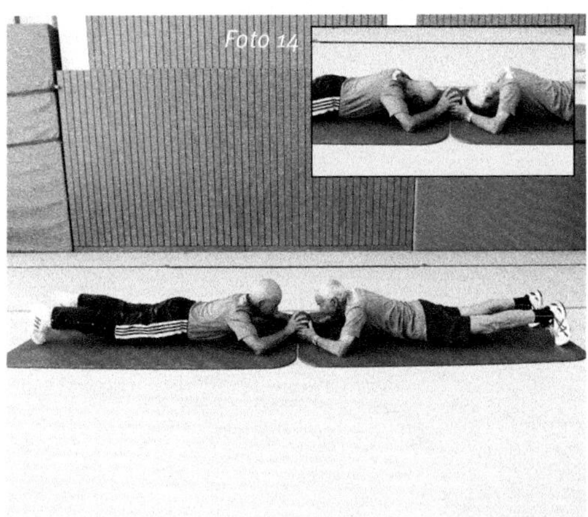

Foto 14

Foto 15

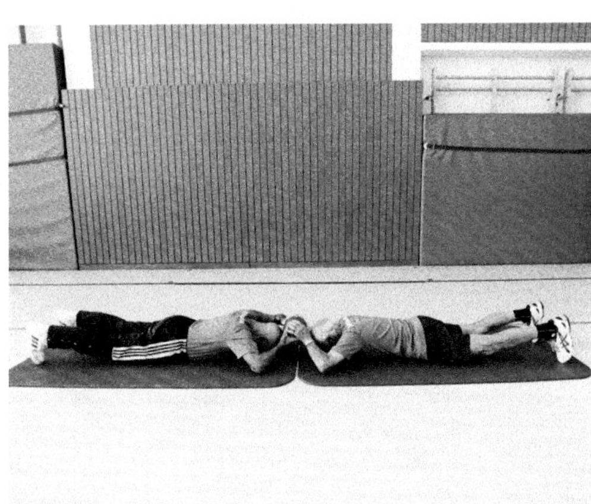

Foto 16

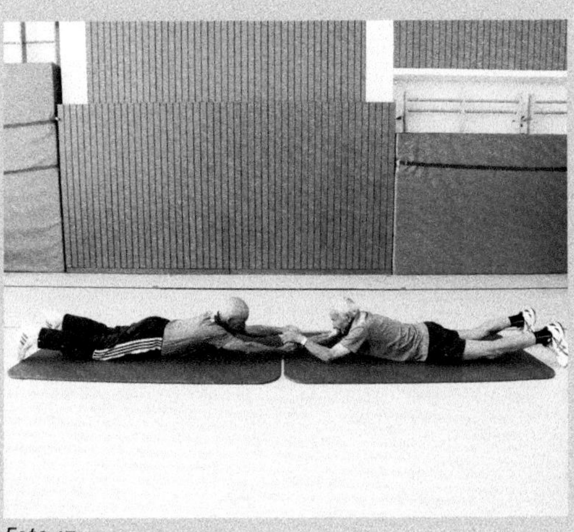

Foto 17

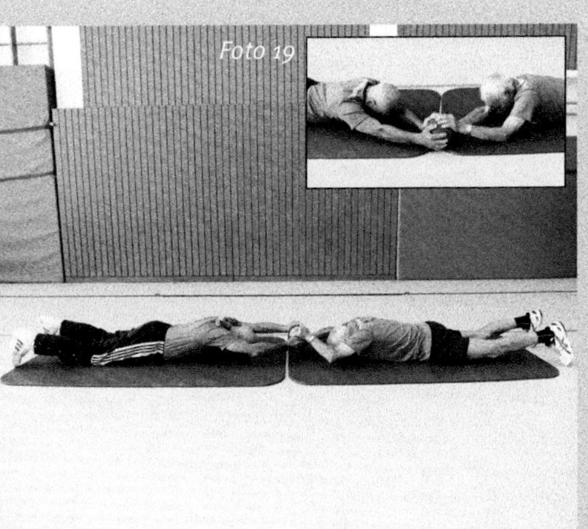

Foto 19

Foto 18

Ausgangsstellung	Partner A in „Grundhaltung Bauchlage“. Ball mit gestreckten Armen in Hochhalte. Partner B in Kniestand gegenüber.
Übungsausführung	Drücken Sie beide gleichzeitig gegen den Ball und den Widerstand des Partners. Foto 20
Hinweis	Halten Sie die Spannung im ganzen Körper. Beide geben dosierten Widerstand, sodass keine Bewegung stattfindet.
Variationen	Ziehen. Foto 21 (klein) Partner A bewegt den Oberkörper nach links und rechts. Foto 22 Die Arme sind gebeugt. Partner A bewegt den Oberkörper nach oben und unten. Foto 23 (klein)

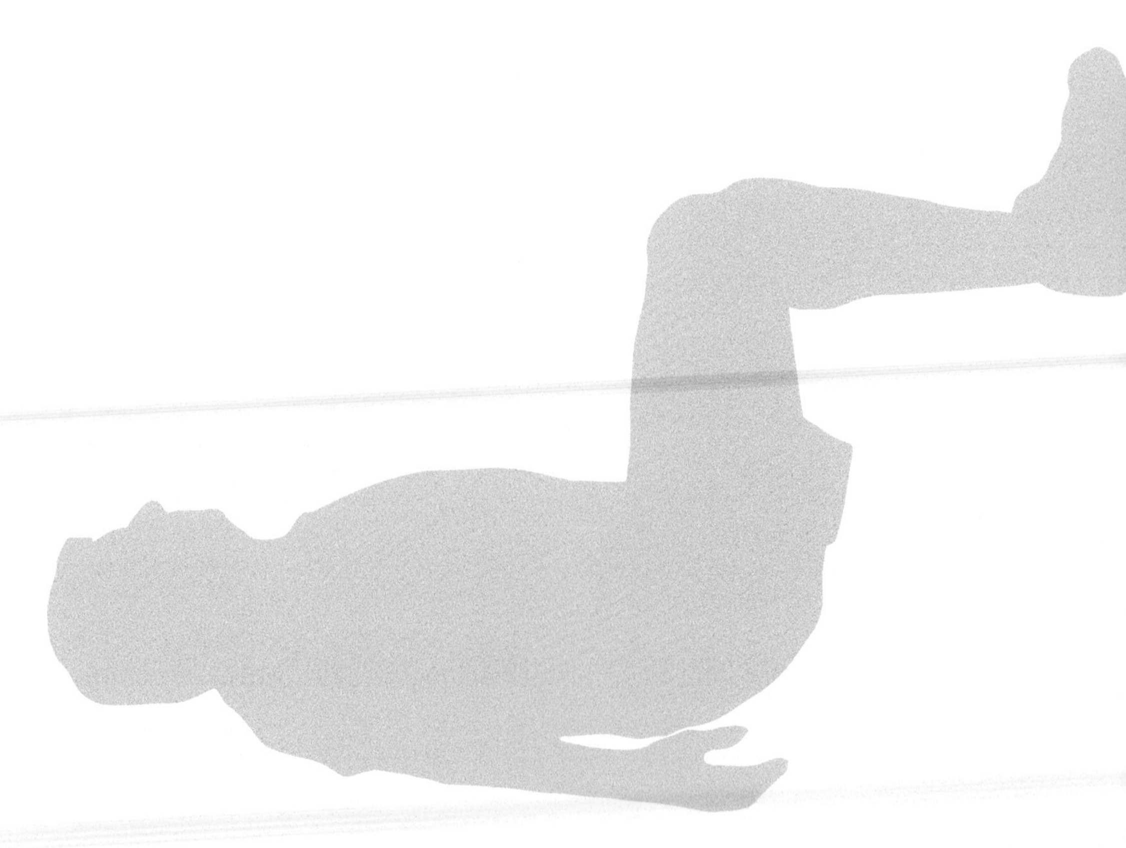

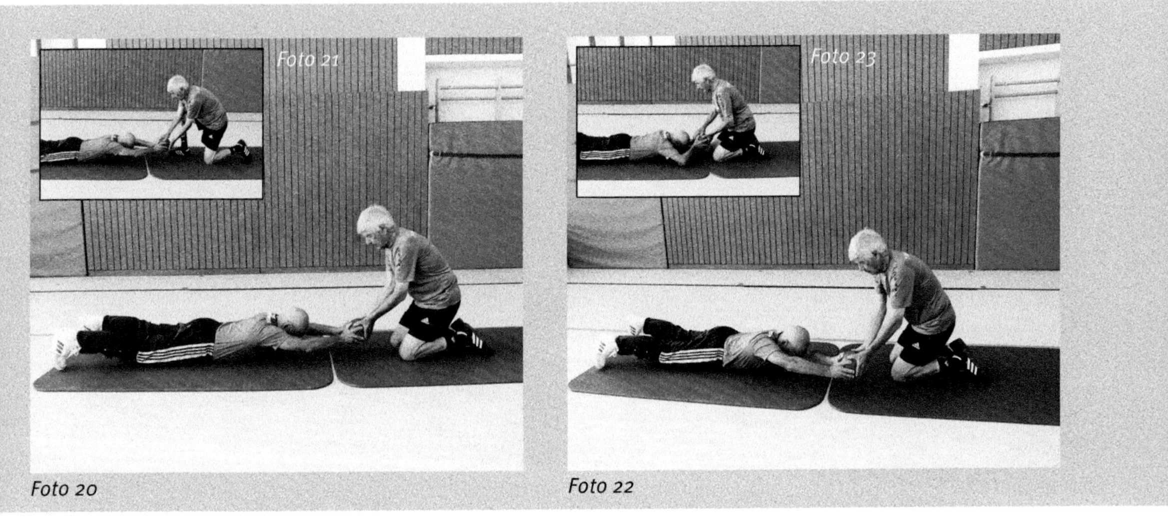
Foto 20 Foto 21 Foto 22 Foto 23

3.4 Partnerübungen mit dem Thera-Band®

Mit einem Thera-Band®

Ausgangsstellung „Grundhaltung Stand", einander gegenüber. Beide Partner halten das Bandende in der rechten Hand. Foto 1 (klein)

Übungsausführung Bewegen Sie beide gleichzeitig Ihren Arm nach hinten außen. Foto 2

Hinweis Halten Sie die Handgelenke in der neutralen Position. (siehe Praxisbuch Teil 3, S. 64)
Halten Sie die Spannung im ganzen Körper.

Variationen Mit Armrotation nach außen. Foto 3 (klein)
Arm ist gebeugt auf Bauchhöhe vor dem Körper. Ellenbogen nach hinten außen führen. Foto 4

Ausgangsstellung „Grundhaltung Stand", einander gegenüber. Beide Partner halten das Bandende mit der rechten Hand in Hochhalte. Foto 5 (klein)

Übungsausführung Bewegen Sie beide gleichzeitig Ihren Arm nach hinten außen. Foto 6

Hinweis Halten Sie die Handgelenke in der neutralen Position.
Halten Sie die Spannung im ganzen Körper.

Variation Beide Partner halten das Bandende in der rechten Hand auf Bauchhöhe. Foto 7 (klein)
Partner A bewegt den Arm nach hinten außen und Partner B nach hinten oben. Foto 8

Ausgangsstellung „Grundhaltung Schrittstellung", einander gegenüber. Beide Partner halten das Bandende mit beiden Händen in Hochhalte. Foto 9 (klein)

Übungsausführung Bewegen Sie beide gleichzeitig Ihre Arme nach hinten. Foto 10

Hinweis Halten Sie die Handgelenke in der neutralen Position.
Halten Sie die Spannung im ganzen Körper.

Variation Die Arme sind vor dem Körper gebeugt. Foto 11 (klein). Partner A beugt die Beine, neigt sich mit geradem Rücken vor und führt die Arme nach unten außen. Partner B bewegt die Arme nach oben außen. Foto 12

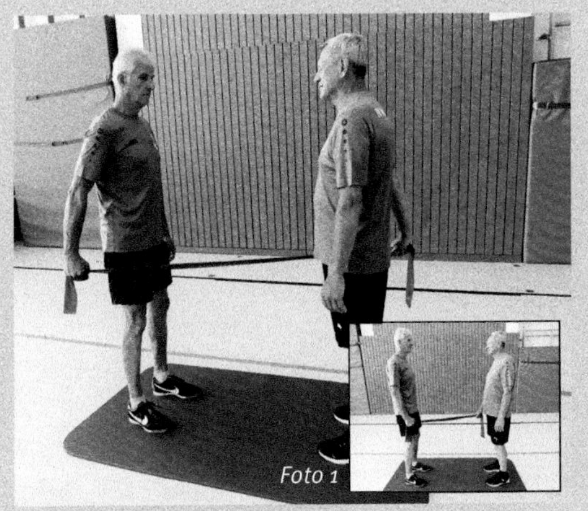
Foto 1

Foto 2

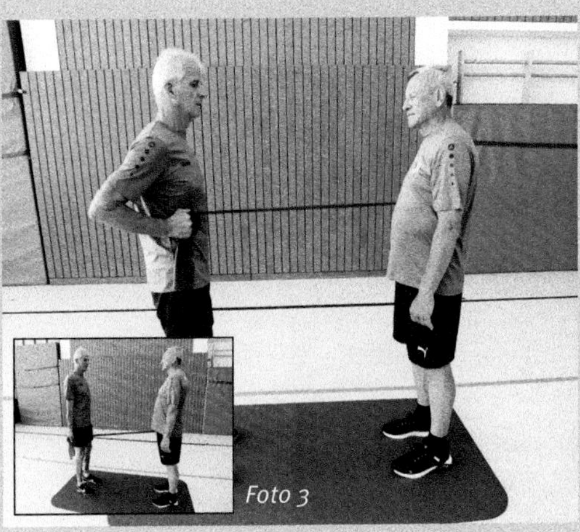
Foto 3

Foto 4

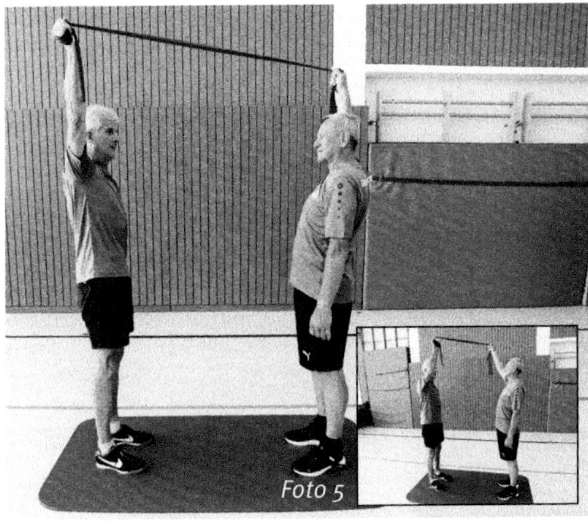
Foto 5

Foto 6

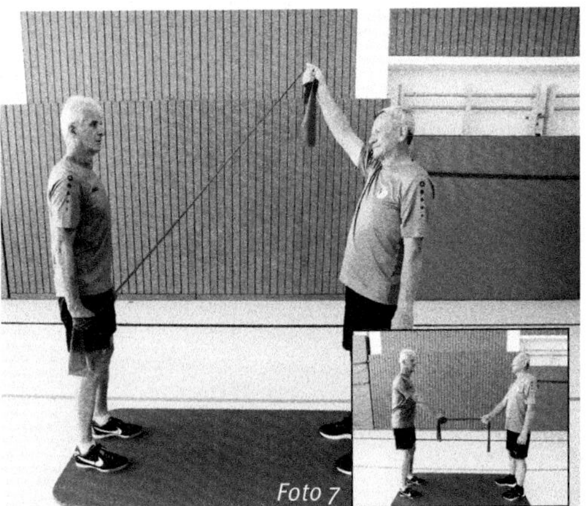
Foto 7

Foto 8

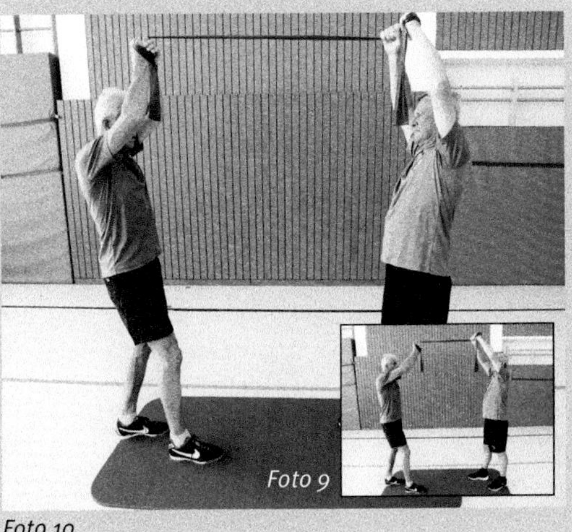
Foto 9

Foto 10

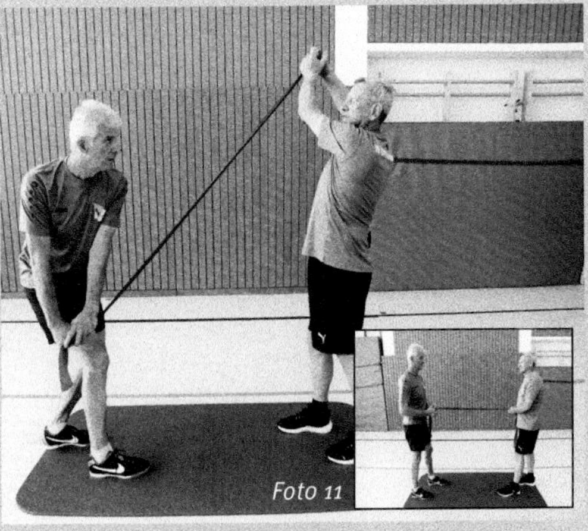
Foto 11

Foto 12

Ausgangsstellung „Grundhaltung Schrittstellung“, nebeneinander mit dem äußeren Bein nach vorn. Der äußere Arm ist gebeugt und der Ellenbogen am Körper fixiert. Foto 13 (klein)

Übungsausführung Führen Sie beide gleichzeitig den Unterarm nach außen. Foto 14

Hinweis Der Ellenbogen ist seitlich am Körper fixiert.
Halten Sie die Spannung im ganzen Körper.

Variationen Der innere Arm ist auf Bauchhöhe. Foto 15 (klein)
Der innere Arm ist in Vorhalte. Führen Sie den Arm nach außen. Foto 16

Ausgangsstellung „Grundhaltung Stand“, nebeneinander. Beide Partner halten das Bandende mit beiden Händen in Vorhalte. Foto 17 (klein)

Übungsausführung Führen Sie den Arm nach außen. Foto 18

Hinweis Halten Sie die Handgelenke in der neutralen Position.
Halten Sie die Spannung im ganzen Körper.

Variation Partner A bewegt die Arme seitlich nach unten und Partner B seitlich nach oben. Foto 19

Ausgangsstellung „Grundhaltung Stand“, nebeneinander. Beide Partner halten das Bandende in beiden Händen auf Bauchhöhe vor dem Körper. Foto 20 (klein).

Übungsausführung Führen Sie die Arme zur Seite. Foto 21

Hinweis Halten Sie die Handgelenke in der neutralen Position.
Halten Sie die Spannung im ganzen Körper.

Variation Mit Rumpfrotation. Drehen Sie den Oberkörper nach außen. Foto 22

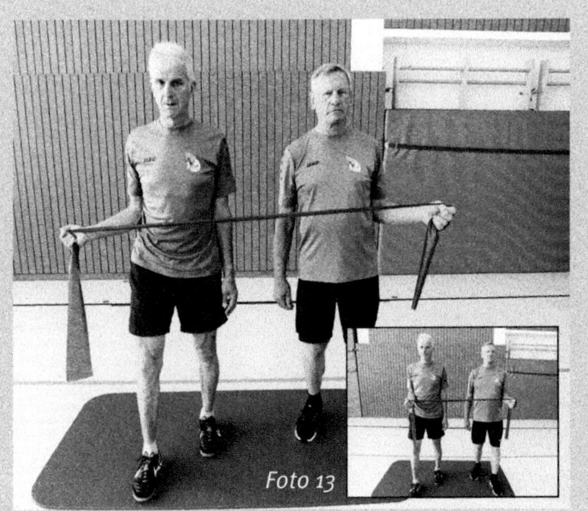
Foto 13
Foto 14

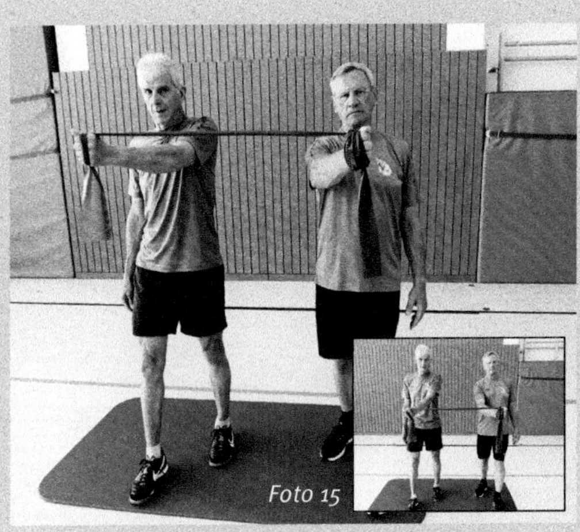
Foto 15
Foto 16

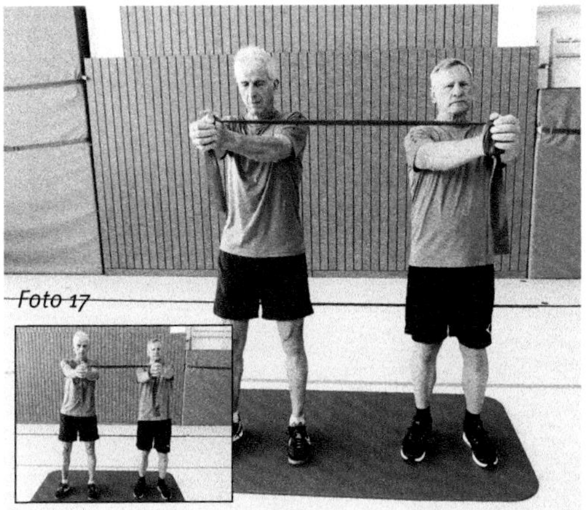
Foto 17
Foto 18

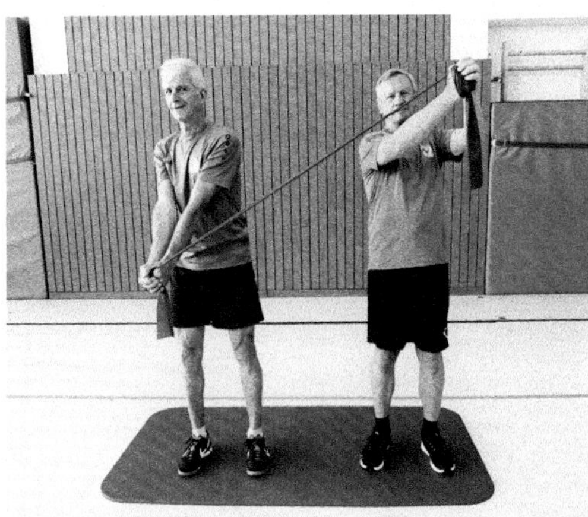
Foto 19

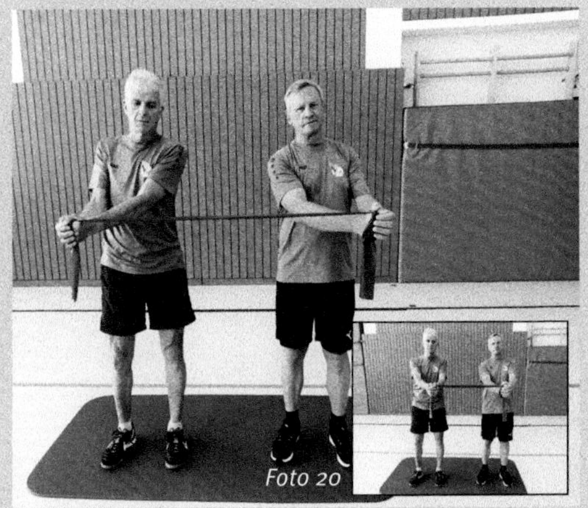
Foto 20
Foto 21

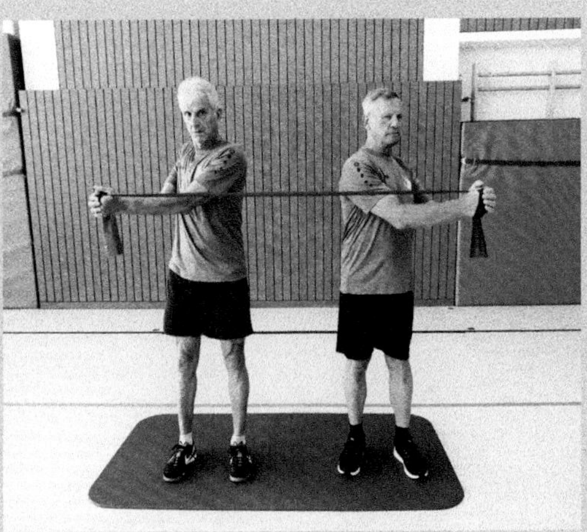
Foto 22

Ausgangsstellung „Grundhaltung Stand", nebeneinander. Beide Partner halten das Bandende mit beiden Händen in Hochhalte. Foto 23 (klein)
Übungsausführung Führen Sie die Arme zur Seite. Foto 24
Hinweis Halten Sie die Handgelenke in der neutralen Position.
Halten Sie die Spannung im ganzen Körper.
Variation Neigen Sie den Oberkörper nach außen. Foto 25

Ausgangsstellung „Grundhaltung Stand", nebeneinander mit den inneren Armen festhalten. Eine TB-Schlinge (Gummiband) liegt oberhalb der Fußgelenke. Foto 26 (klein)
Übungsausführung Führen Sie beide gleichzeitig das innere Bein nach außen. Foto 27
Hinweis Halten Sie die Spannung im ganzen Körper.
Variation Das Bein wird angehoben. Foto 28

Ausgangsstellung „Grundhaltung Stand", einander gegenüber mit Händefassen. Die befestigte TB-Schlinge (Gummiband) liegt oberhalb der Fußgelenke. Foto 29
Übungsausführung Führen Sie beide gleichzeitig das Spielbein nach hinten. Foto 30 (klein)
Hinweis Halten Sie die Spannung im ganzen Körper.

Ausgangsstellung „Grundhaltung Stand", Rücken an Rücken. Eine TB-Schlinge (Gummiband) liegt oberhalb der Fußgelenke. Foto 31 (klein)
Übungsausführung Führen Sie beide gleichzeitig das Spielbein nach vorne. Foto 32
Hinweis Halten Sie die Spannung im ganzen Körper.
Variation Beugen Sie beide gleichzeitig das Spielbein nach vorn.

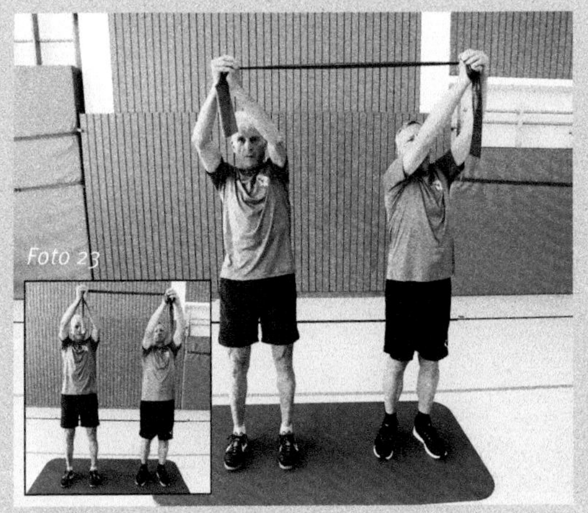

Foto 23

Foto 24

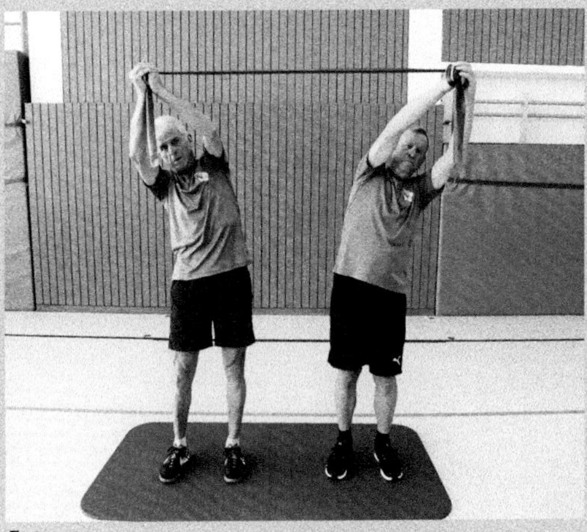

Foto 25

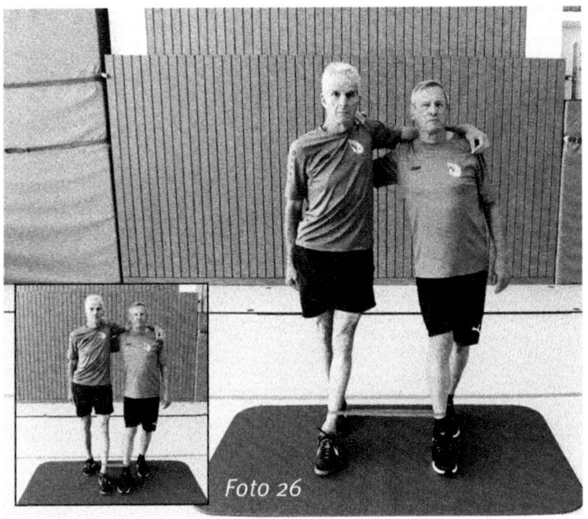

Foto 26

Foto 27

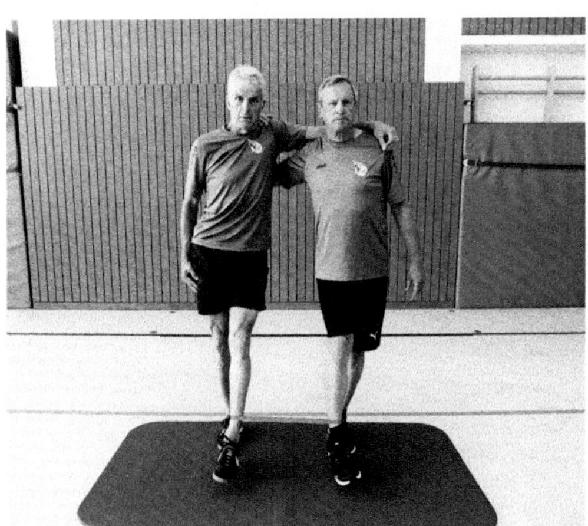

Foto 28

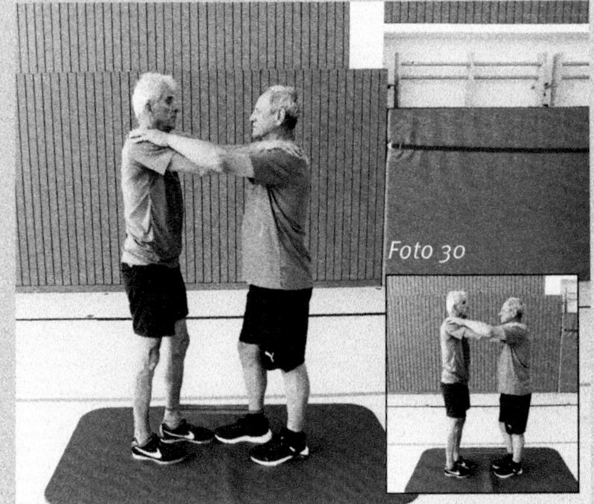

Foto 30

Foto 29

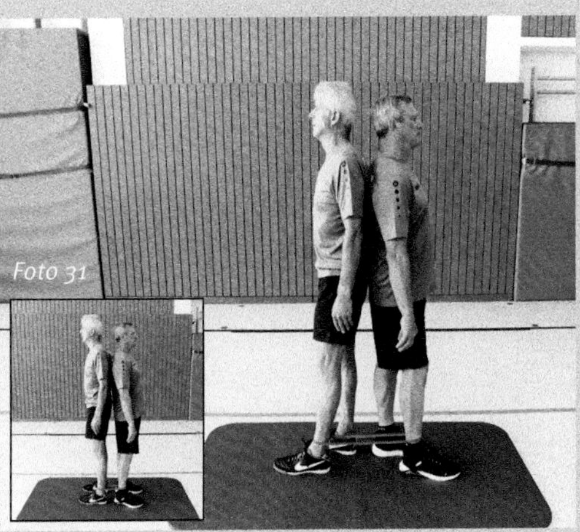

Foto 31

Foto 32

Ausgangsstellung	„Grundhaltung Einbeinkniestand", einander gegenüber. Beide Partner halten das Bandende in der rechten Hand. Foto 33 (klein)
Übungsausführung	Bewegen Sie beide gleichzeitig Ihren Arm nach hinten außen. Foto 34
Hinweis	Halten Sie die Handgelenke in der neutralen Position. (siehe Praxisbuch Teil 3, S. 64) Halten Sie die Spannung im ganzen Körper.
Variation	Beide Partner halten das Bandende mit der rechten Hand in Hochhalte. Foto 35 (klein). Mit Armrotation nach außen. Foto 36

Ausgangsstellung	„Grundhaltung Einbeinkniestand", einander gegenüber. Beide Partner halten das Bandende in der rechten Hand. Foto 37 (klein)
Übungsausführung	Partner A bewegt den Arm nach außen hinten unten und Partner B nach außen hinten oben. Foto 38
Hinweis	Halten Sie die Handgelenke in der neutralen Position. Halten Sie die Spannung im ganzen Körper.
Variation	Beide Partner halten das Bandende mit beiden Händen in Hochhalte. Foto 39 (klein), 40

Ausgangsstellung	„Grundhaltung Angehockter Sitz", einander gegenüber. Beide Partner halten das Bandende mit beiden Händen in Vorhalte.
Übungsausführung	Ziehen Sie beide gleichzeitig (Foto 41, klein) und im Wechsel (Foto 42) die Arme zum Körper.
Hinweis	Halten Sie die Spannung im ganzen Körper.
Variation	Führen Sie beide gleichzeitig die Arme nach außen bei gleichzeitiger Rumpfrotation. Foto 43

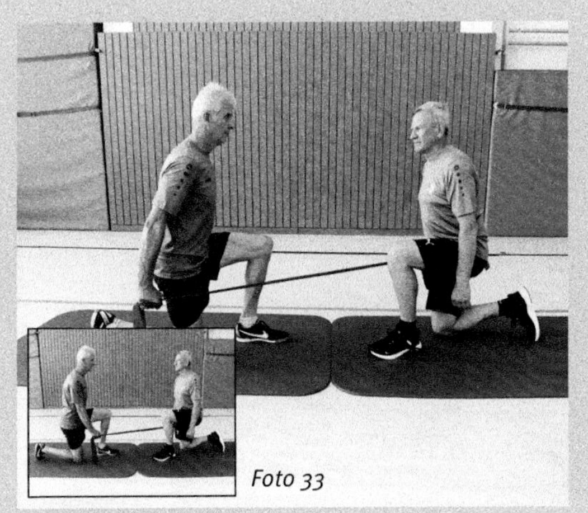

Foto 33

Foto 34

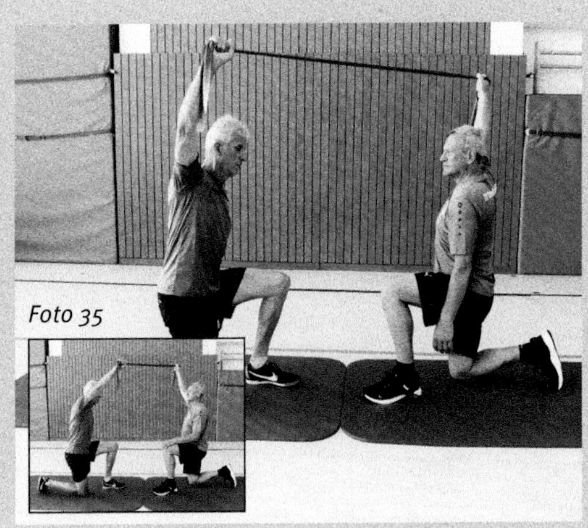

Foto 35

Foto 36

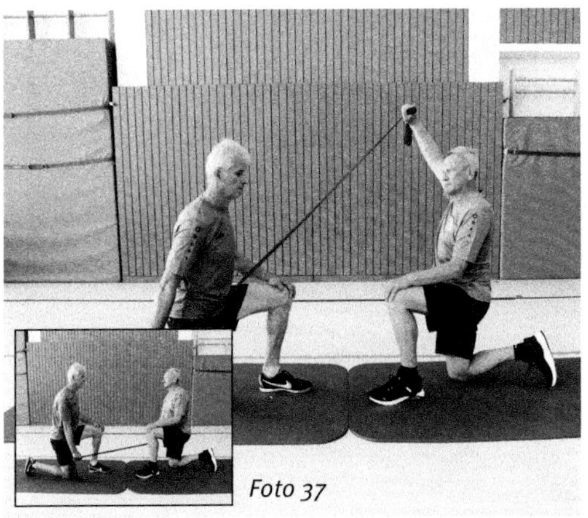

Foto 37

Foto 38

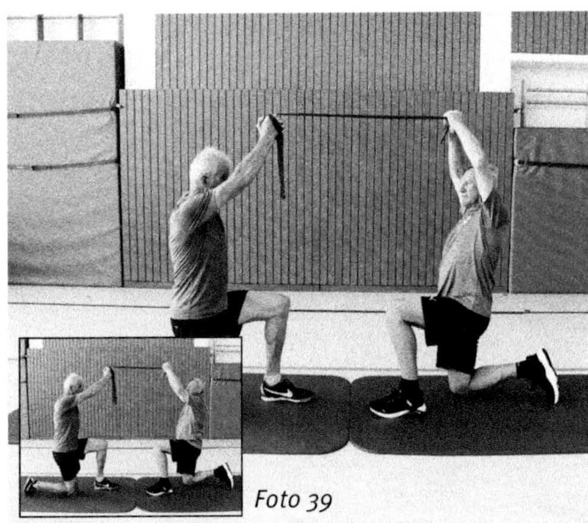

Foto 39

Foto 40

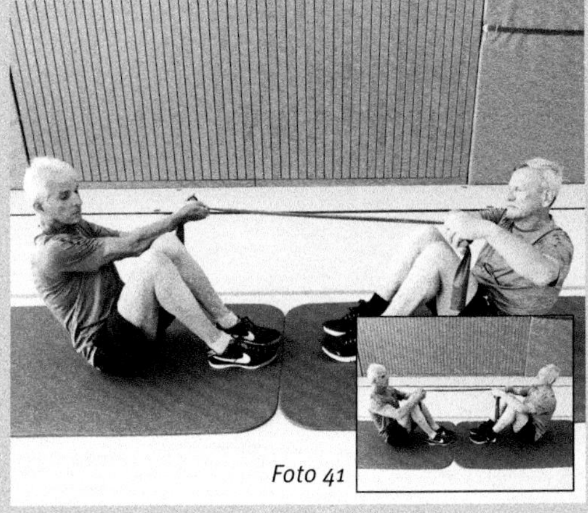

Foto 41

Foto 42

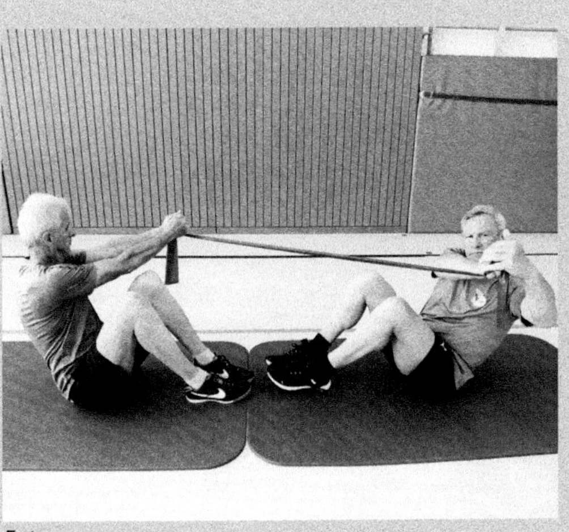

Foto 43

Ausgangsstellung „Grundhaltung Rückenlage“, einander gegenüber (Kopf an Kopf). Beide Partner halten das Bandende mit beiden Händen in Vorhalte. Foto 44 (klein)

Übungsausführung Führen Sie beide gleichzeitig die Arme in Richtung Knie. Foto 45

Hinweis Halten Sie die Spannung im ganzen Körper.

Variationen Heben Sie dabei den Kopf und den Schultergürtel an. Foto 46

Heben Sie dabei den Kopf und den Schultergürtel an bei gleichzeitiger Rumpfrotation. Foto 47 (klein)

Ausgangsstellung „Grundhaltung Rückenlage“, nebeneinander mit angewinkelten Beinen. Eine TB-Schlinge liegt oberhalb der Fußgelenke. Foto 48 (klein)

Übungsausführung Drehen Sie beide gleichzeitig die Unterschenkel nach außen. Foto 49

Hinweis Halten Sie die Spannung im ganzen Körper.

Variation Neigen Sie beide gleichzeitig die Ober- und Unterschenkel nach außen. Foto 50

Mit zwei Thera-Bändern®

Ausgangsstellung „Grundhaltung Stand“, einander gegenüber. Mit jeder Hand ein Bandende fassen. Foto 51 (klein)

Übungsausführung Ziehen Sie die gestreckten Arme gleichzeitig (im Wechsel) seitlich am Körper nach hinten. Foto 52

Hinweis Halten Sie die Handgelenke in der neutralen Position.

Variationen Arme sind in Hochhalte. Foto 53

Arme sind auf Schulterhöhe seitlich gestreckt. Foto 54 (klein)

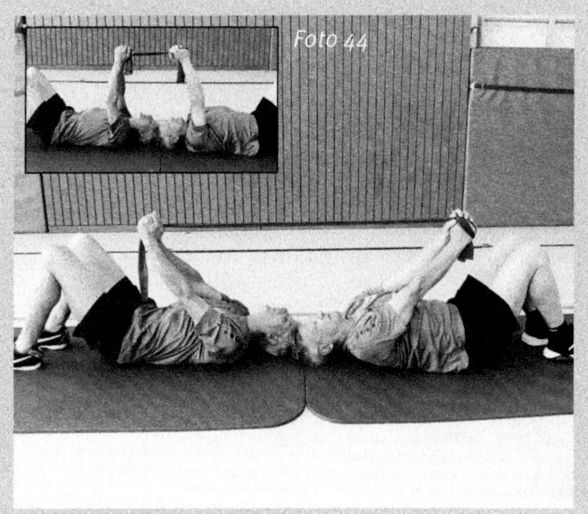

Foto 45

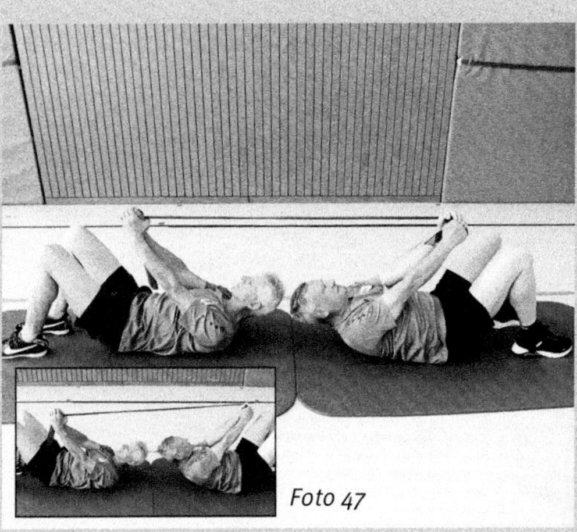

Foto 46

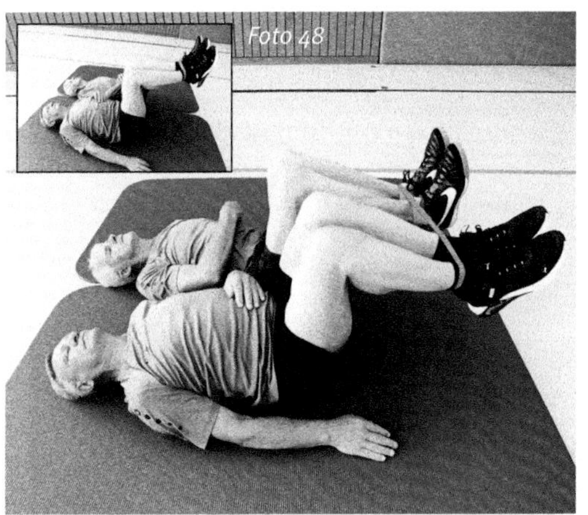

Foto 49

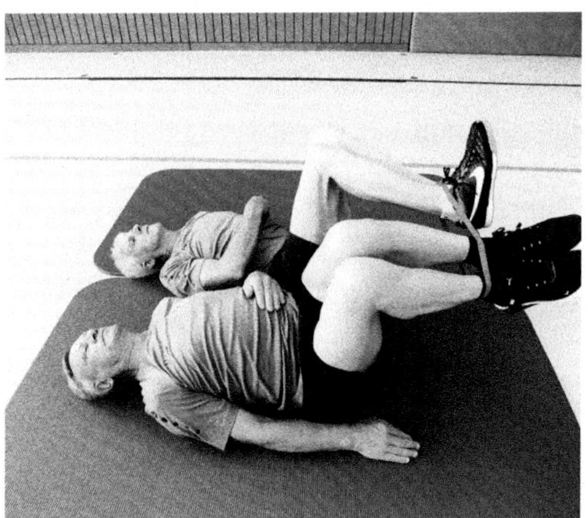

Foto 50

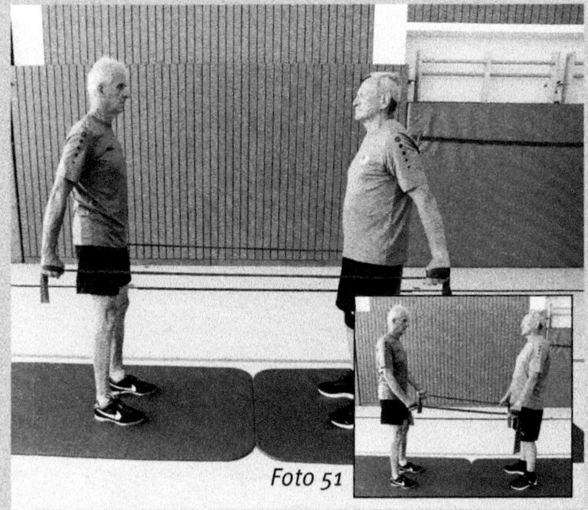

Foto 52

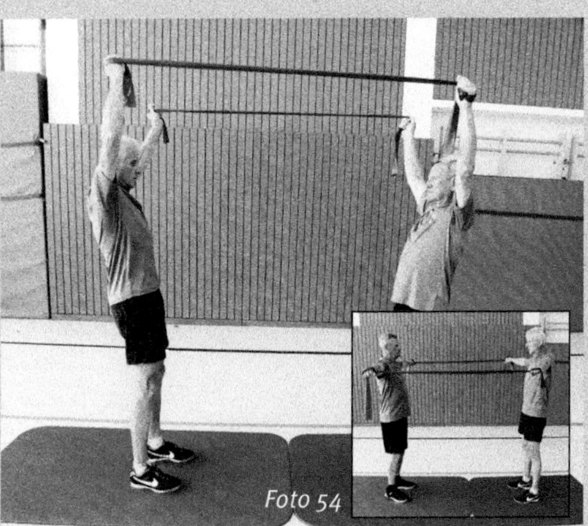

Foto 53

Ausgangsstellung „Grundhaltung Stand“, einander gegenüber. Die Arme sind im 90°-Winkel gebeugt. Mit jeder Hand ein Bandende fassen. Foto 55 (klein)

Übungsausführung Ziehen Sie die Ellenbogen gleichzeitig (im Wechsel) seitlich am Körper nach hinten. Foto 56

Hinweis Halten Sie die Handgelenke in der neutralen Position.
Halten Sie die Spannung im ganzen Körper.

Variationen Arme sind in U-Halte und Vorhalte. Foto 57
Arme sind in U-Halte und Hochhalte.

Ausgangsstellung „Grundhaltung Schrittstellung“, einander gegenüber. Mit jeder Hand ein Bandende fassen. Foto 58 (klein)

Übungsausführung Ziehen Sie die gestreckten Arme gleichzeitig (im Wechsel) seitlich am Körper nach hinten. Foto 59

Hinweis Halten Sie die Handgelenke in der neutralen Position.

Variationen Ausgangsstellung „Grundhaltung Ausfallschritt“, einander gegenüber. Arme sind leicht gebeugt auf Bauchhöhe vor dem Körper.
Strecken und beugen Sie die Arme im Wechsel. Foto 60
Ziehen Sie die Ellenbogen gleichzeitig (im Wechsel) seitlich am Körper nach hinten. Foto 61 (klein)

Ausgangsstellung „Grundhaltung Stand“, Rücken an Rücken. Foto 62 (klein)

Übungsausführung Ziehen Sie die gestreckten Arme gleichzeitig (im Wechsel) seitlich am Körper nach vorn. Foto 63

Hinweis Halten Sie die Handgelenke in der neutralen Position.
Halten Sie die Spannung im ganzen Körper.

Variationen Arme sind in U-Halte und Vorhalte. Foto 64
Arme sind auf Schulterhöhe seitlich gestreckt.
Arme sind in Hochhalte.

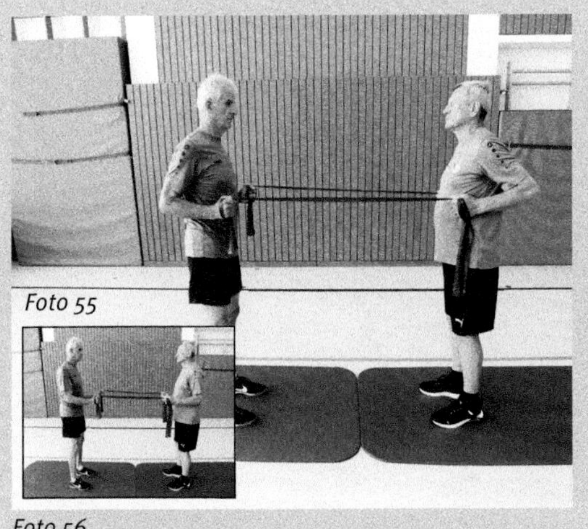

Foto 55

Foto 56

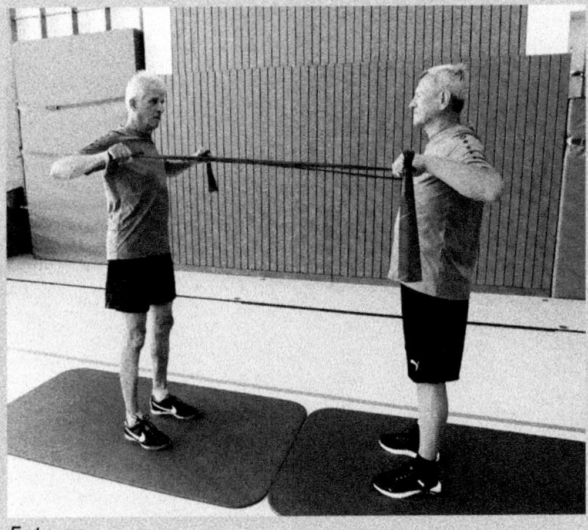

Foto 57

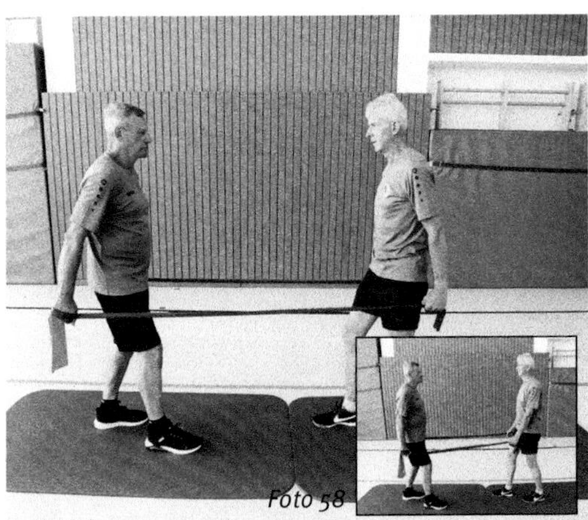

Foto 58

Foto 59

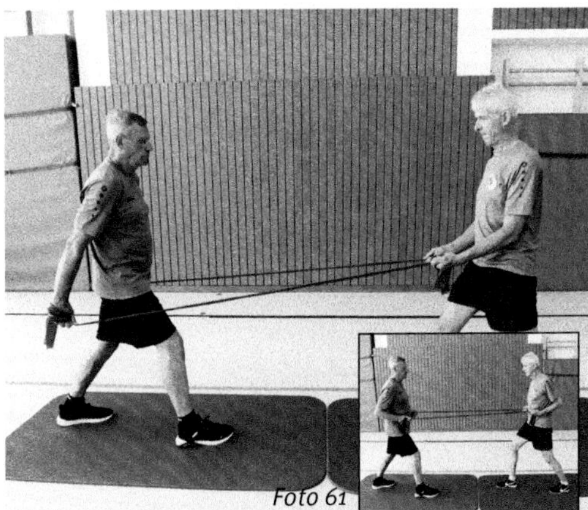

Foto 61

Foto 60

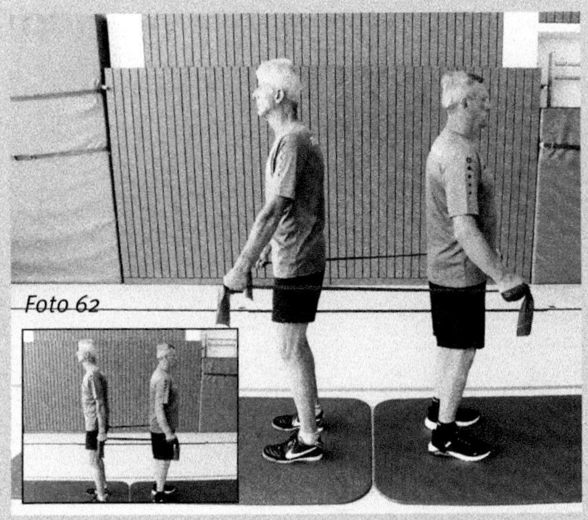

Foto 62

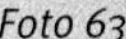

Foto 63

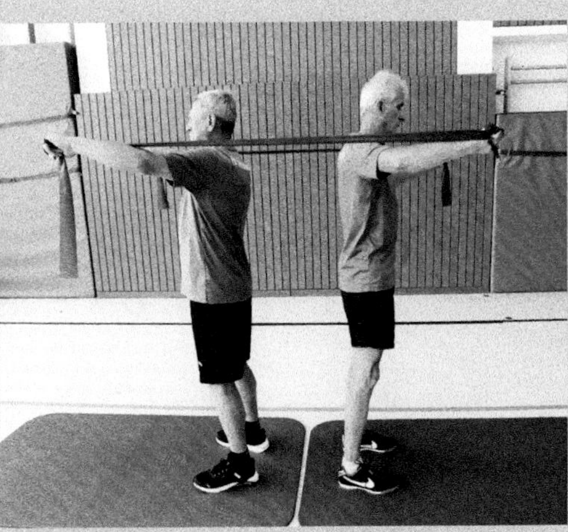

Foto 64

Ausgangsstellung „Grundhaltung Schrittstellung", Rücken an Rücken.
Übungsausführung Ziehen Sie die gestreckten Arme gleichzeitig (im Wechsel) seitlich am Körper nach vorn. Foto 65 (klein)
Hinweis Halten Sie die Handgelenke in der neutralen Position.
Halten Sie die Spannung im ganzen Körper.
Variationen Arme sind auf Schulterhöhe seitlich gestreckt. Foto 66
Arme sind in Hochhalte. Foto 67

Ausgangsstellung „Grundhaltung Angehockter Sitz", einander gegenüber. Arme sind gebeugt vor dem Bauch. Foto 68 (klein)
Übungsausführung Neigen Sie beide gleichzeitig den Oberkörper mit geradem Rücken so weit wie möglich nach hinten und zurück zur Ausgangposition. Foto 69
Hinweis Halten Sie die Spannung im ganzen Körper.
Variation Arme sind auf Schulterhöhe seitlich gestreckt. Foto 70

Ausgangsstellung „Grundhaltung Rückenlage", einander gegenüber (Kopf an Kopf). Arme sind in Vorhalte. Foto 71 (klein)
Übungsausführung Führen Sie beide gleichzeitig die Arme in Richtung Knie. Foto 72
Hinweis Halten Sie die Spannung im ganzen Körper.
Variationen Heben Sie dabei den Kopf und den Schultergürtel an. Foto 73
Heben Sie den Kopf und den Schultergürtel an, und führen Sie die Arme nach außen bei gleichzeitiger Rumpfrotation.

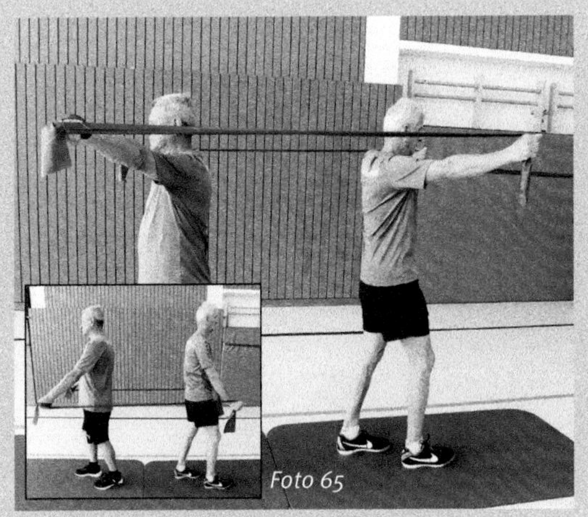
Foto 65
Foto 66

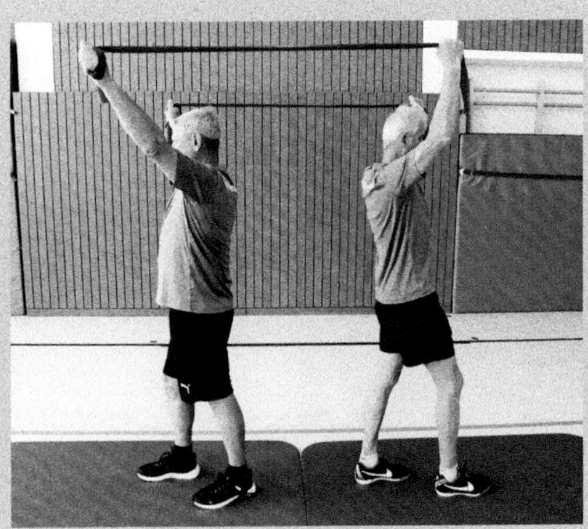
Foto 67

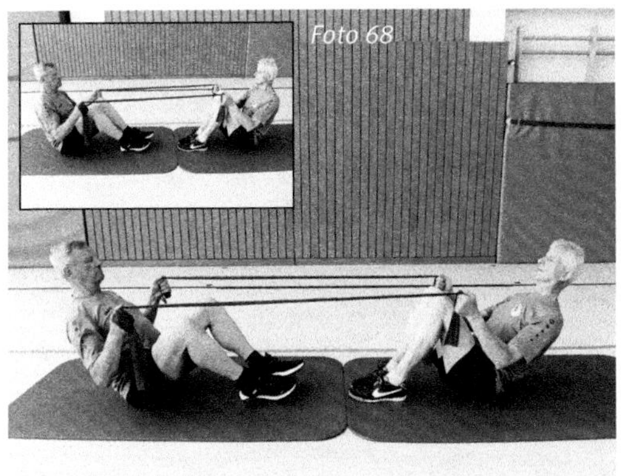
Foto 68
Foto 69

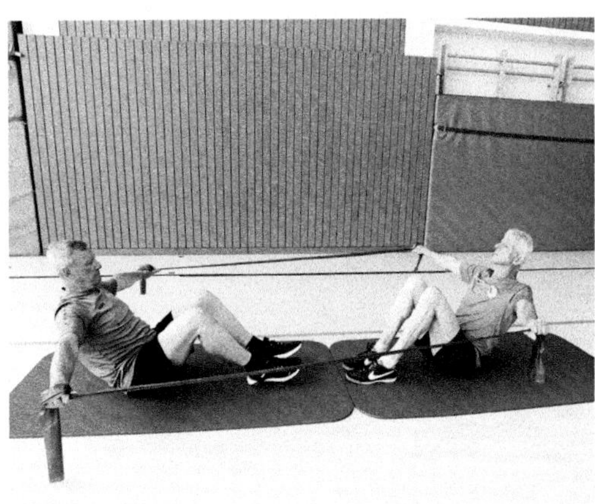
Foto 70

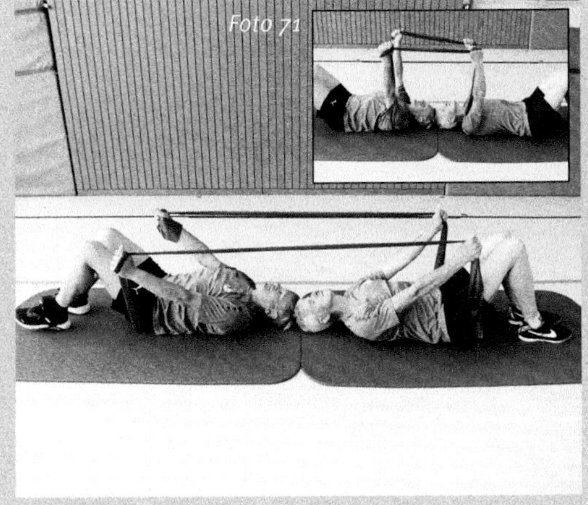
Foto 71
Foto 72

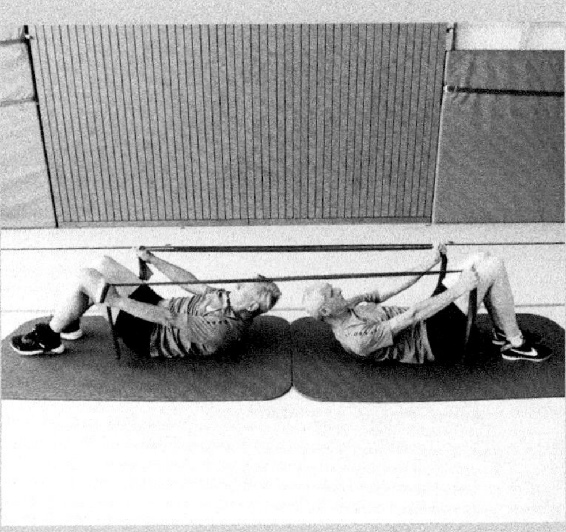
Foto 73

Ausgangsstellung „Grundhaltung Bauchlage“, einander gegenüber (Kopf an Kopf). Arme sind in U-Halte und Hochhalte. Foto 74 (klein)

Übungsausführung Heben Sie den Kopf und den Schultergürtel an. Ziehen Sie beide gleichzeitig die Arme in U-Halte. Foto 75

Hinweis Halten Sie die Spannung im ganzen Körper.

Variationen Ziehen Sie beide gleichzeitig die Arme gestreckt seitlich in Seitenhalte. Foto 76
Ziehen Sie beide gleichzeitig die Arme gestreckt über die Seite zum Körper. Foto 77 (klein)

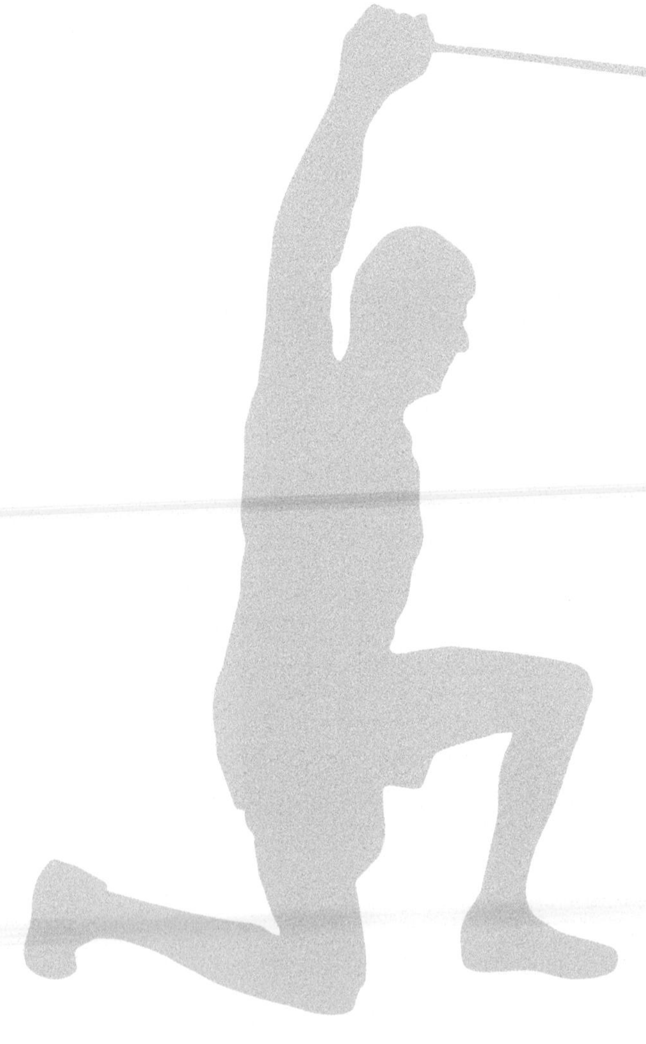

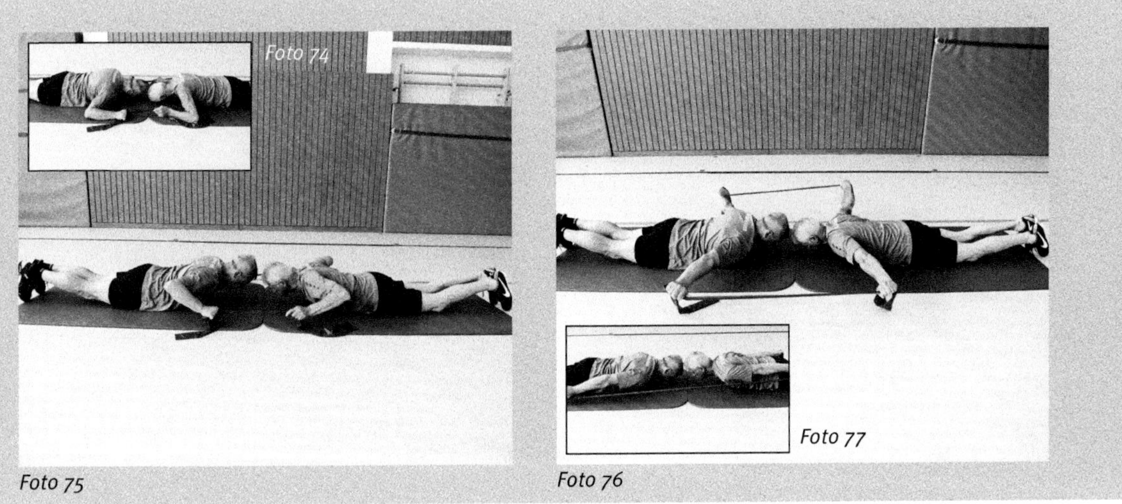
Foto 74

Foto 75

Foto 76

Foto 77

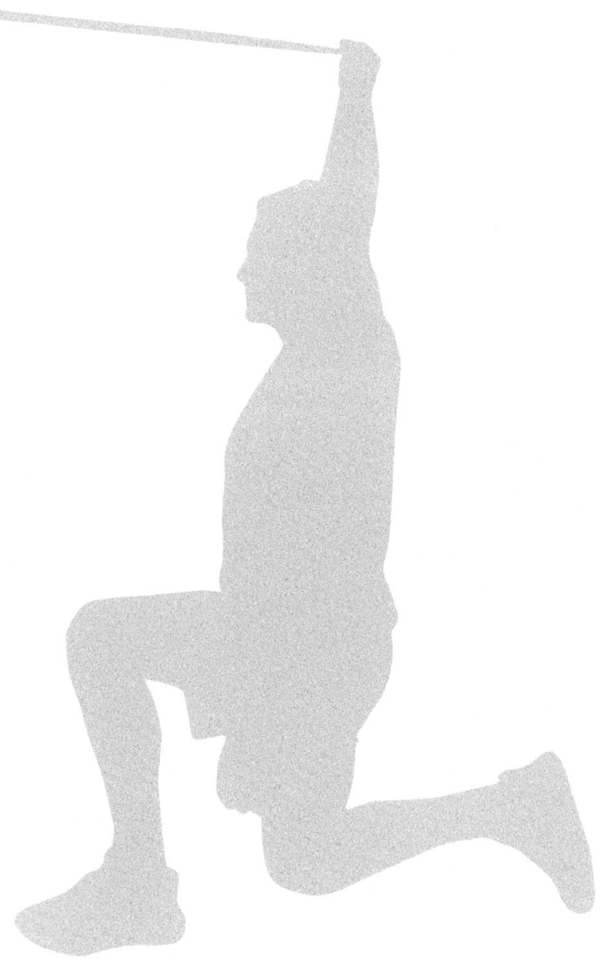

3.5 Partnerübungen mit dem Fit-Ball®

Ausgangsstellung „Grundhaltung Schrittstellung“, einander gegenüber. Beide Partner halten den Ball mit gebeugten Armen auf Brusthöhe.

Übungsausführung Drücken Sie beide gleichzeitig gegen den Ball und den Widerstand des Partners. Foto 1

Hinweis Halten Sie die Spannung im ganzen Körper.
Beide geben dosierten Widerstand, sodass keine Bewegung stattfindet.

Variation Ziehen. Foto 2

Ausgangsstellung „Grundhaltung Schrittstellung“, Rücken an Rücken mit dem Ball dazwischen.

Übungsausführung Drücken Sie beide gleichzeitig gegen den Ball und den Widerstand des Partners. Foto 3

Hinweis Beide geben dosierten Widerstand, sodass keine Bewegung stattfindet.

Variation „Grundhaltung Stand“. In der Endposition wird ein Bein leicht angehoben. Foto 4
Drehen Sie sich beide gleichzeitig um den Ball.

Ausgangsstellung „Grundhaltung Stand“, Rücken an Rücken mit dem Ball dazwischen.

Übungsausführung Beugen und strecken Sie beide gleichzeitig die Beine. Foto 5

Hinweis Die Knie zeigen in Richtung Füße.
Kniewinkel nicht tiefer als 90°.

Variation Im Wechsel beugen und strecken Sie die Beine. Foto 6

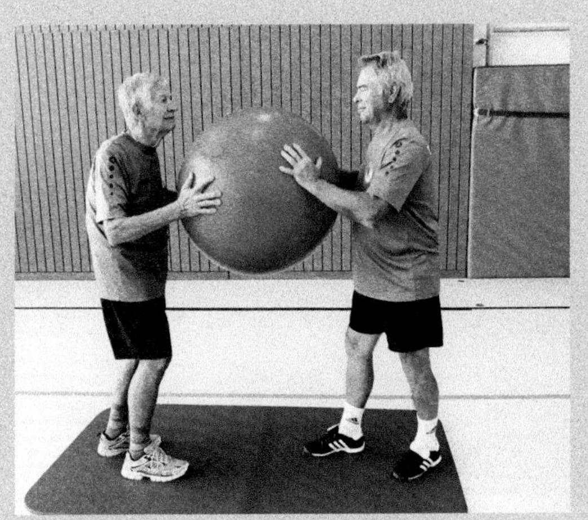
Foto 1

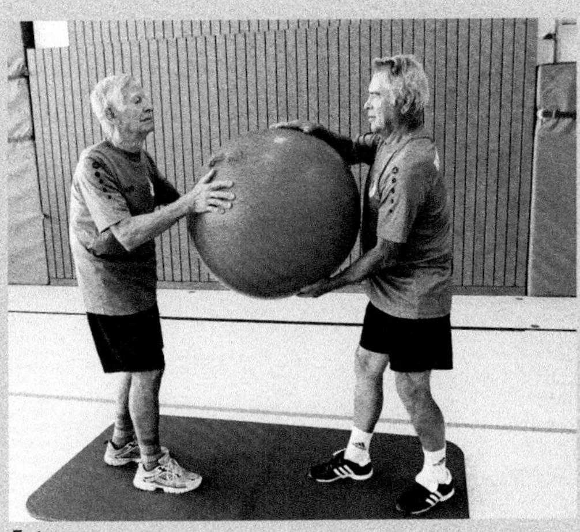
Foto 2

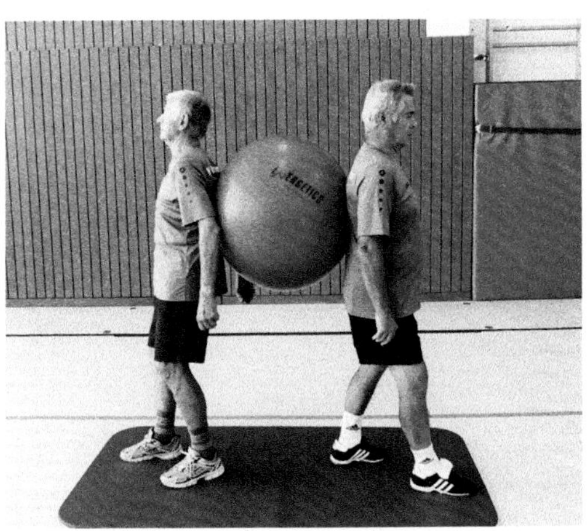
Foto 3

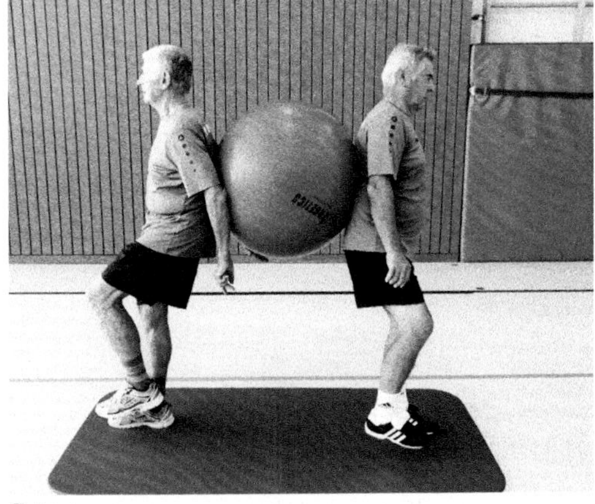
Foto 4

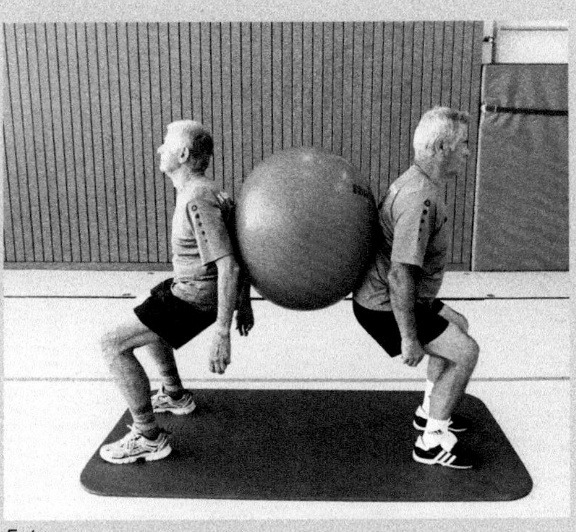
Foto 5

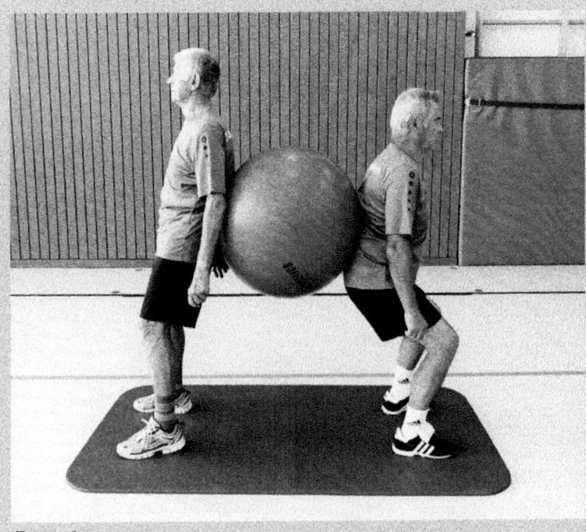
Foto 6

Ausgangsstellung „Grundhaltung Stand“, Rücken an Rücken mit dem Ball in Hochhalte. Foto 7 (klein)
Übungsausführung Rumpfrückbeuge im Wechsel ausführen. Foto 8, 9
Hinweis Körperspannung halten.

Ausgangsstellung „Grundhaltung Stand“, einander gegenüber hinter dem Ball mit einem Fuß auf dem Ball.
Übungsausführung Ziehen Sie beide gleichzeitig mit der Ferse den Ball zu sich. Foto 10 (klein)
Hinweis Beide geben dosierten Widerstand, sodass keine Bewegung stattfindet.
Variationen Drücken Sie beide gleichzeitig gegen den Ball und den Widerstand des Partners. Foto 11
Bewegen Sie den Ball zur Seite. Foto 12

Ausgangsstellung „Grundhaltung Sitz am Ball“, Rücken an Rücken.
Übungsausführung Drücken Sie beide gleichzeitig gegen den Widerstand des Partners. Foto 13
Hinweis Beide geben dosierten Widerstand, sodass keine Bewegung stattfindet. Oberkörper stabil halten.
Variation Heben Sie beide gleichzeitig ein Bein vom Boden ab. Foto 14

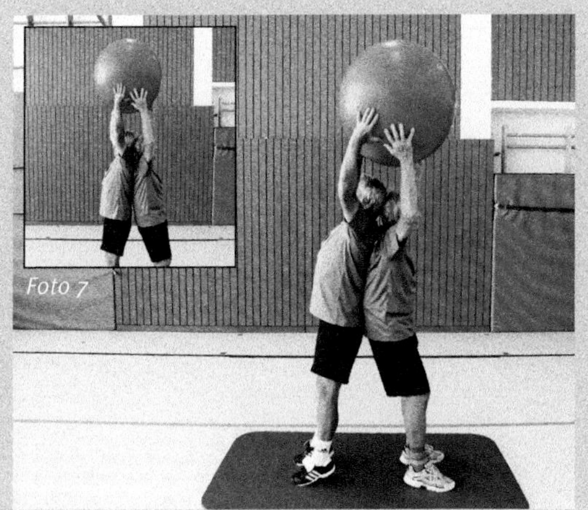
Foto 7

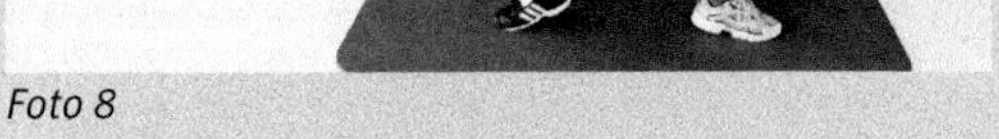
Foto 8

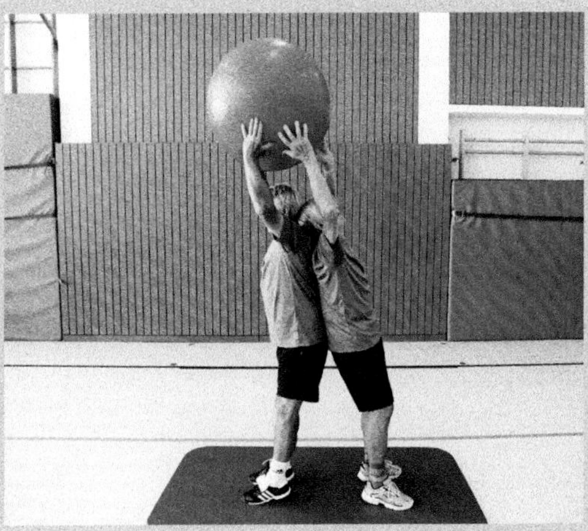
Foto 9

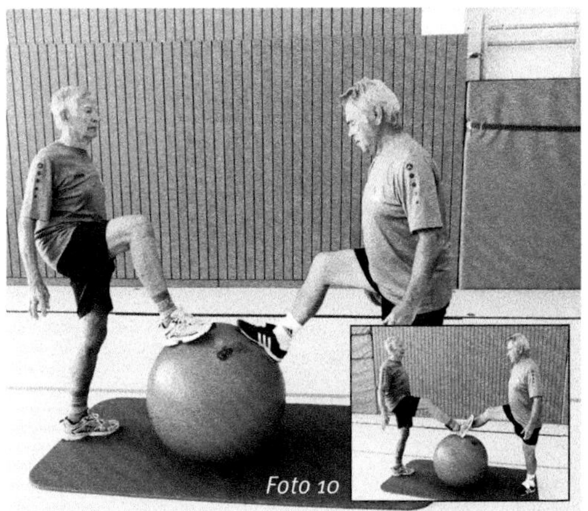
Foto 10

Foto 11

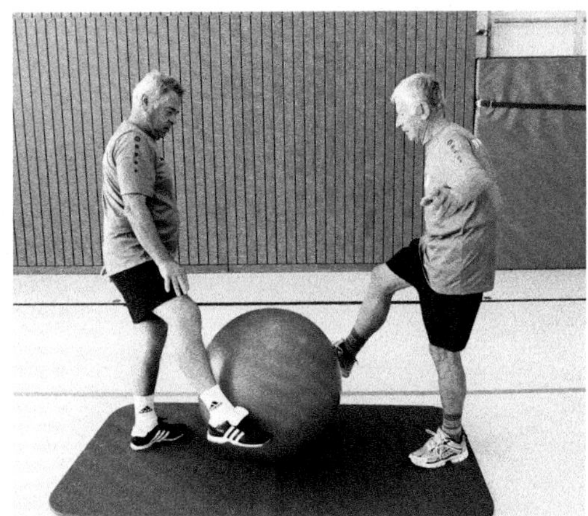
Foto 12

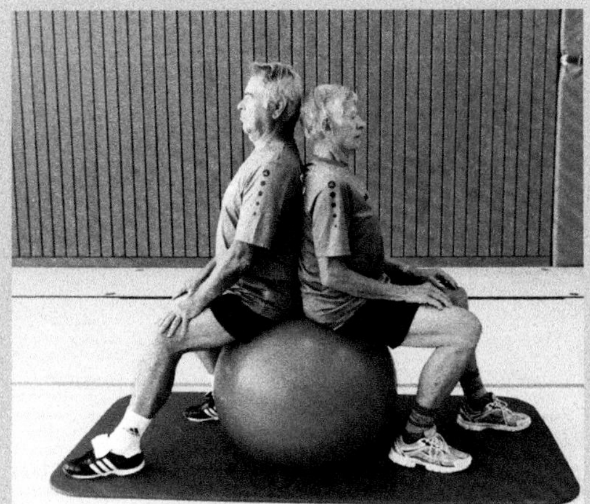
Foto 13

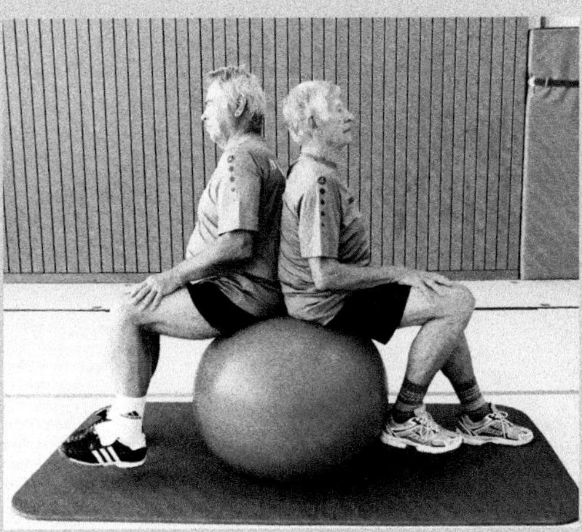
Foto 14

Ausgangsstellung „Grundhaltung Sitz am Ball“, einander gegenüber. Die Hände gegeneinander.
Übungsausführung Drücken Sie die Hände gegeneinander. Foto 15 (klein)
Hinweis Halten Sie die Spannung im ganzen Körper.
Beide geben dosierten Widerstand, sodass keine Bewegung stattfindet.
Variationen Dynamische Ausführung: Arme im Wechsel beugen und strecken. Foto 16
Mit gefassten Händen ziehen. Foto 17 (klein)
Die Hände gegeneinander vor dem Körper horizontal halten. Beim Partner A zeigen die Handflächen nach unten, beim Partner B nach oben. Foto 18

Ausgangsstellung „Grundhaltung Sitz am Ball“, einander gegenüber. Beim Partner B Beine zusammen (innen), beim Partner A Beine gespreizt (außen).
Übungsausführung Drücken Sie die Beine gegeneinander. Foto 19 (klein)
Hinweis Halten Sie die Spannung im ganzen Körper.
Beide geben dosierten Widerstand, sodass keine Bewegung stattfindet.
Variationen Zusätzlich mit verschiedenen Armausführungen kombinieren. Foto 20
Mit gefassten Händen ziehen. Heben Sie beide gleichzeitig ein Bein vom Boden ab. Foto 21

Ausgangsstellung „Grundhaltung Bauchlage auf dem Ball“, einander gegenüber. Die Hände haben Kontakt zum Boden. Foto 22 (klein)
Übungsausführung Drücken Sie die gegenüberliegenden Hände gegeneinander. Foto 23
Hinweis Den Kopf in Verlängerung der Wirbelsäule halten.
Variationen Drücken Sie beide Hände gegeneinander. Foto 24
Ein Bein wird angehoben. Foto 25 (klein)

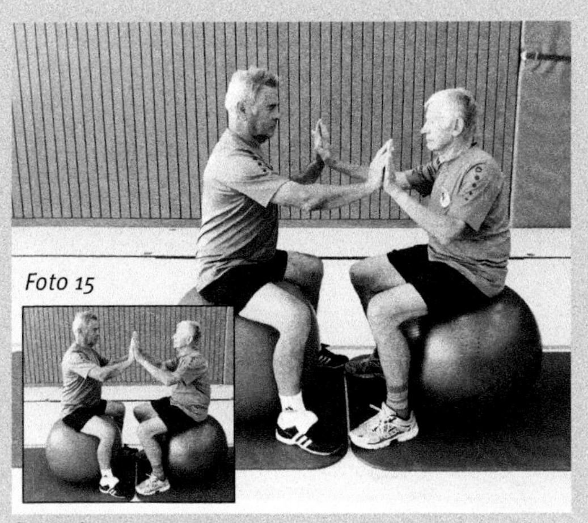

Foto 15

Foto 16

Foto 17

Foto 18

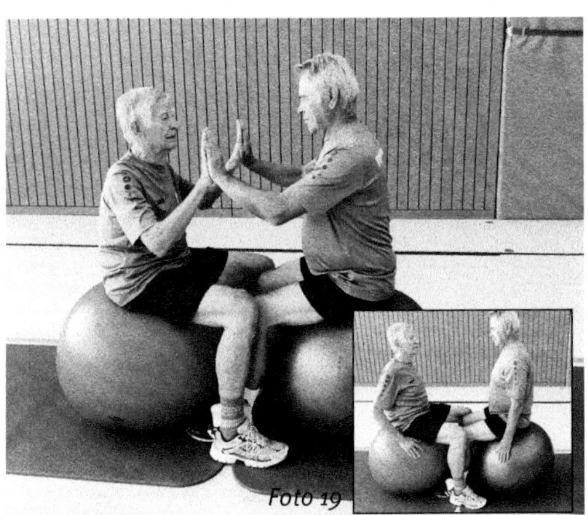

Foto 19

Foto 20

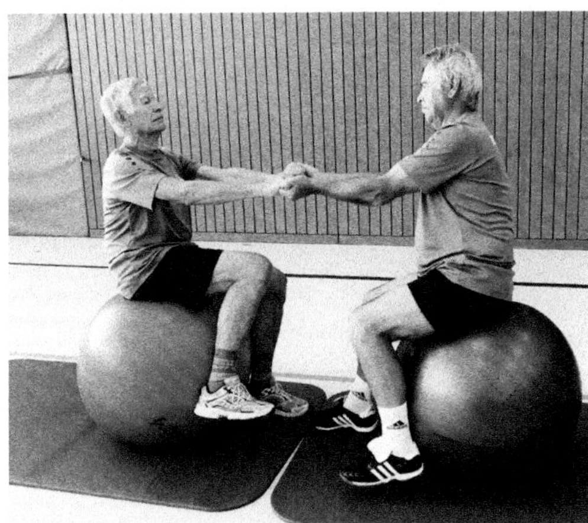

Foto 21

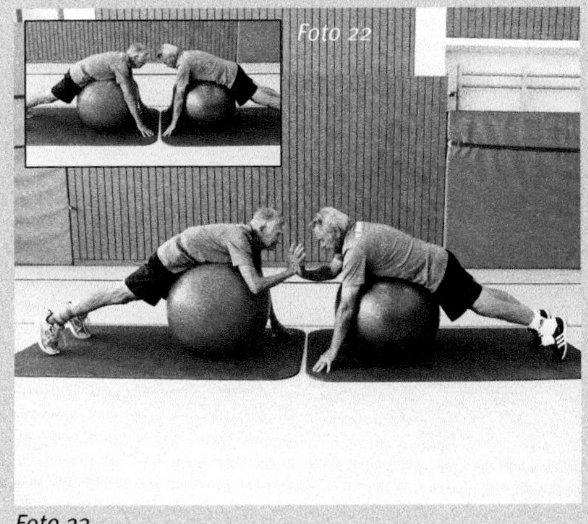

Foto 22

Foto 23

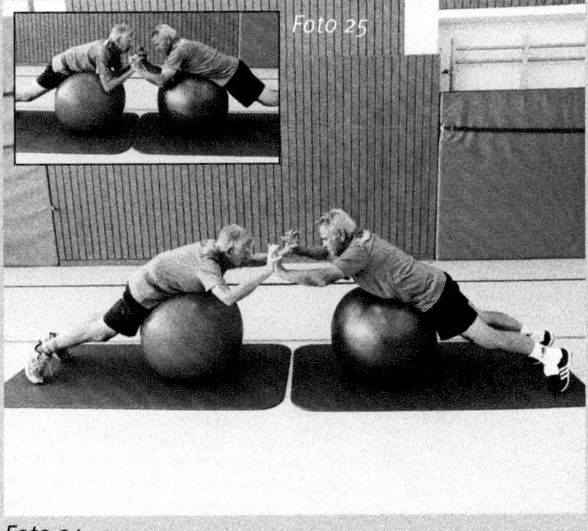

Foto 25

Foto 24

Ausgangsstellung	„Grundhaltung Rückenlage", einander gegenüber. Die Unterschenkel liegen auf dem Ball. Foto 26 (klein)
Übungsausführung	Heben Sie beide gleichzeitig das Gesäß vom Boden ab. Foto 27
Hinweis	Der Körper und die gestreckten Beine bilden eine Linie.
Variationen	Ein Bein wird angehoben. Foto 28 Verschiedene Armpositionen siehe Praxisbuch Teil 2, S. 74–77. Foto 29 (klein)

Ausgangsstellung	„Grundhaltung Rückenlage", einander gegenüber. Die Beine sind im 90°-Winkel gebeugt, und der Ball wird zwischen Füßen am Boden gehalten. Foto 30 (klein)
Übungsausführung	Heben Sie beide gleichzeitig den Kopf und den Schultergürtel an. Foto 31
Hinweis	Den Kopf in Verlängerung der Wirbelsäule halten.
Variation	Die Hände sind am Hinterkopf. Foto 32

Ausgangsstellung	„Grundhaltung Rückenlage", einander gegenüber. Die Beine sind im 90°-Winkel gebeugt, und Ball wird zwischen den Füßen in die Luft gehalten. Die Hände sind am Hinterkopf. Foto 33 (klein)
Übungsausführung	Heben Sie beide gleichzeitig den Kopf und den Schultergürtel an. Foto 34
Hinweis	Den Kopf in Verlängerung der Wirbelsäule halten.
Variation	Heben Sie beide gleichzeitig den Kopf und den Schultergürtel an, und führen Sie die Hände nach vorn seitlich neben die Knie. Foto 35

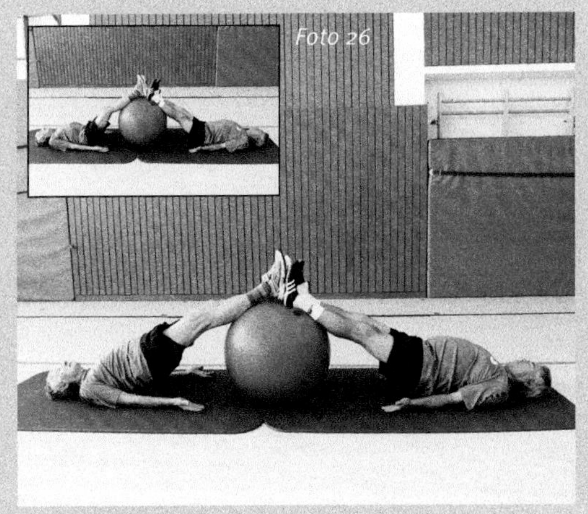
Foto 26

Foto 27

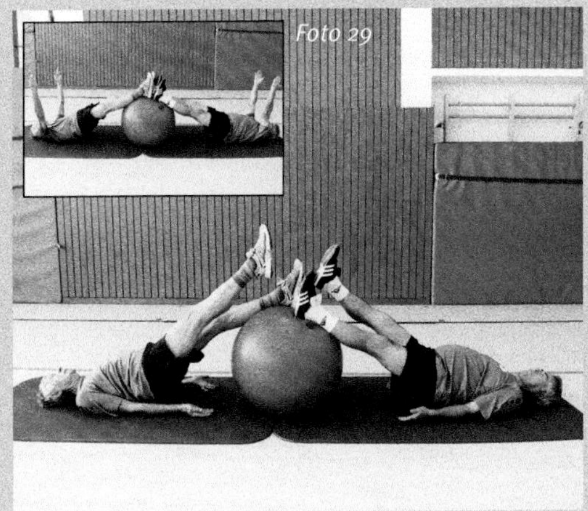
Foto 29

Foto 28

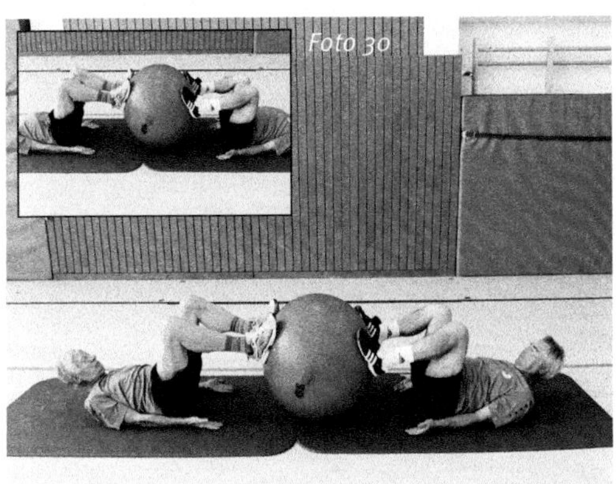
Foto 30

Foto 31

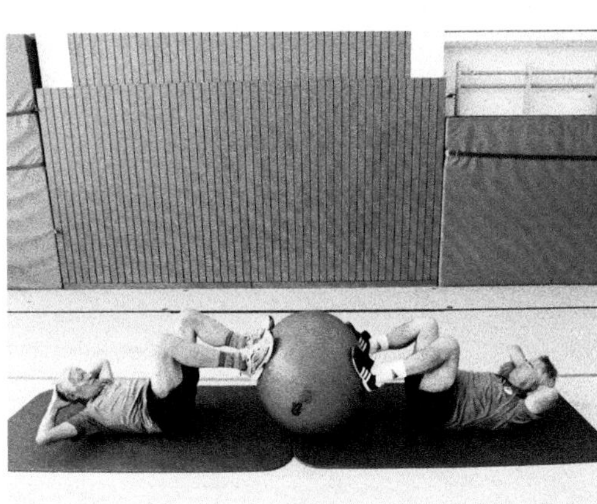
Foto 32

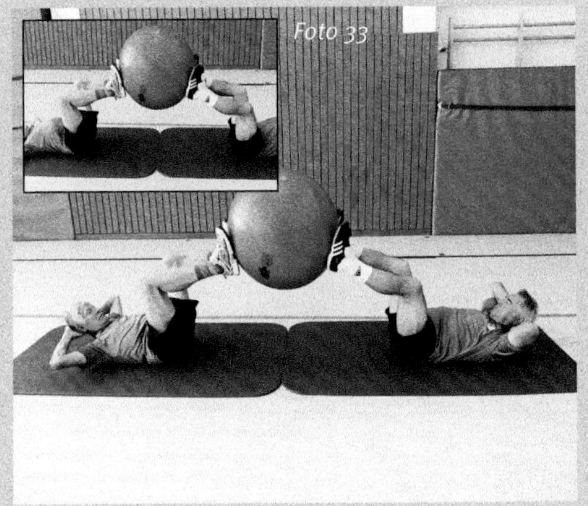
Foto 33

Foto 34

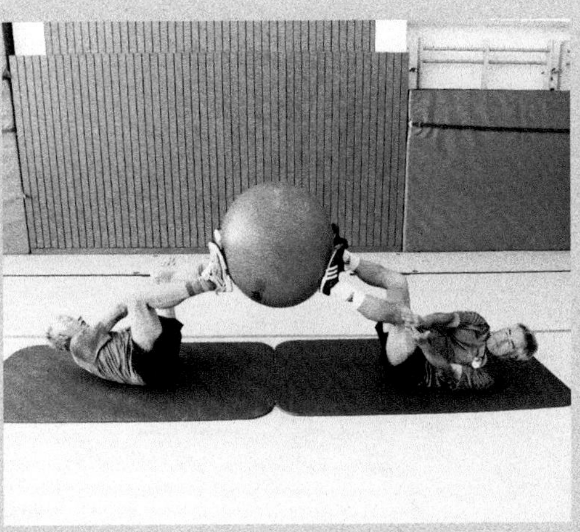
Foto 35

Ausgangsstellung „Grundhaltung Rückenlage“, diagonal einander gegenüber. Die Beine sind gestreckt und liegen seitlich am Ball.

Übungsausführung Drücken Sie beide gleichzeitig seitlich gegen den Ball und den Widerstand des Partners. Foto 36

Hinweis Beide geben dosierten Widerstand, sodass keine Bewegung stattfindet.

Variation Die Beine sind im 90°-Winkel gebeugt. Foto 37

Ausgangsstellung Partner A in „Grundhaltung Sitz am Ball“, die Arme in U-Halte und Hochhalte. Partner B in „Grundhaltung Stand“ hinter.

Übungsausführung Partner B drückt bei Partner A an verschiedenen Körperteilen in verschiedene Richtungen. Partner B drückt und Partner A gibt dosierten Widerstand, sodass keine Bewegung stattfindet. Foto 38

Verschiedene Armpositionen. Foto 39 (klein)

Hinweis Körperspannung halten.

Variation Beim Partner A wird ein Bein angehoben. Foto 40

Ausgangsstellung Partner A in „Grundhaltung Rückenlage“, die Beine sind gestreckt, und die Unterschenkel liegen auf dem Ball. Partner B in „Grundhaltung Einbeinkniestand“ seitlich daneben.

Übungsausführung Partner A hebt das Gesäß vom Boden ab. Partner B drückt bei Partner A an verschiedenen Körperteilen in verschiedene Richtungen. Foto 41 (klein), 42

Hinweis Der Körper und die gestreckten Beine bilden eine Linie.

Körperspannung halten.

Partner B drückt und Partner A gibt dosierten Widerstand, sodass keine Bewegung stattfindet.

Variationen Ein Bein wird angehoben. Foto 43

Partner A hebt das Gesäß vom Boden ab. Partner B bewegt den Ball in verschiedene Richtungen.

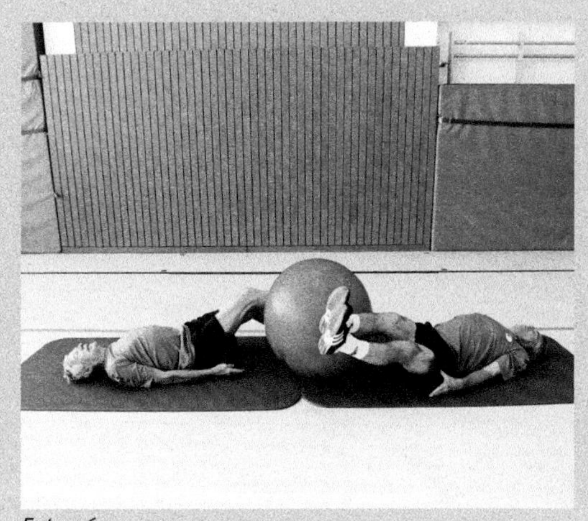
Foto 36

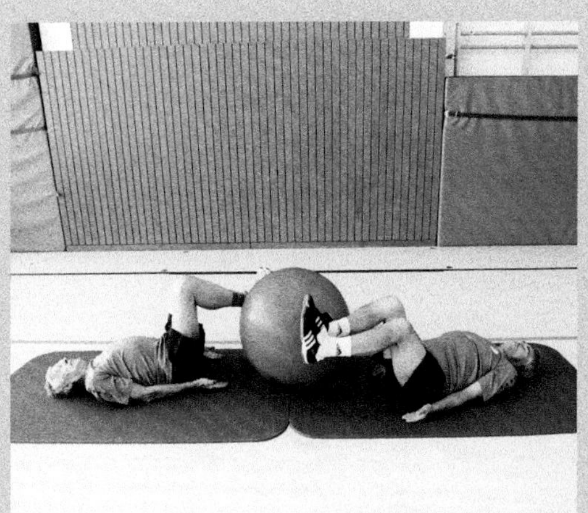
Foto 37

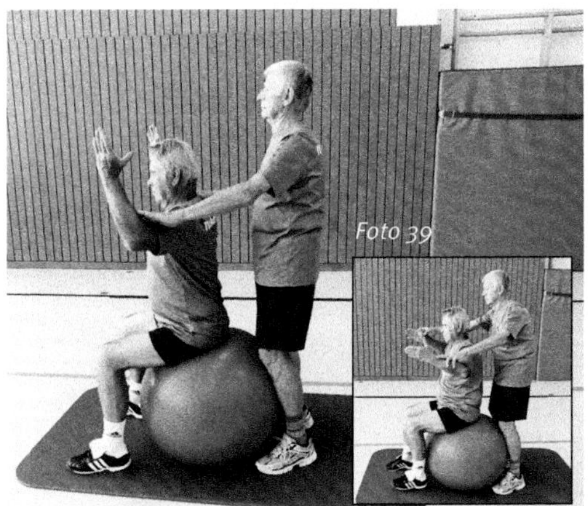
Foto 39

Foto 38

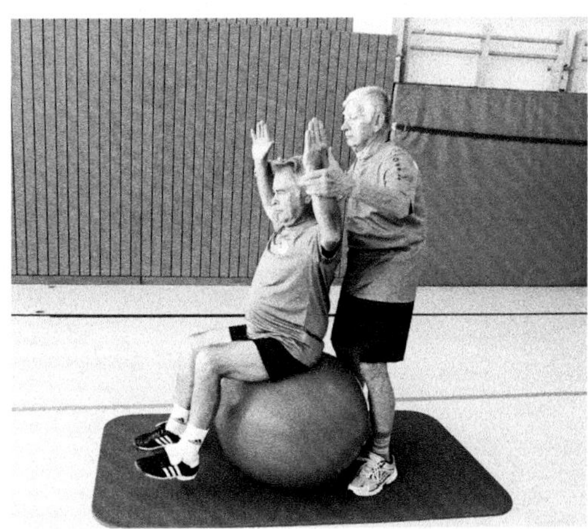
Foto 40

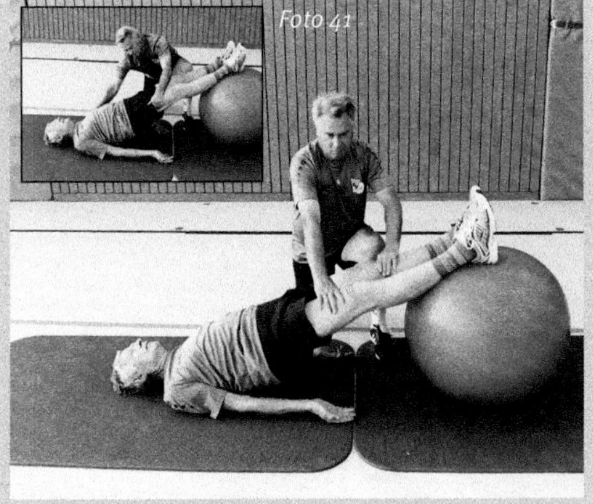
Foto 41

Foto 42

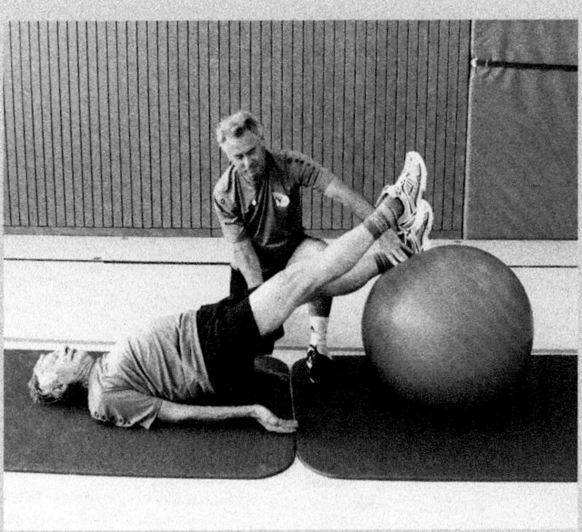
Foto 43

3.6 Partnerübungen mit dem Fit-Ball® und dem Thera-Band®

Mit einem Thera-Band®

Ausgangsstellung „Grundhaltung Sitz am Ball", einander gegenüber. Beide Partner halten das Bandende in der rechten Hand. Foto 1 (klein)

Übungsausführung Bewegen Sie beide gleichzeitig Ihre Arme nach hinten außen. Foto 2

Hinweis Halten Sie die Handgelenke in der neutralen Position. (siehe Praxisbuch Teil 3, S. 64)
Halten Sie die Spannung im ganzen Körper.

Variation Mit Armrotation nach außen. Foto 3

Ausgangsstellung „Grundhaltung Sitz am Ball", einander gegenüber. Beide Partner halten das Bandende mit der rechten Hand in Hochhalte. Foto 4

Übungsausführung Bewegen Sie beide gleichzeitig Ihre Arme nach hinten außen. Foto 5

Hinweis Halten Sie die Handgelenke in der neutralen Position.
Halten Sie die Spannung im ganzen Körper.

Ausgangsstellung „Grundhaltung Sitz am Ball", einander gegenüber. Beide Partner halten das Bandende mit der linken Hand in Vorhalte.

Übungsausführung Bewegen Sie beide gleichzeitig Ihre Arme nach außen. Foto 6

Hinweis Halten Sie die Handgelenke in der neutralen Position.
Halten Sie die Spannung im ganzen Körper.

Variation Partner A bewegt den Arm nach außen hinten oben und Partner B nach außen hinten unten. Foto 7

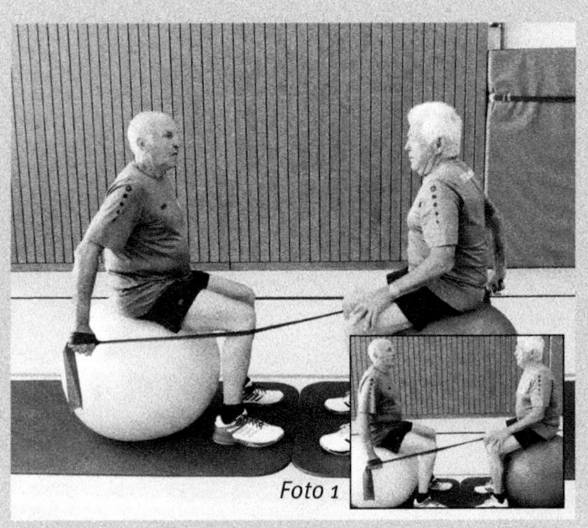
Foto 1

Foto 2

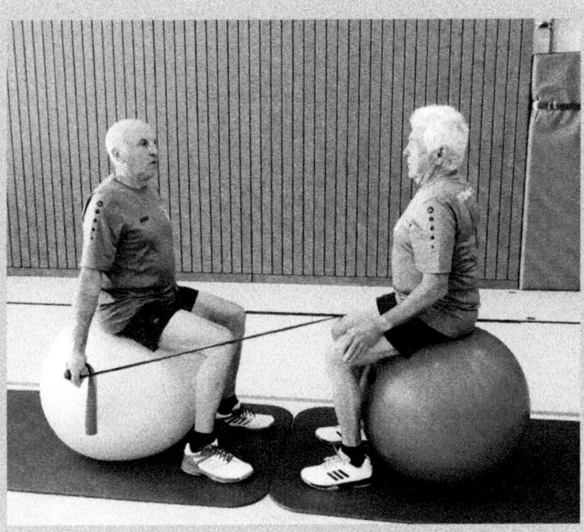
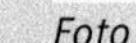
Foto 3

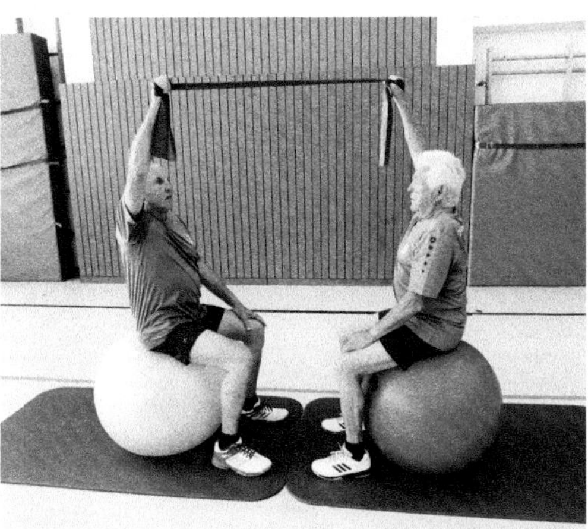
Foto 4

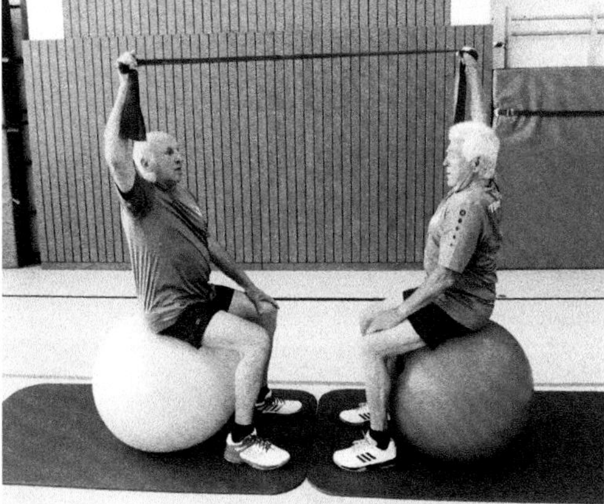
Foto 5

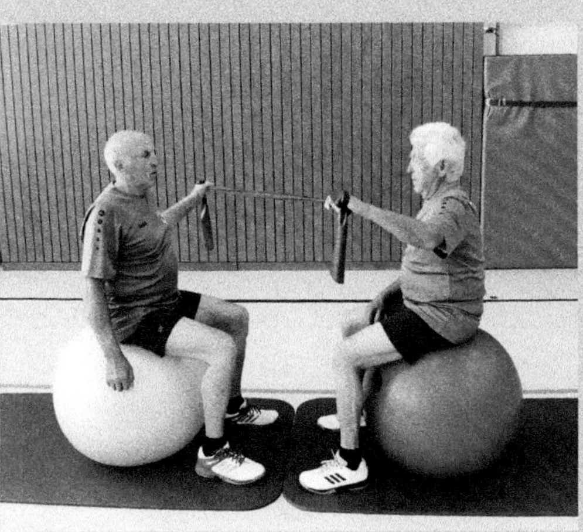
Foto 6

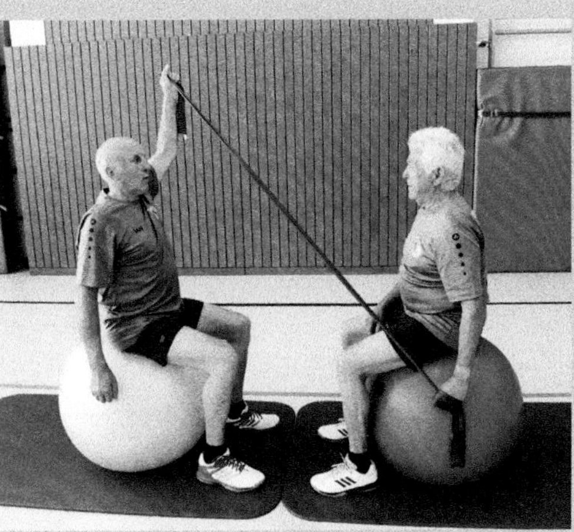
Foto 7

Ausgangsstellung „Grundhaltung Sitz am Ball“, nebeneinander. Der äußere Arm ist gebeugt und der Ellenbogen am Körper fixiert. Foto 8

Übungsausführung Führen Sie beide gleichzeitig den Unterarm nach außen. Foto 9

Hinweis Halten Sie die Handgelenke in der neutralen Position.
Halten Sie die Spannung im ganzen Körper.
Der Ellenbogen ist seitlich am Körper fixiert.

Ausgangsstellung „Grundhaltung Sitz am Ball“, nebeneinander. Beide Partner halten das Bandende mit dem inneren Arm in Vorhalte. Foto 10 (klein)

Übungsausführung Ziehen Sie das Thera-Band® nach außen. Foto 11

Hinweis Halten Sie die Handgelenke in der neutralen Position.
Halten Sie die Spannung im ganzen Körper.

Variation Der Innere Arm ist auf Bauchhöhe. Foto 12

Ausgangsstellung „Grundhaltung Sitz am Ball“, nebeneinander. Beide Partner halten das Bandende mit beiden Händen in Vorhalte.

Übungsausführung Führen Sie die Arme zur Seite. Foto 13

Hinweis Halten Sie die Handgelenke in der neutralen Position.
Halten Sie die Spannung im ganzen Körper.

Variationen Mit Rumpfdrehung zur Seite. Foto 14
Führen Sie beide gleichzeitig das äußere Bein nach außen. Foto 15 (klein)

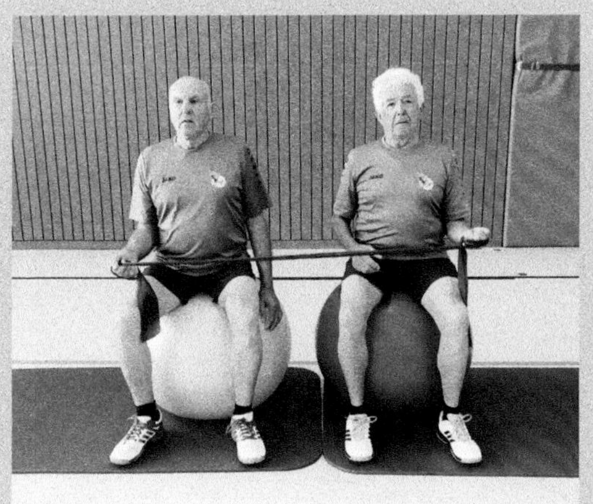
Foto 8

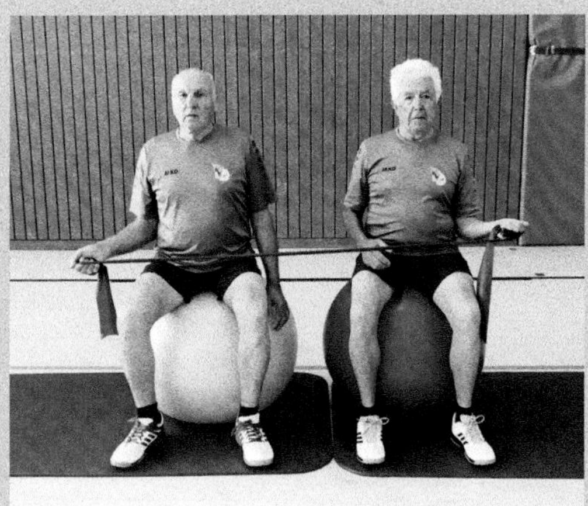
Foto 9

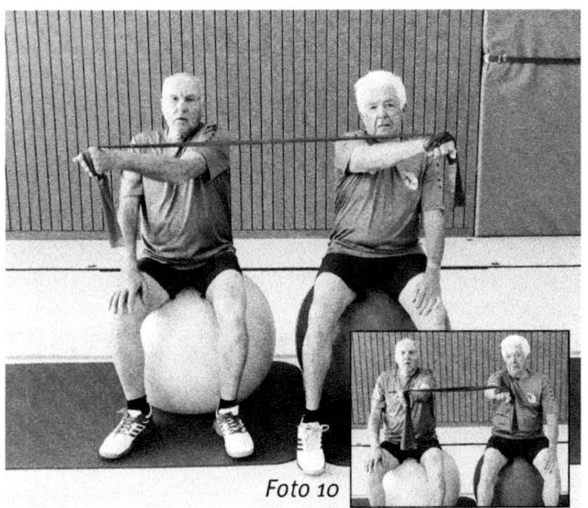
Foto 10

Foto 11

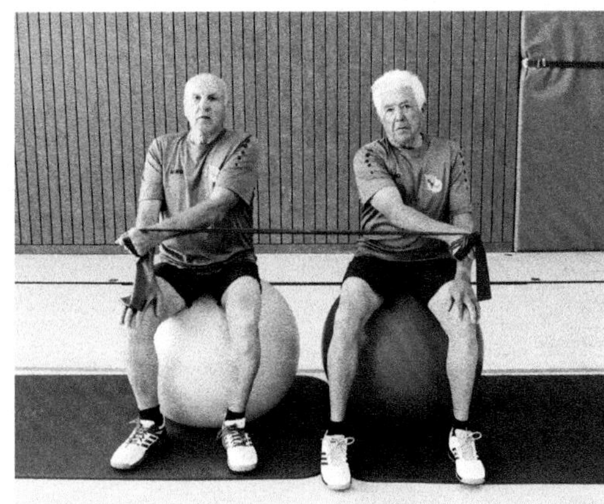
Foto 12

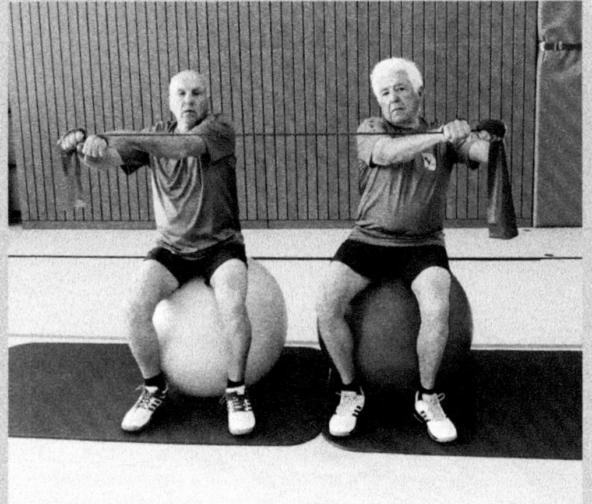
Foto 13

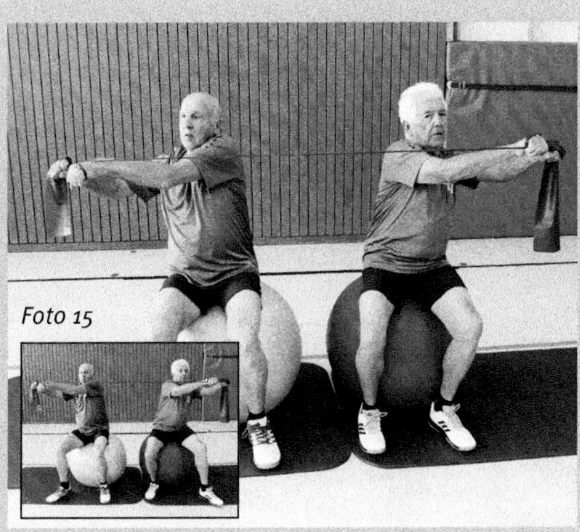
Foto 15

Foto 14

Ausgangsstellung „Grundhaltung Sitz am Ball“, nebeneinander. Beide Partner halten das Bandende mit beiden Händen in Hochhalte.
Übungsausführung Führen Sie die Arme zur Seite. Foto 16
Hinweis Halten Sie die Handgelenke in der neutralen Position. Halten Sie die Spannung im ganzen Körper.
Variation Mit Rumpfneigung zur Seite. Foto 17

Ausgangsstellung „Grundhaltung Sitz am Ball“, nebeneinander mit den inneren Armen festhalten. TB-Schlinge (Gummiband) liegt oberhalb der Fußgelenke. Foto 18
Übungsausführung Führen Sie beide gleichzeitig das innere Bein nach außen. Foto 19
Hinweis Halten Sie die Spannung im ganzen Körper.

Ausgangsstellung „Grundhaltung Sitz am Ball“, einander gegenüber. Die befestigte TB-Schlinge (Gummiband) liegt oberhalb der Fußgelenke. Foto 20
Übungsausführung Führen Sie beide gleichzeitig das Spielbein nach hinten. Foto 21
Hinweis Halten Sie die Spannung im ganzen Körper.
Variation Bei Gleichgewichtsproblemen ändern Sie die Ausgangposition: mit den Armen festhalten.

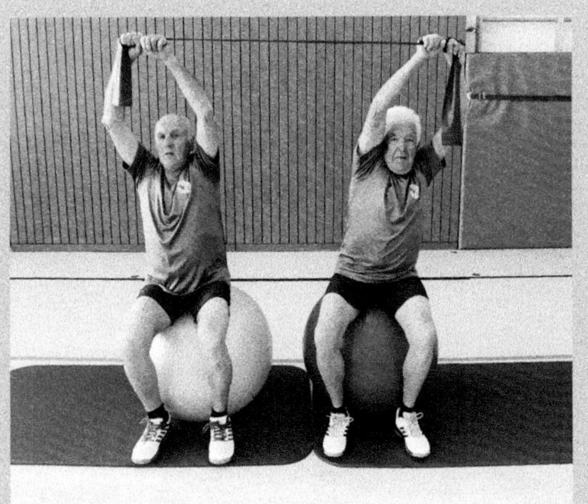
Foto 16

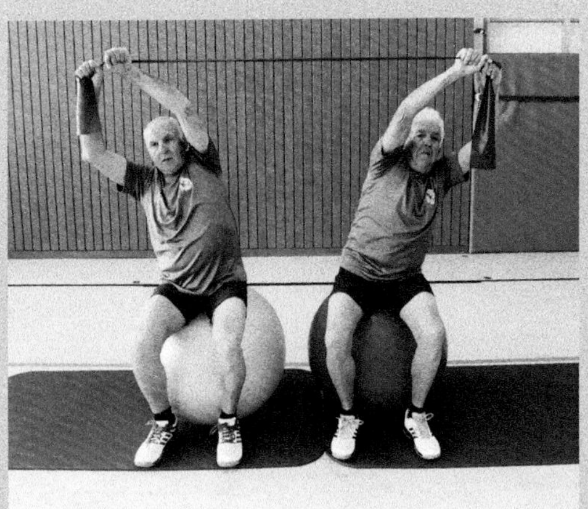
Foto 17

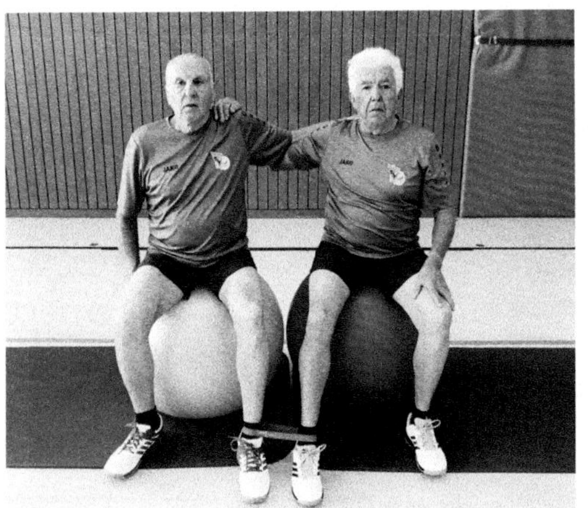
Foto 18

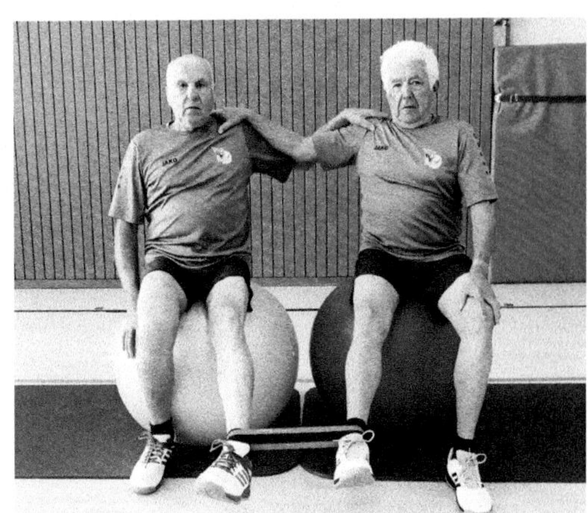
Foto 19

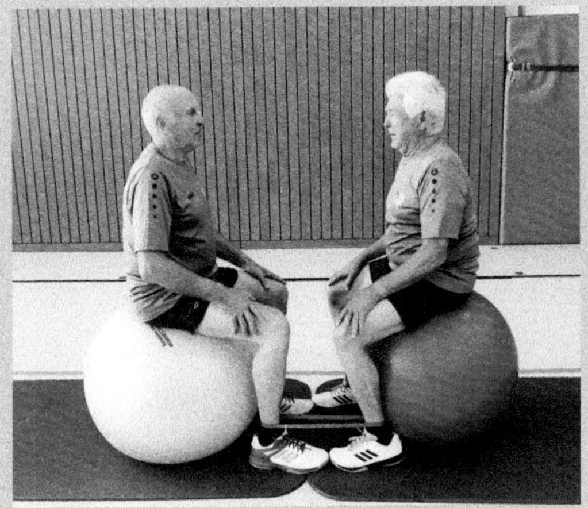
Foto 20

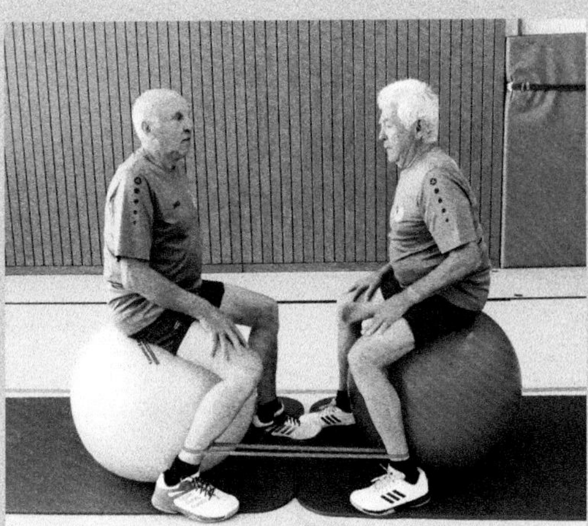
Foto 21

Ausgangsstellung	„Grundhaltung Sitz am Ball“, Rücken an Rücken. Die befestigte TB-Schlinge (Gummiband) liegt oberhalb der Fußgelenke. Foto 22
Übungsausführung	Führen Sie beide gleichzeitig das Spielbein nach vorne. Foto 23
Hinweis	Halten Sie die Spannung im ganzen Körper.
Variation	Beugen Sie beide gleichzeitig das Spielbein nach vorn.

Ausgangsstellung	„Grundhaltung Rückenlage am Ball“, einander gegenüber (Kopf an Kopf). Beide Partner halten das Bandende mit beiden Händen in Vorhalte. Foto 24 (klein)
Übungsausführung	Führen Sie beide gleichzeitig die Arme in Richtung Knie. Foto 25
Hinweis	Halten Sie die Spannung im ganzen Körper.
Variation	Heben Sie dabei den Kopf und den Schultergürtel an. Foto 26

Ausgangsstellung	„Grundhaltung Rückenlage am Ball“, einander gegenüber (Kopf an Kopf). Beide Partner halten das Bandende mit beiden Händen in Vorhalte.
Übungsausführung	Führen Sie beide gleichzeitig die Arme in Richtung Knie nach außen. Foto 27
Hinweis	Halten Sie die Spannung im ganzen Körper.
Variation	Heben Sie dabei den Kopf und den Schultergürtel an bei gleichzeitiger Rumpfrotation. Foto 28

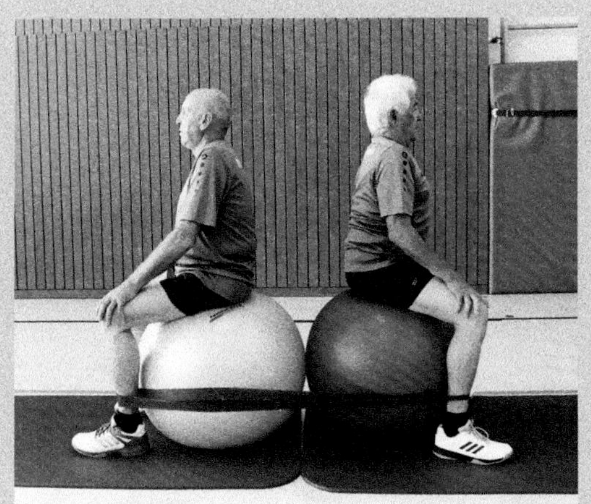
Foto 22

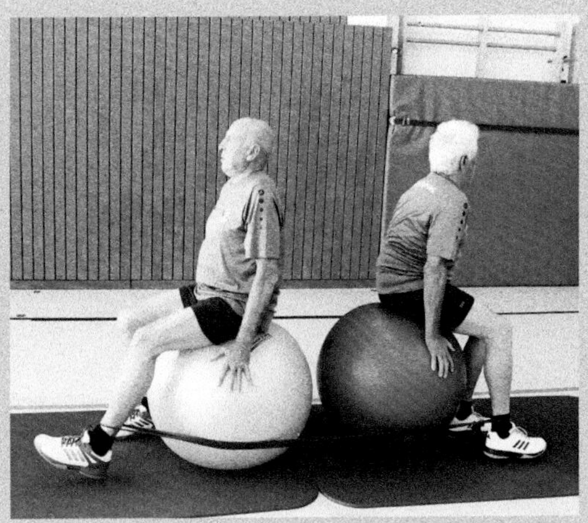
Foto 23

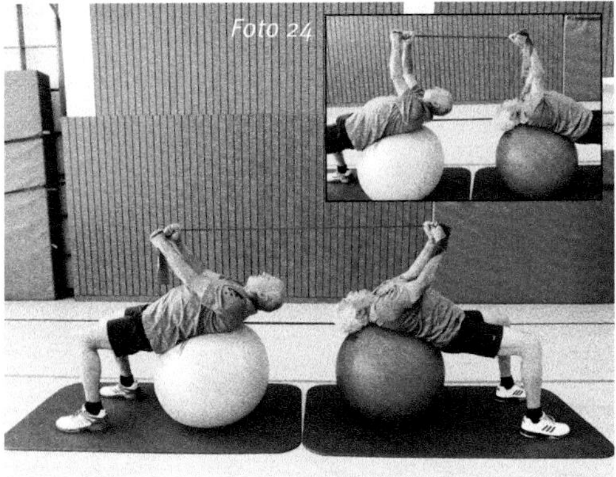
Foto 24

Foto 25

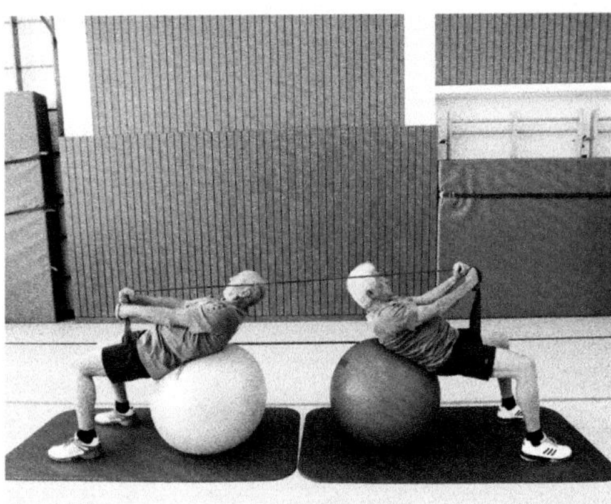
Foto 26

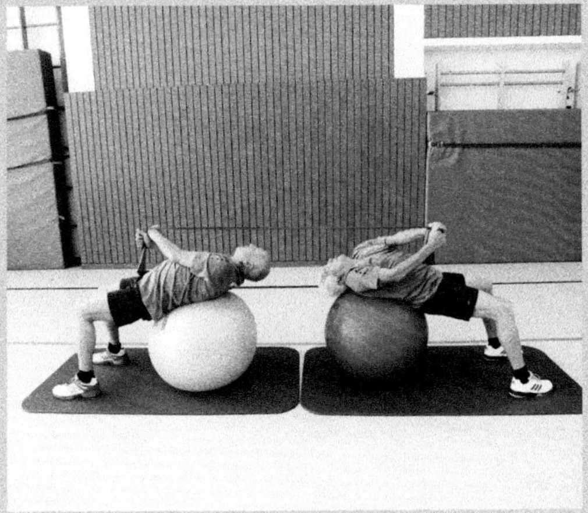
Foto 27

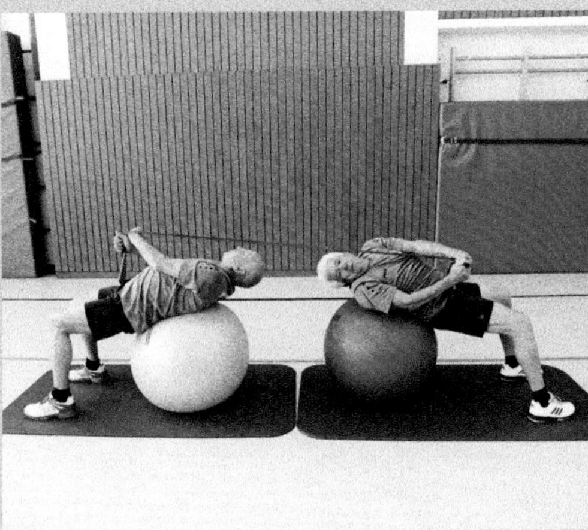
Foto 28

Ausgangsstellung „Grundhaltung Rückenlage am Ball“, nebeneinander und mit Blick zueinander (Kopf an Kopf). Arme sind in Vorhalte. Foto 29 (klein)

Übungsausführung Heben Sie den Kopf und den Schultergürtel an, und führen Sie die Arme nach außen. Foto 30

Hinweis Halten Sie die Spannung im ganzen Körper.

Variation Heben Sie den Kopf und den Schultergürtel an, und führen Sie die Arme nach außen bei gleichzeitiger Rumpfrotation. Foto 31

Ausgangsstellung „Grundhaltung Bauchlage auf dem Ball“, einander gegenüber (Kopf an Kopf). Beide Partner halten das Bandende mit der rechten Hand in Vorhalte. Foto 32 (klein)

Übungsausführung Heben Sie den Kopf und den Schultergürtel an, und führen Sie die Arme gestreckt nach außen in Seitenhalte. Foto 33

Hinweis Halten Sie die Spannung im ganzen Körper.

Variationen Partner A bewegt den Arm nach außen hinten oben und Partner B nach außen hinten unten. Foto 34

Ziehen Sie beide gleichzeitig die Arme gestreckt seitlich zum Körper. Foto 35 (klein)

Mit zwei Thera-Bändern®

Mit jeder Hand ein Bandende fassen.

Ausgangsstellung „Grundhaltung Sitz am Ball“, einander gegenüber. Die Arme sind im 90°-Winkel gebeugt. Mit jeder Hand ein Bandende fassen. Foto 36 (klein)

Übungsausführung Ziehen Sie die Ellenbogen gleichzeitig (im Wechsel) seitlich am Körper nach hinten. Foto 37

Hinweis Halten Sie die Handgelenke in der neutralen Position.

Halten Sie die Spannung im ganzen Körper.

Variationen Arme sind in U-Halte und Vorhalte. Foto 38

Arme sind in U-Halte und Hochhalte. Foto 39 (klein)

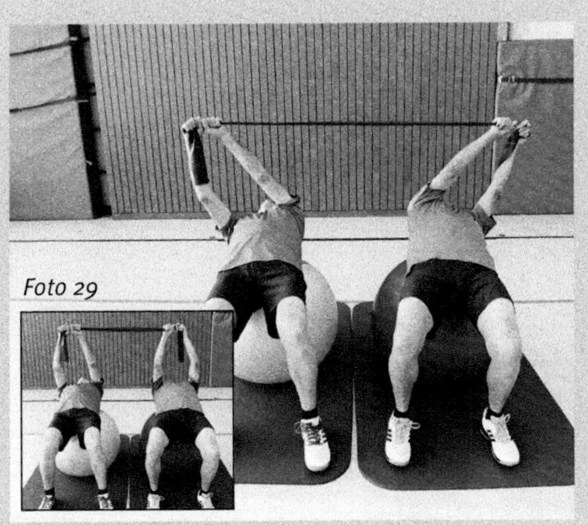

Foto 29

Foto 30

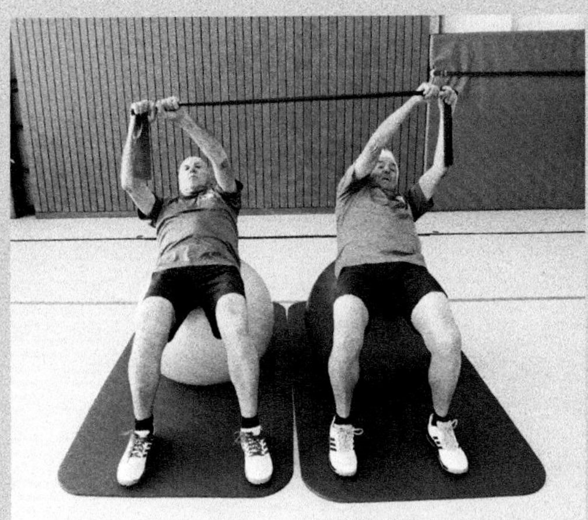

Foto 31

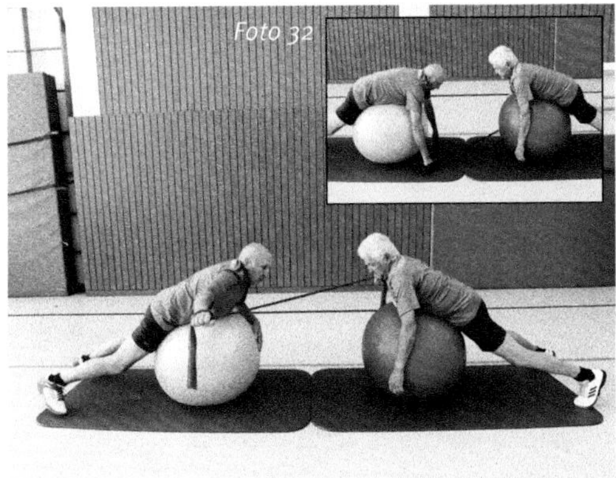

Foto 32

Foto 33

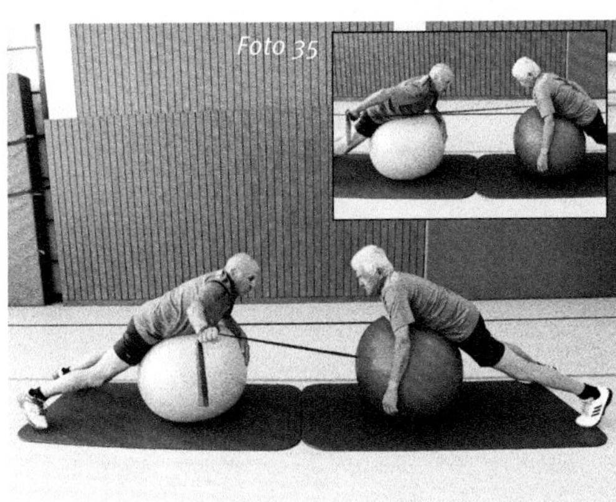

Foto 35

Foto 34

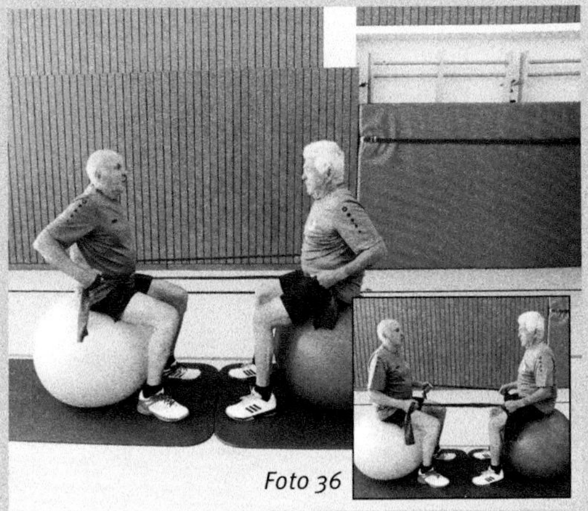

Foto 36

Foto 37

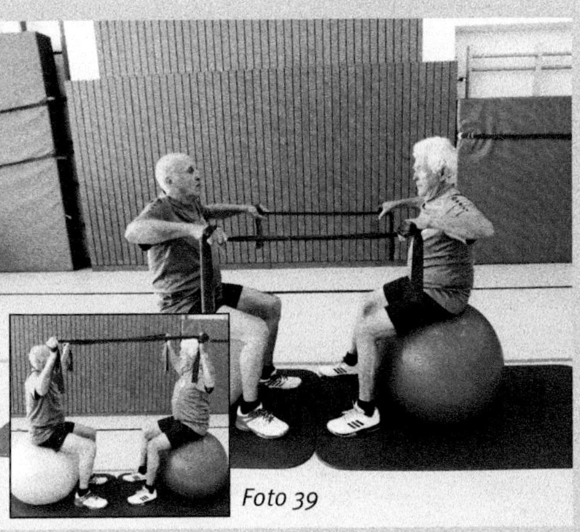

Foto 39

Foto 38

Ausgangsstellung „Grundhaltung Sitz am Ball“, einander gegenüber. Die Arme sind auf Schulterhöhe seitlich gestreckt. Foto 40 (klein)

Übungsausführung Ziehen Sie die gestreckten Arme gleichzeitig seitlich nach hinten. Foto 41

Hinweis Halten Sie die Handgelenke in der neutralen Position.
Halten Sie die Spannung im ganzen Körper.

Variationen Arme sind in Hochhalte. Foto 42
Arme sind nach unten gestreckt. Foto 43 (klein)

Ausgangsstellung „Grundhaltung Sitz am Ball“, einander gegenüber. Arme sind leicht gebeugt auf Bauchhöhe vor dem Körper. Foto 44 (klein)

Übungsausführung Beugen Sie die Arme im Wechsel. Foto 45

Hinweis Halten Sie die Handgelenke in der neutralen Position.
Halten Sie die Spannung im ganzen Körper.
Die Ellenbogen sind seitlich am Körper fixiert.

Variation Beugen und strecken Sie die Arme gleichzeitig. Foto 46

Ausgangsstellung „Grundhaltung Rumpfvorbeuge im Sitz am Ball“, einander gegenüber.

Übungsausführung Ziehen Sie die Arme in U-Halte im Wechsel nach hinten. Foto 47

Hinweis Halten Sie die Handgelenke in der neutralen Position.
Halten Sie die Spannung im ganzen Körper.

Variation Gleichzeitig Bewegung ausführen. Foto 48

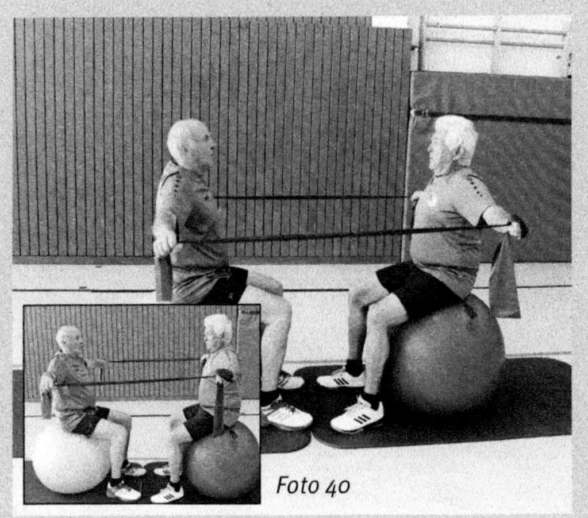
Foto 40

Foto 41

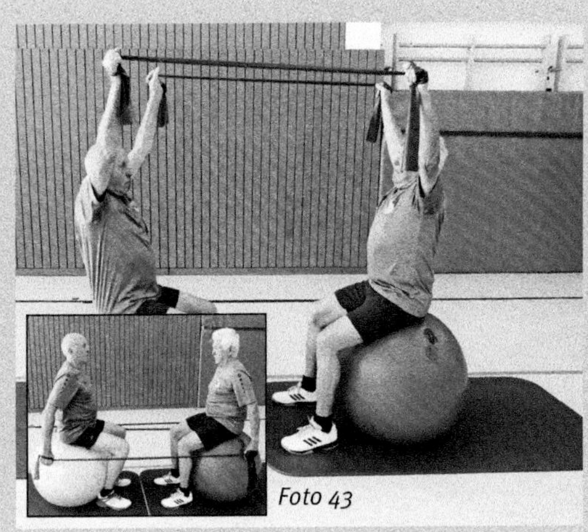
Foto 43

Foto 42

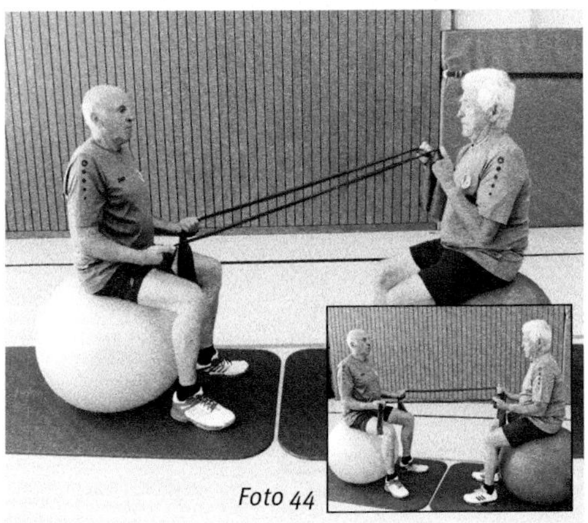
Foto 44

Foto 45

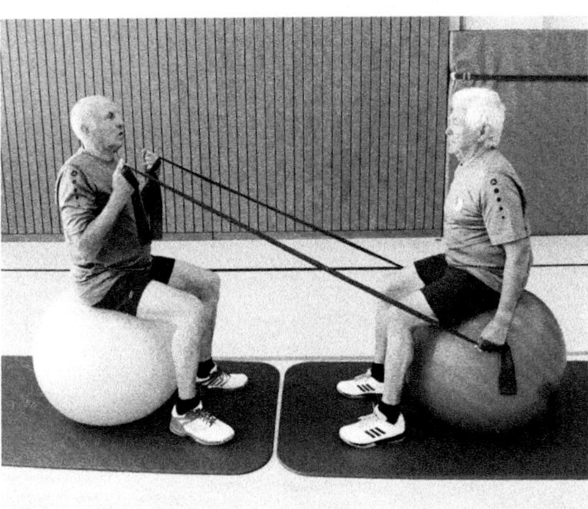
Foto 46

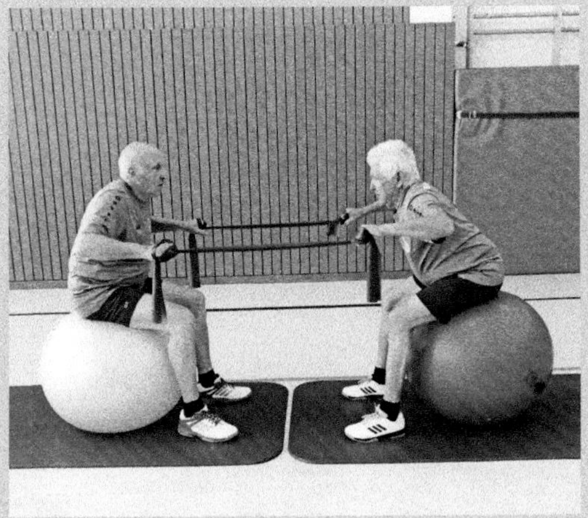
Foto 47

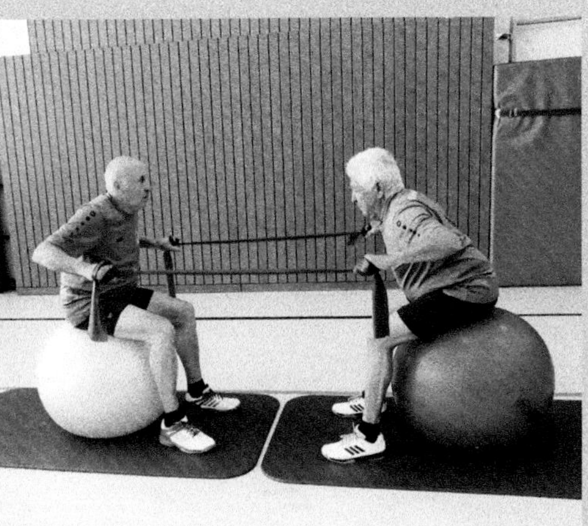
Foto 48

Ausgangsstellung „Grundhaltung Sitz am Ball“, einander gegenüber. Die Arme sind in Vorhalte. Foto 49

Übungsausführung Neigen Sie beide gleichzeitig den Oberkörper mit geradem Rücken so weit wie möglich nach hinten (Foto 50) und zurück zur Ausgangposition.

Hinweis Halten Sie die Spannung im ganzen Körper.

Variation Die Arme sind in U-Halte und Vorhalte. Foto 51 (klein)

Ausgangsstellung „Grundhaltung Sitz am Ball“, Rücken an Rücken. Die Arme sind im 90°-Winkel gebeugt. Foto 52 (klein)

Übungsausführung Ziehen Sie die Ellenbogen im Wechsel (Foto 53), gleichzeitig (Foto 54) seitlich am Körper nach vorn.

Hinweis Halten Sie die Handgelenke in der neutralen Position.
Halten Sie die Spannung im ganzen Körper.

Ausgangsstellung „Grundhaltung Sitz am Ball“, Rücken an Rücken. Die Arme sind in U-Halte und Vorhalte. Foto 55

Übungsausführung Strecken Sie die Arme gleichzeitig nach vorn. Foto 56

Hinweis Halten Sie die Handgelenke in der neutralen Position.
Halten Sie die Spannung im ganzen Körper.

Variation Im Wechsel.

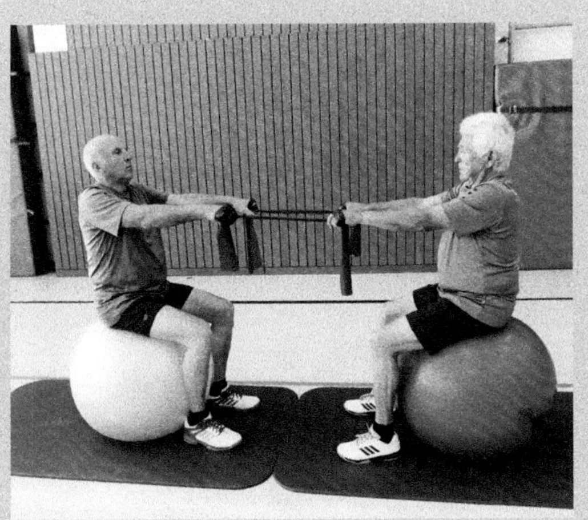

Foto 49

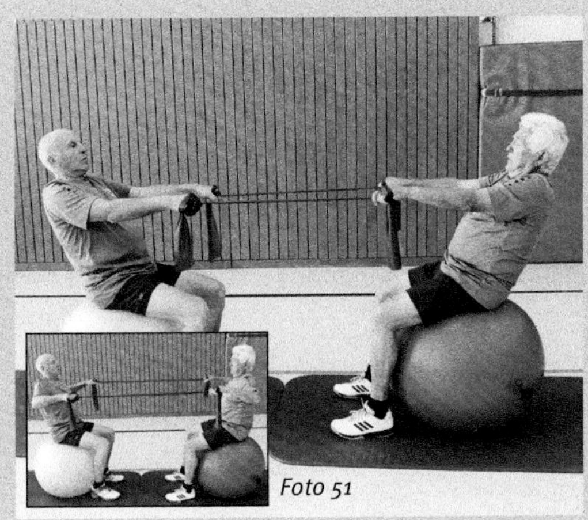

Foto 51

Foto 50

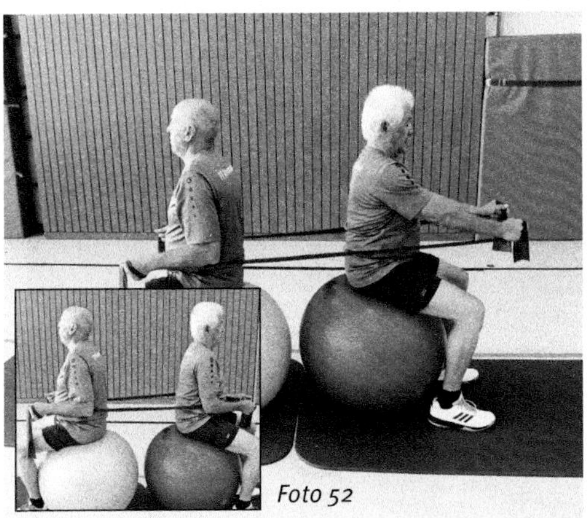

Foto 52

Foto 53

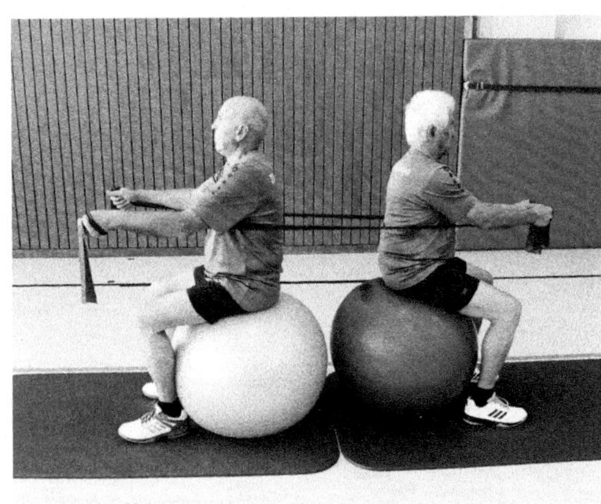

Foto 54

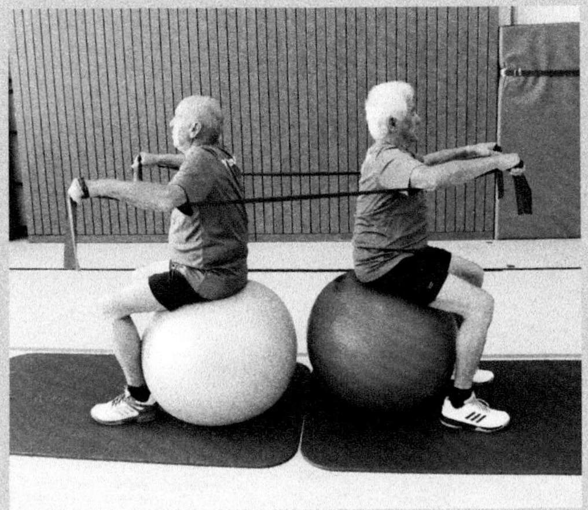

Foto 55

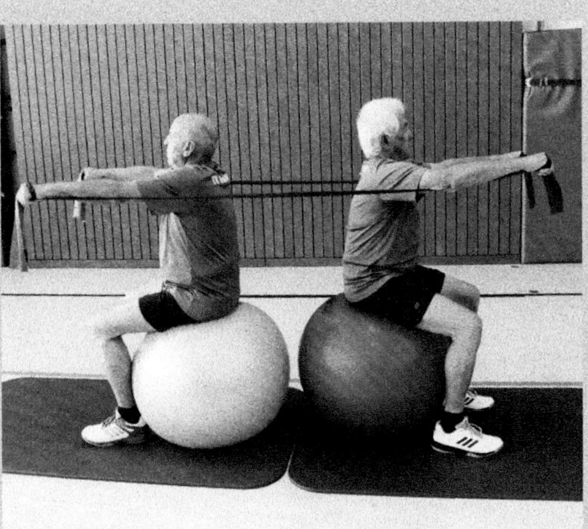

Foto 56

Ausgangsstellung „Grundhaltung Sitz am Ball“, Rücken an Rücken. Die Arme sind auf Schulterhöhe seitlich gestreckt. Foto 57

Übungsausführung Ziehen Sie die gestreckten Arme gleichzeitig seitlich am Körper nach vorn. Foto 58

Hinweis Halten Sie die Handgelenke in der neutralen Position. Halten Sie die Spannung im ganzen Körper.

Variation Im Wechsel.

Ausgangsstellung „Grundhaltung Rückenlage am Ball“, einander gegenüber (Kopf an Kopf). Arme sind in Vorhalte. Foto 59 (klein)

Übungsausführung Heben Sie den Kopf und den Schultergürtel an. Führen Sie beide gleichzeitig die Arme in Richtung Knie. Foto 60

Hinweis Halten Sie die Spannung im ganzen Körper.

Variation Heben Sie dabei den Kopf und den Schultergürtel an, und führen Sie die Arme nach außen bei gleichzeitiger Rumpfrotation. Foto 61

Ausgangsstellung „Grundhaltung Kniestand hinter dem Ball. Bauchlage am Ball“, einander gegenüber (Kopf an Kopf). Arme sind vor dem Körper gebeugt. Foto 62 (klein)

Übungsausführung Heben Sie den Schultergürtel an. Ziehen Sie beide gleichzeitig die Arme gestreckt in Seitenhalte nach hinten. Foto 63

Hinweis Halten Sie die Spannung im ganzen Körper.

Variationen Ziehen Sie beide gleichzeitig die Arme gestreckt seitlich am Körper. Foto 64 Die Arme sind gebeugt. Ziehen Sie die Ellenbogen gleichzeitig seitlich am Körper nach hinten. Foto 65 (klein)

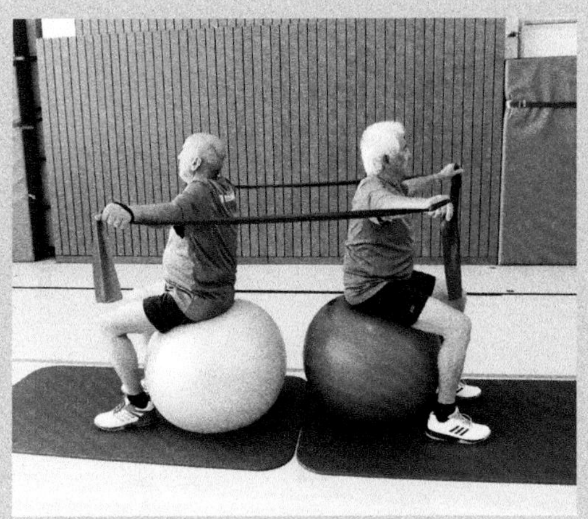

Foto 57

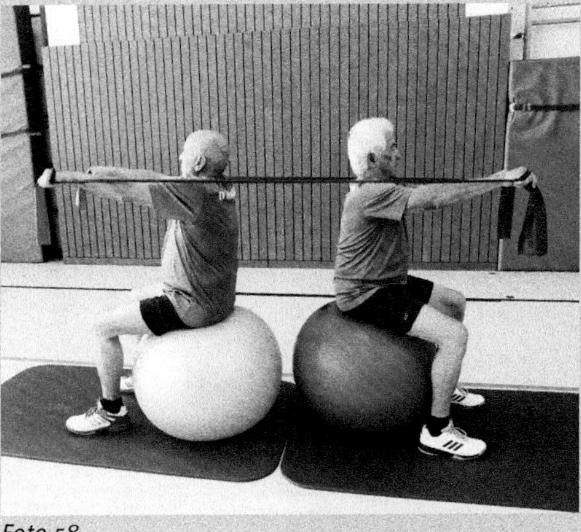

Foto 58

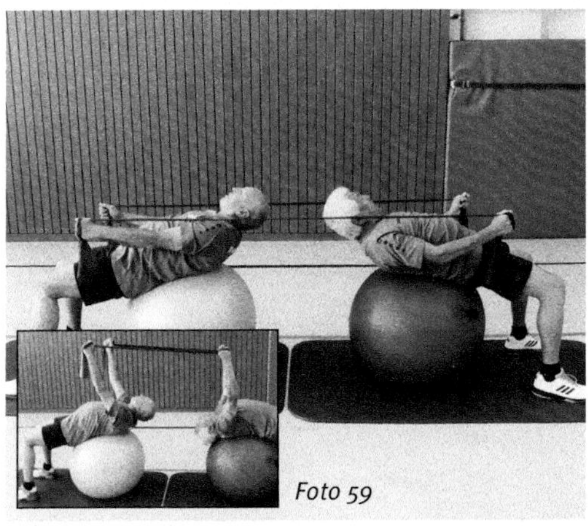

Foto 59

Foto 60

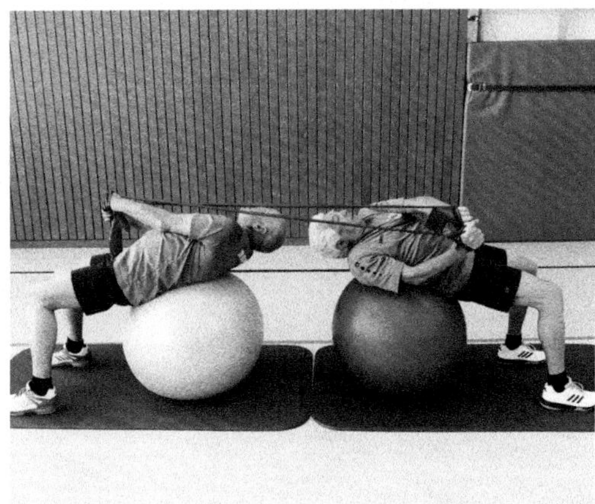

Foto 61

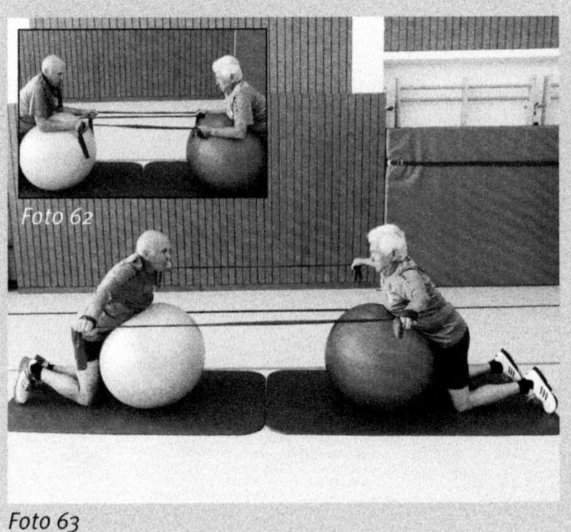

Foto 62

Foto 63

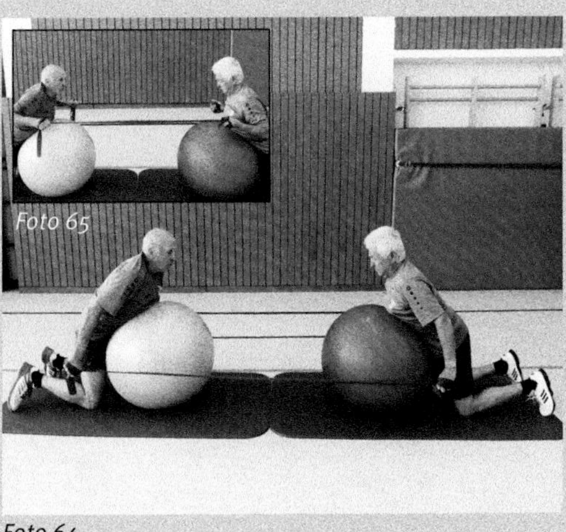

Foto 65

Foto 64

Ausgangsstellung	„Grundhaltung Bauchlage am Ball“, einander gegenüber (Kopf an Kopf). Arme sind in Seitenhalte.
Übungsausführung	Heben Sie den Kopf und den Schultergürtel an. Ziehen Sie beide gleichzeitig die Arme gestreckt in Seitenhalte nach hinten. Foto 66
Hinweis	Halten Sie die Spannung im ganzen Körper.
Variation	Ziehen Sie beide gleichzeitig die Arme gestreckt seitlich am Körper. Foto 67

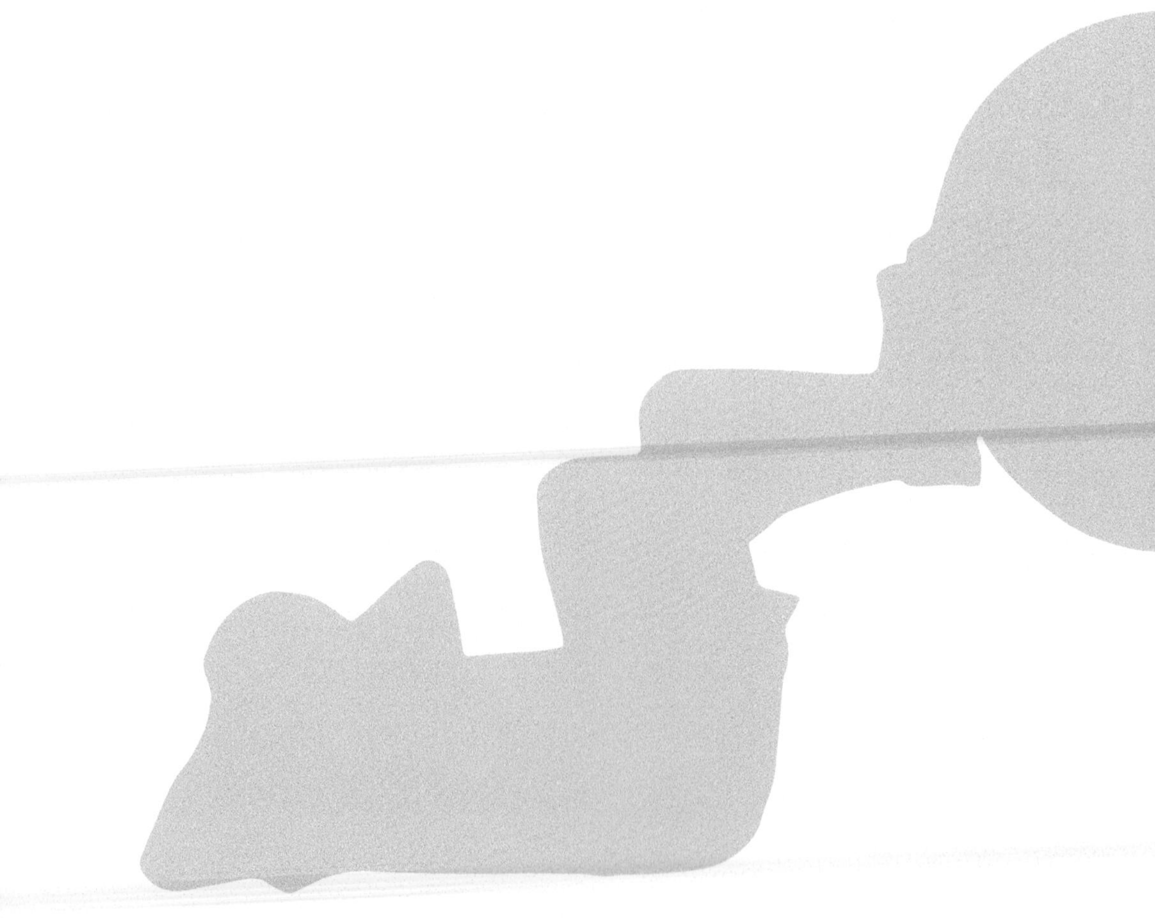

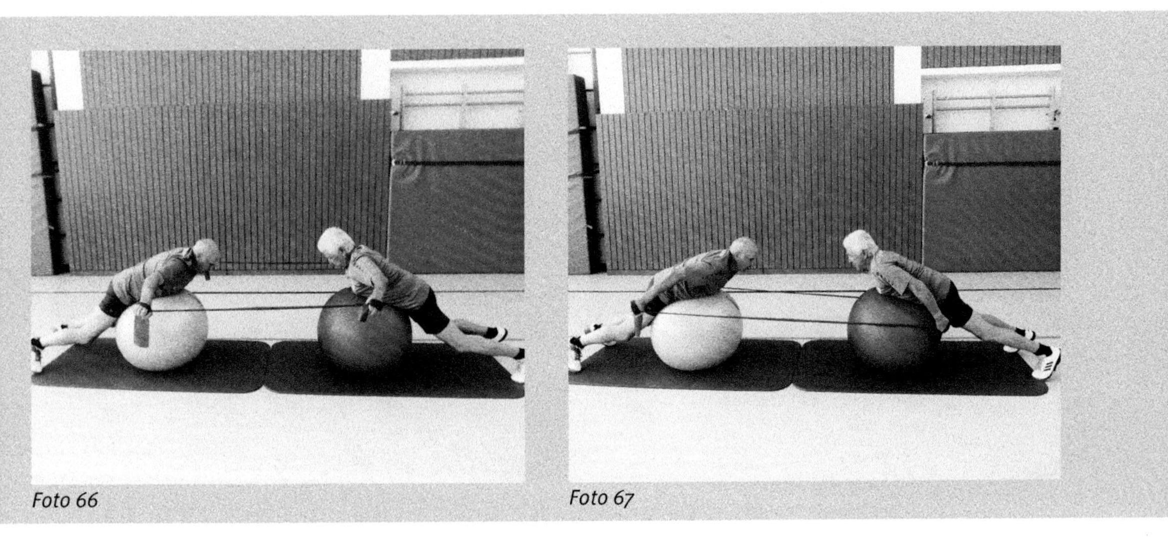

Foto 66 *Foto 67*

3.7 Gruppenübungen

Ohne Sportgerät

Ausgangsstellung	Kreisstellung. Alle Teilnehmer berühren sich mit den Handflächen seitlich. Foto 1 (klein)
Übungsausführung	Auf ein Kommando stehen alle auf einem Bein. Foto 2 Gleichgewicht verlagern nach links oder rechts. Foto 3
Hinweis	Gegenseitig helfen. Nicht umfallen.

Mit dem Stab

Ausgangsstellung	Kreisstellung. Alle Teilnehmer halten mit beiden Händen ihren Stab senkrecht auf dem Boden. Foto 4
Übungsausführung	Auf ein Kommando gehen alle Teilnehmer nach rechts (links) und übernehmen den Stab von Nachbarn rechts (links), bevor er zu Boden fällt. Foto 5

Ausgangsstellung	Kreisstellung. Alle Teilnehmer halten den Stab in der rechten Hand. Foto 6 (klein), 7
Übungsausführung	Auf ein Kommando werfen alle Teilnehmer den Stab nach rechts und fangen den Stab von Nachbarn links. Foto 8

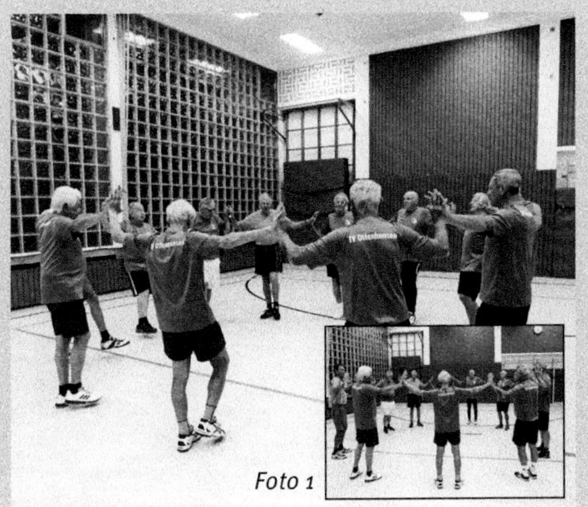

Foto 1

Foto 2

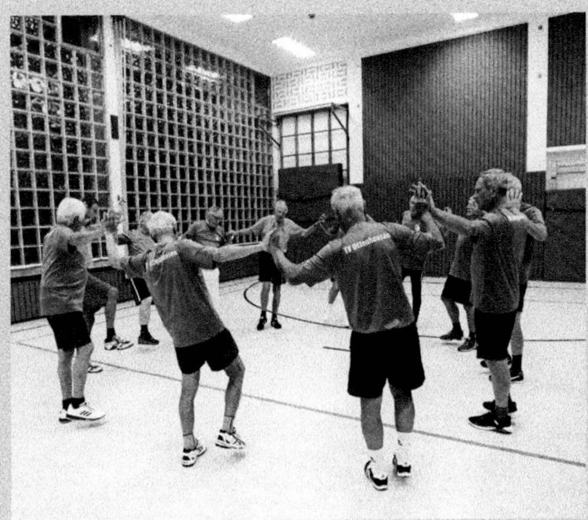

Foto 3

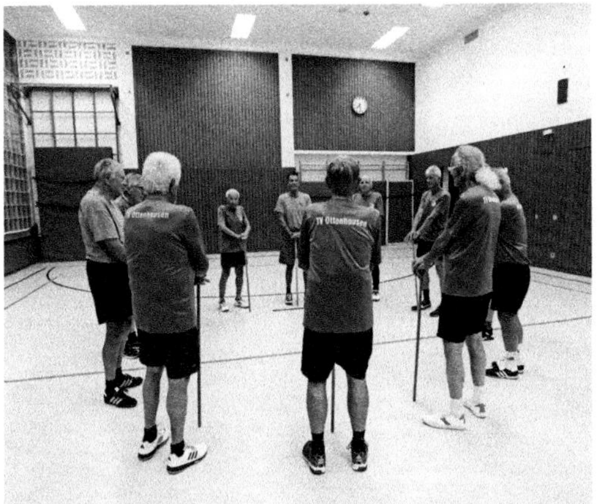

Foto 4

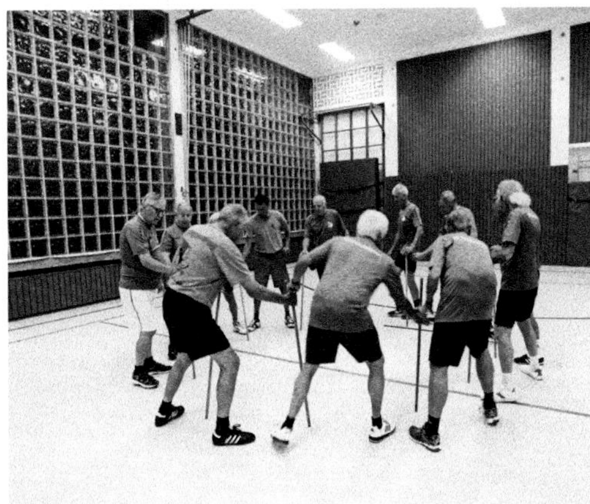

Foto 5

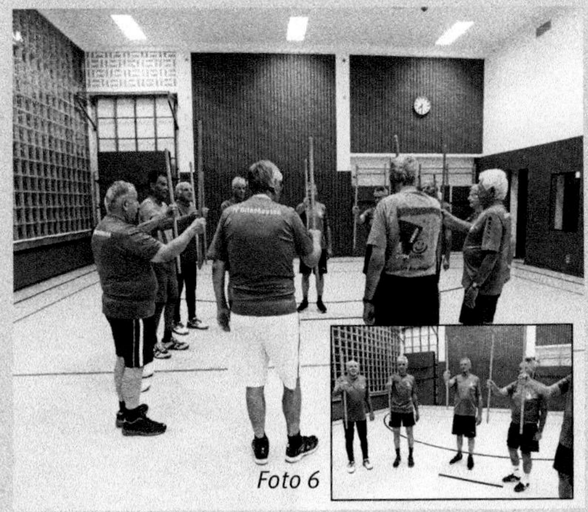

Foto 6

Foto 7

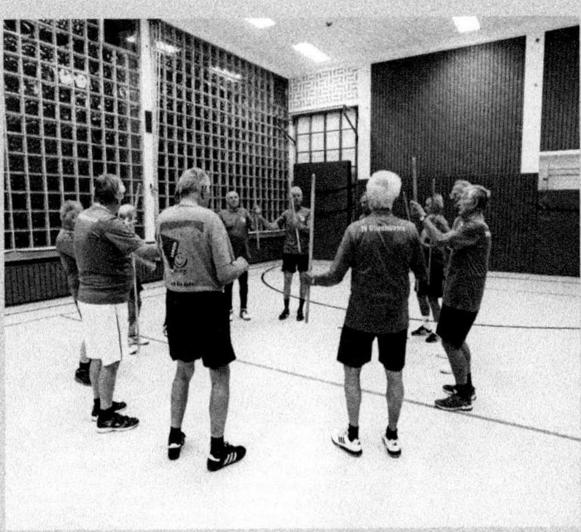

Foto 8

Mit Matten

Ausgangsstellung Vier oder mehr Teilnehmer stehen mit Händefassen um die Matte, die am Boden liegt, herum.

Übungsausführung Alle drücken, schieben, ziehen, sodass ein Spieler die Matte berührt. Foto 9, 10

Ausgangsstellung Zwei oder mehr Teilnehmer stehen von der Seite dagegen und halten ihre Matte senkrecht.

Übungsausführung Auf ein Kommando versucht jede Gruppe, die andere über eine bestimmte Linie zu schieben. Foto 11, 12, 13 (klein)

Variation Im Sitzen am Boden.

Ausgangsstellung Vier Teilnehmer halten die Matte unten. Foto 14

Übungsausführung Die Gruppe hebt die Matte hoch. Arme beugen und strecken. Foto 15

Variationen Beine beugen und strecken. Foto 16 (klein)
Matte wird oben (unten) getragen.

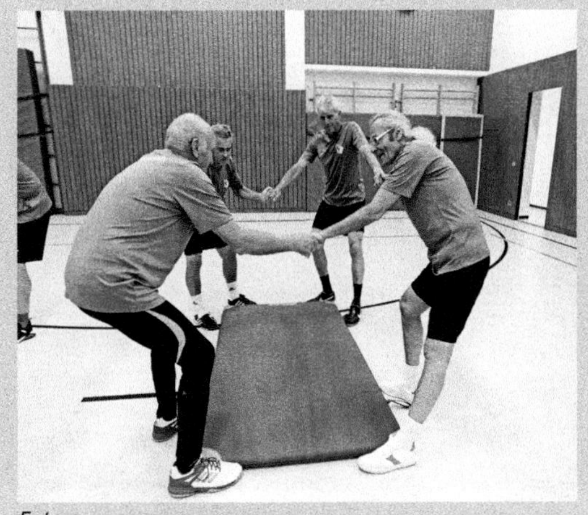
Foto 9

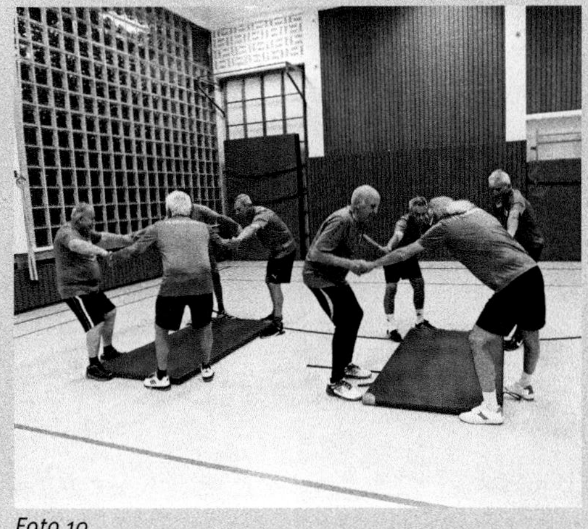
Foto 10

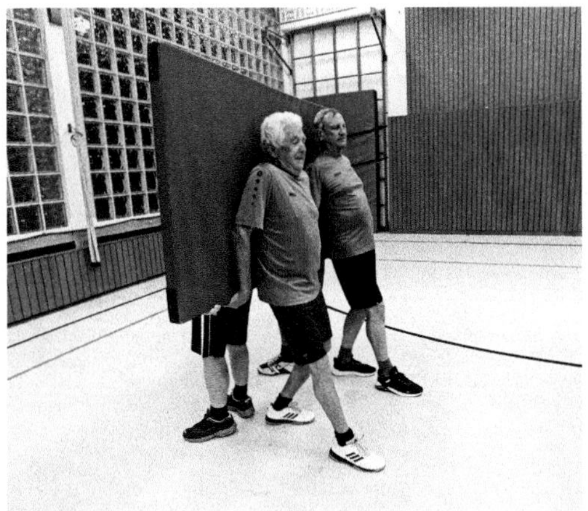
Foto 11

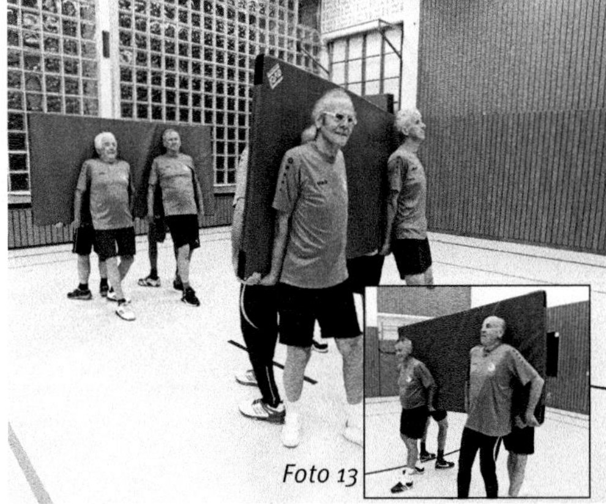
Foto 13

Foto 12

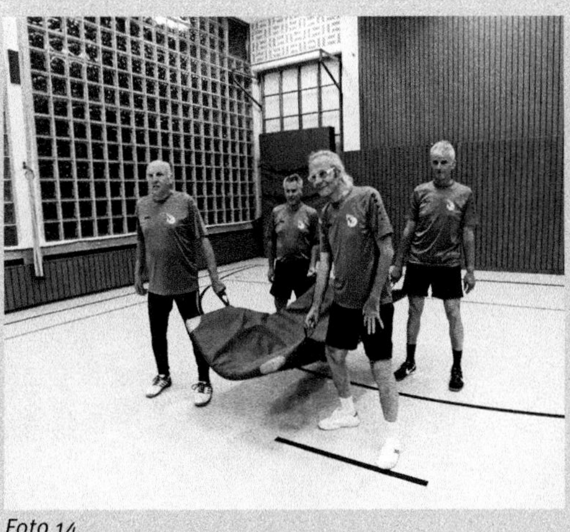
Foto 14

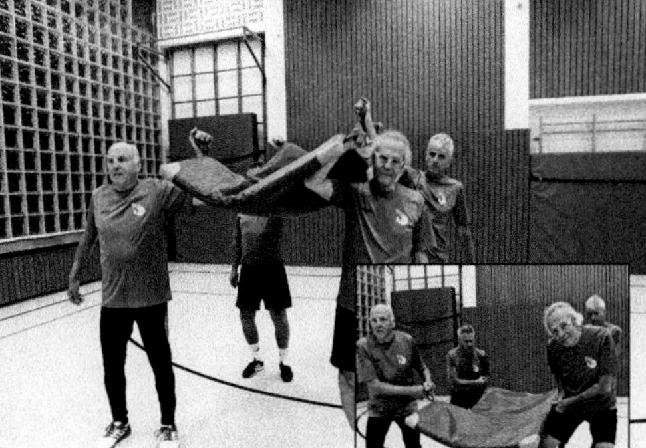
Foto 16

Foto 15

Mit dem Tau

Ausgangsstellung Zwei Gruppen mit sechs oder mehr Teilnehmern stehen sich in Reihe gegenüber und halten ein in der Mitte markiertes Tau in den Händen.

Übungsausführung Auf ein Kommando beginnt der Ziehwettkampf. Foto 17 (klein), 18, 19, 20 (klein)

Ausgangsstellung Vier Teilnehmer im Viereck halten mit einer Hand das zusammengebundene Tau. Hinter jedem Spieler in einem Abstand von 2–3 m befinden sich stehende Hütchen (Keulen). Foto 21

Übungsausführung Auf ein Kommando beginnt der Ziehwettkampf. Jeder versucht, mit der freien Hand Hütchen (Keulen) zu ergreifen. Foto 22

Mit dem Fallschirm

Ausgangsstellung Alle Teilnehmer stehen im Kreis und fassen mit beiden Händen das Schwungtuch an. Foto 23

Übungsausführung Schwingen des Tuches durch Heben und Senken der Arme. Foto 24
Alle schwingen es gemeinsam in die Luft.

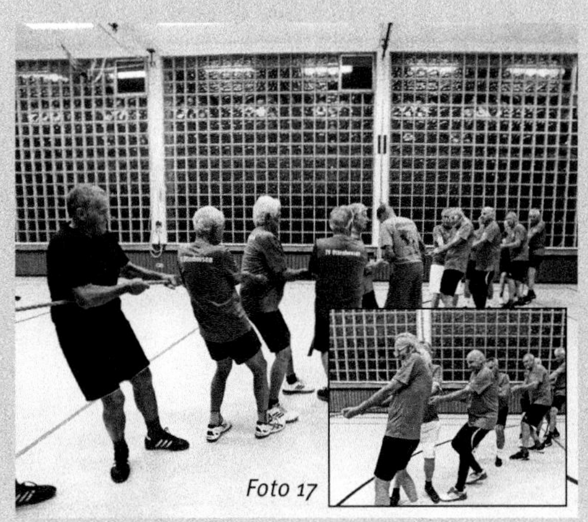

Foto 17

Foto 18

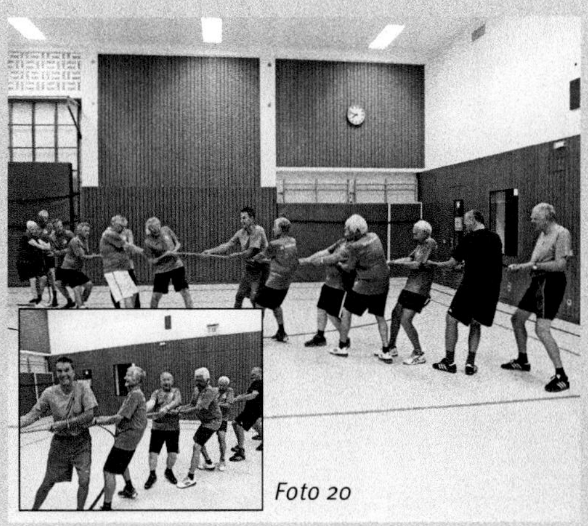

Foto 20

Foto 19

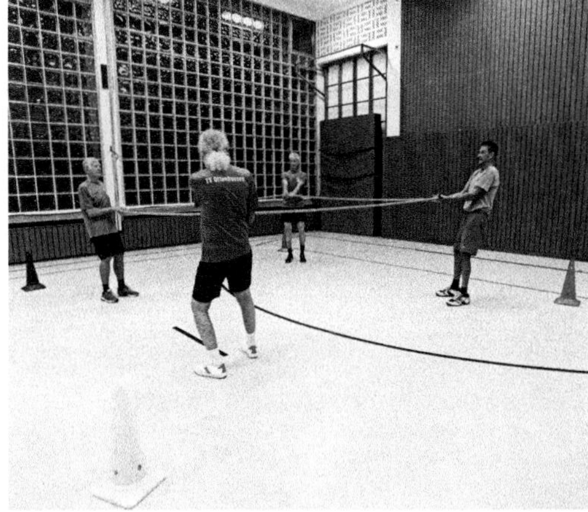

Foto 21

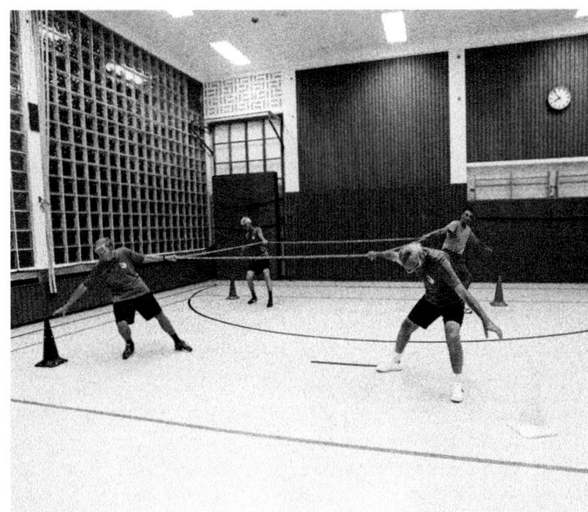

Foto 22

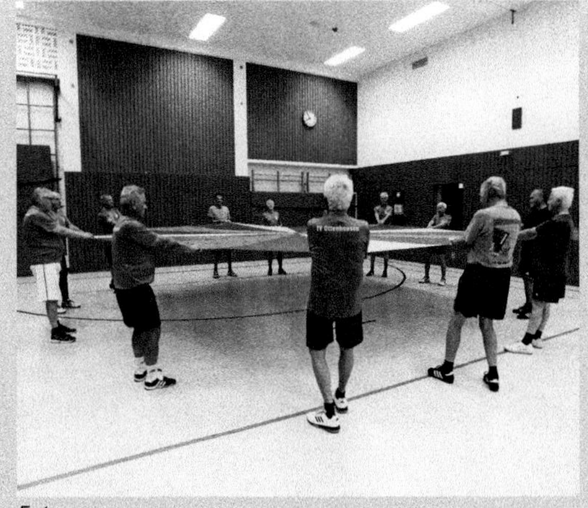

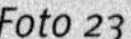

Foto 23

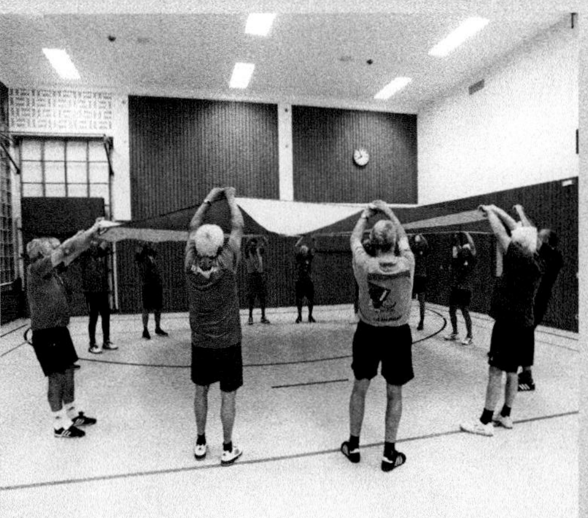

Foto 24

Variation Hochschwingen und an der höchsten Position loslassen. Foto 25, 26

Variationen Kleine und große Wellen werden erprobt. Foto 27
Ein Ball wird nach links und nach rechts gerollt. Foto 28
Ein Ball wird hoch und runter geschwungen.
Mehrere Bälle werden gleichzeitig gespielt.
Nur mit einer Hand seitlich halten: gehen im oder gegen den Uhrzeigersinn. Foto 29 (klein)

Mit dem Fit-Ball®

Ausgangsstellung Alle Teilnehmer im Stand in Kreisformation. Alle Teilnehmer halten den Fit-Ball® in beiden Händen nach vorne unten. Foto 30 (klein)

Übungsausführung Einer ruft „Ha!“, hebt den Ball nach oben (Foto 31) und wieder zurück zur Ausgangposition. Dann macht sein linker (rechter) Nachbar weiter und weiter, bis der gesamte Kreis „Ha!“ gerufen hat. Sobald das geschehen ist, alle gleichzeitig auf einmal Ball nach oben und „Hallo!“ rufen. Foto 32

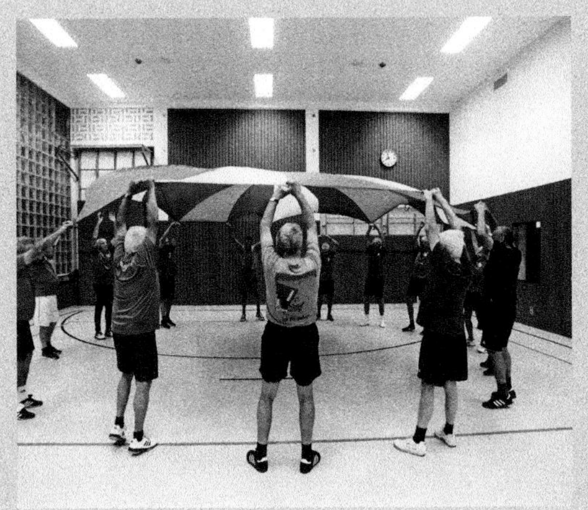

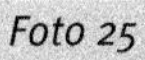

Foto 25

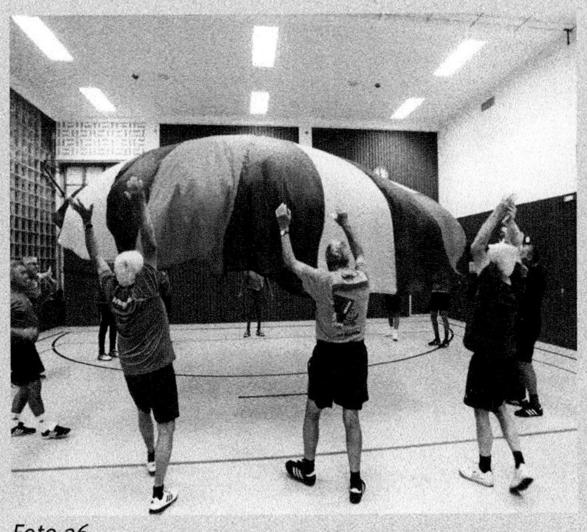

Foto 26

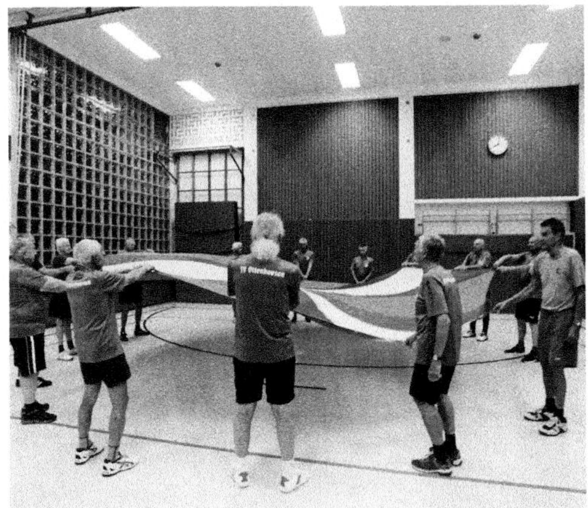

Foto 27

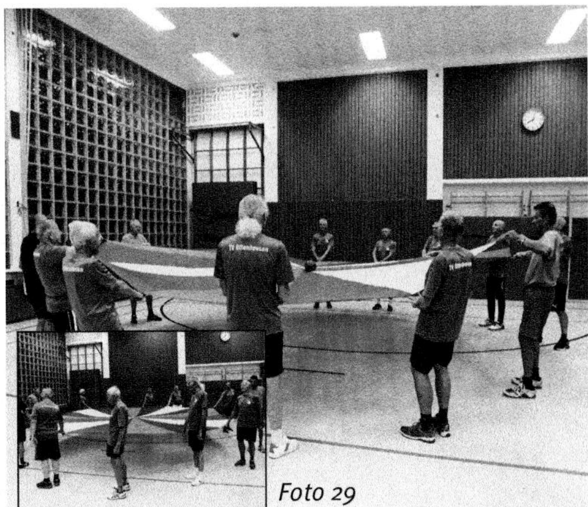

Foto 29

Foto 28

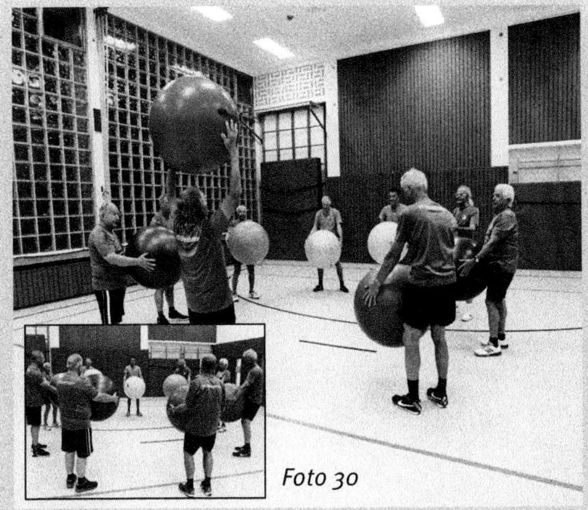

Foto 30

Foto 31

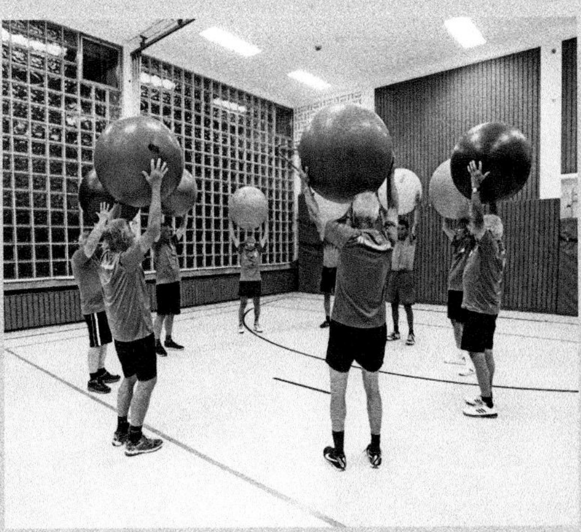

Foto 32

Ausgangsstellung Alle Teilnehmer im Stand in Kreisformation und den Fit-Ball® in beiden Händen vor dem Körper halten. Foto 33 (klein)

Übungsausführung Bälle nach links (rechts) im Kreis prellend (werfend) in die gleiche Richtung weitergeben.

Variationen Alle Teilnehmer im Stand in Kreisformation und den Fit-Ball® in beiden Händen vor dem Körper halten. Durchzählen. Die Teilnehmer, die eine gerade Zahl haben, geben die Bälle nach links im Kreis prellend weiter, die mit ungerader Zahl nach links werfend. Foto 34

In Gegenrichtung Bälle weitergeben. Foto 35

Ausgangsstellung Alle Teilnehmer im Sitzen mit dem Fit-Ball® in Kreisformation. Die Köpfe zeigen zur Kreismitte. Die Arme sind leicht seitlich gebeugt und die Handflächen gegeneinander gelegt. Die Füße haben Kontakt zum Boden.

Übungsausführung Drücken Sie die Hände gegeneinander. Foto 36

Hinweis Alle geben dosierten Widerstand, sodass keine Bewegung stattfindet.

Variationen Einen Fuß vom Boden lösen. Foto 37, 38 (klein)

Beide Füße vom Boden lösen und gemeinsam einen gleichbleibenden Druck aufbauen. Gleichgewicht halten.

Ausgangsstellung Vier Teilnehmer im Stand Rücken an Rücken und den Fit-Ball® dazwischen halten. Foto 39 (klein), 40

Übungsausführung Alle beugen und strecken gleichzeitig die Beine. Foto 41

Variation Die Bewegung stoppen und wieder ausführen.

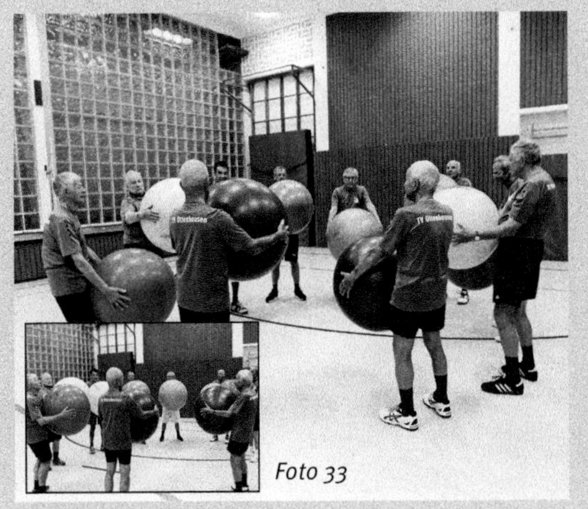

Foto 33

Foto 34

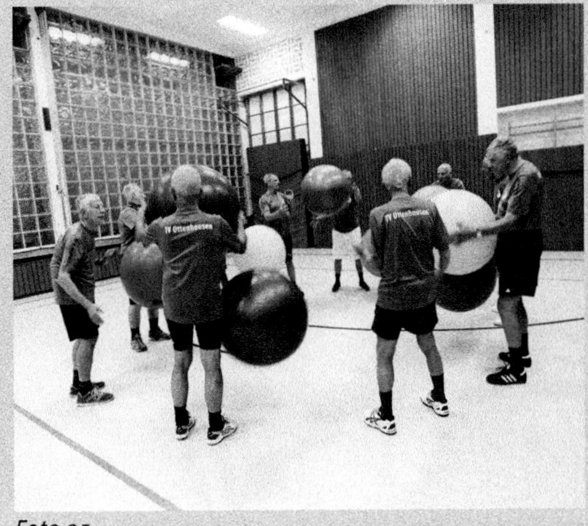

Foto 35

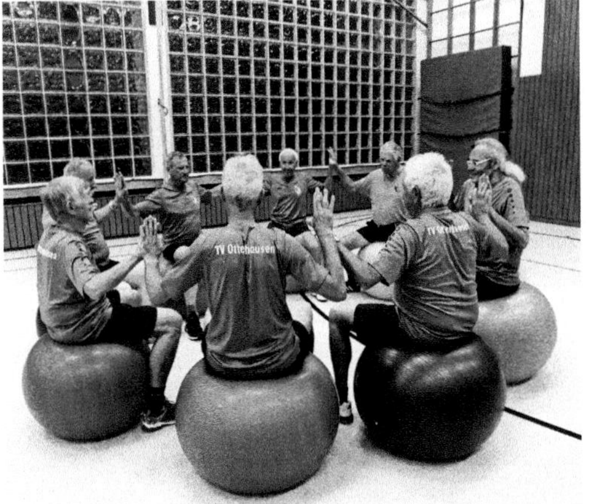

Foto 36

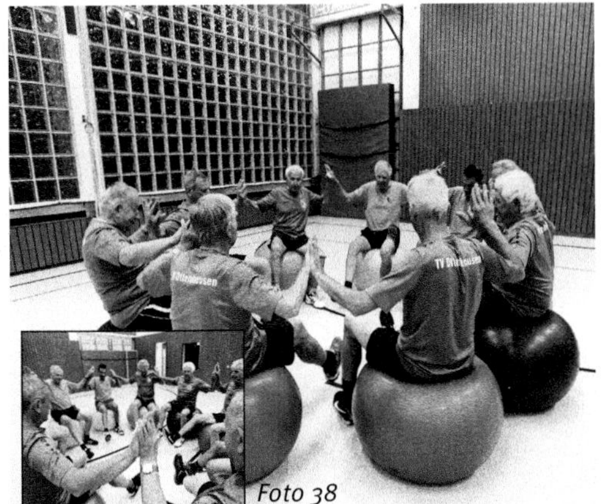

Foto 38

Foto 37

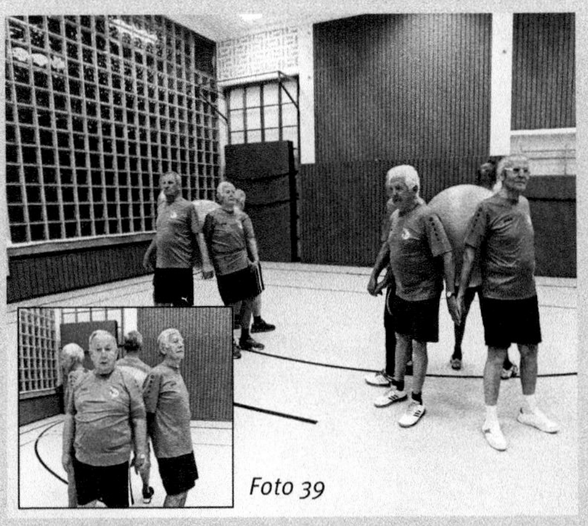

Foto 39

Foto 40

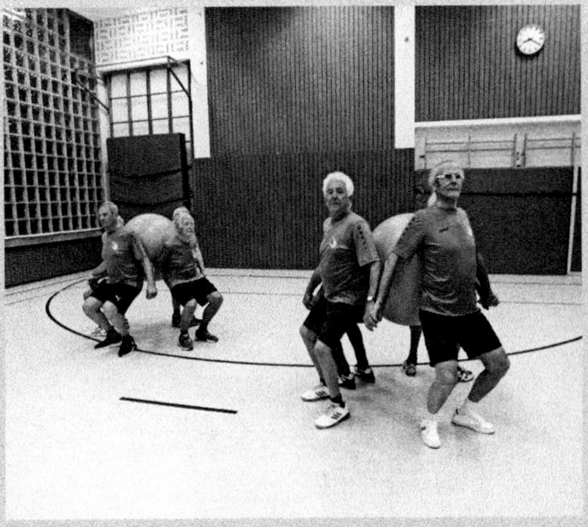

Foto 41

Ausgangsstellung Alle Teilnehmer in Bauchlage mit dem Fit-Ball® in Kreisformation. Die Köpfe zeigen zur Kreismitte. Die Arme sind leicht seitlich gebeugt und die Handflächen gegeneinander gelegt. Die Füße haben Kontakt zum Boden.

Übungsausführung Alle heben den Oberkörper gleichzeitig leicht an. Foto 42

Variationen Die Arme sind nach oben in Richtung Kreismitte gestreckt. Foto 43

Ausgangsstellung Vier Teilnehmer in Rückenlage am Boden, die Beine sind gebeugt, und die Füße halten den Fit-Ball®. Die Köpfe zeigen nach außen. Foto 44 (klein)

Übungsausführung Alle drücken gleichzeitig mit den Füßen gegen Ball und heben den Oberkörper vom Boden ab. Foto 45, 46

Variationen Verschiedene Armpositionen.

Ausgangsstellung Alle Teilnehmer in Rückenlage am Boden, die Beine sind gebeugt, und die Füße halten den Fit-Ball® am Boden. Die Köpfe zeigen zur Kreismitte. Die Arme sind leicht seitlich gebeugt und die Handflächen gegeneinander gelegt. Foto 47 (klein)

Übungsausführung Gemeinsam einen gleichbleibenden Druck aufbauen. Beide Füße mit dem Ball vom Boden lösen. Foto 48

Variation Den Oberkörper vom Boden abheben. Foto 49

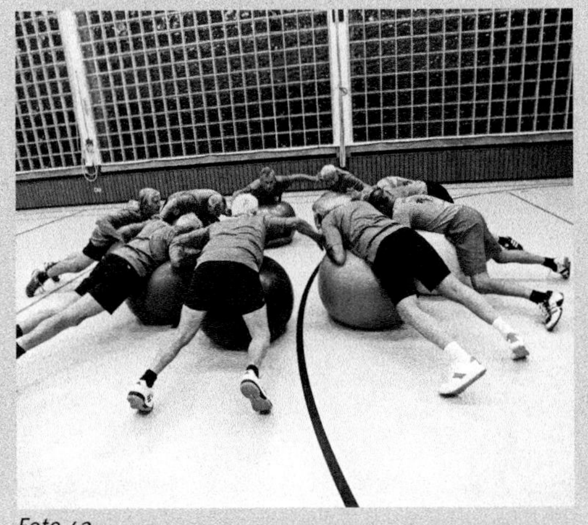

Foto 42

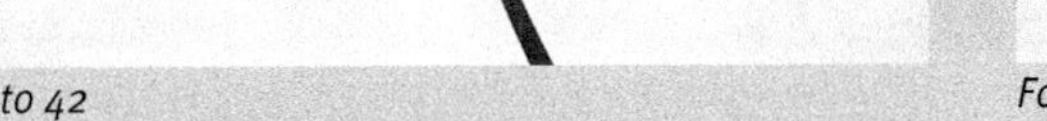

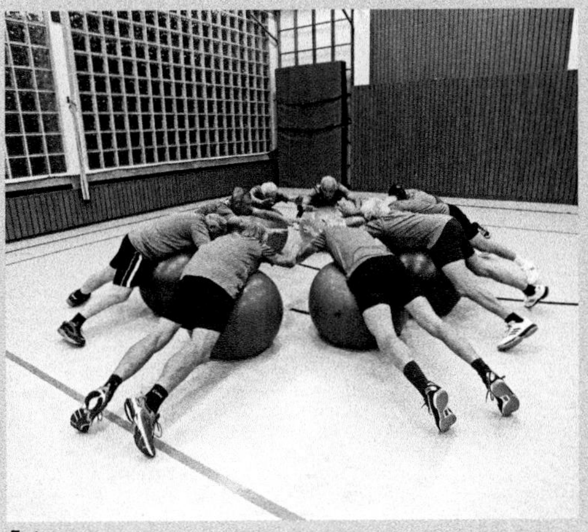

Foto 43

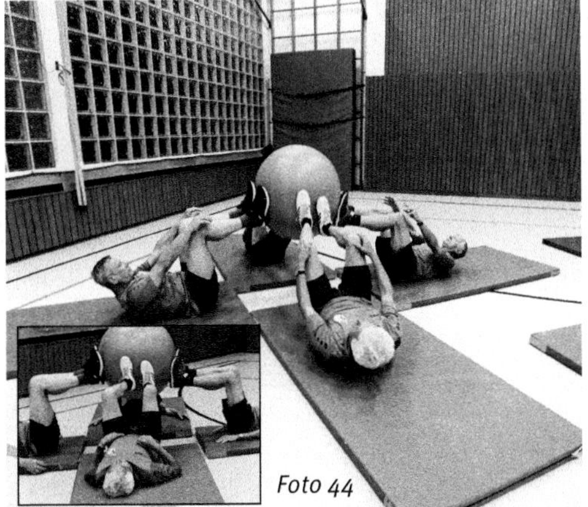

Foto 44

Foto 45

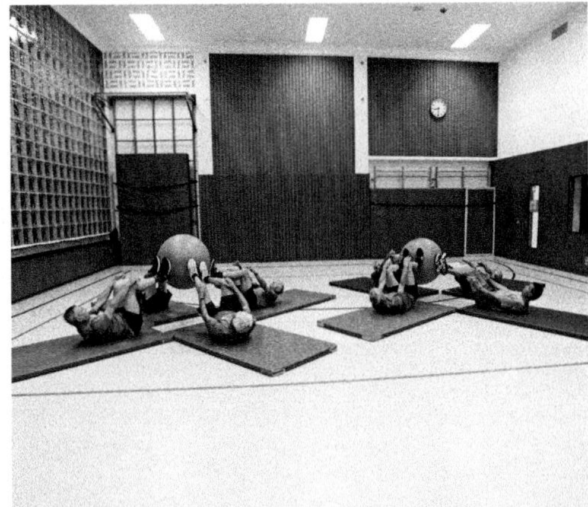

Foto 46

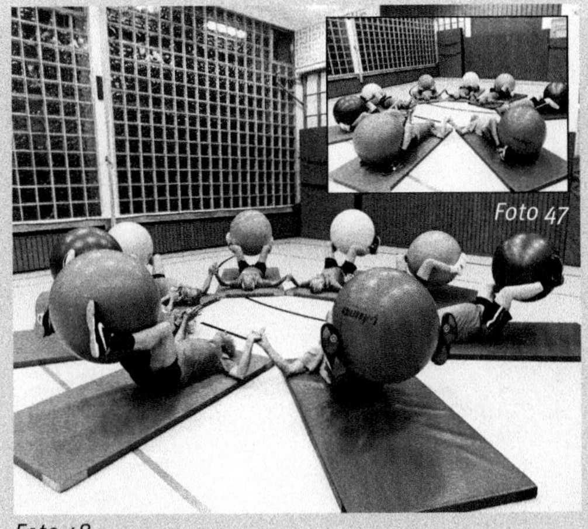

Foto 47

Foto 48

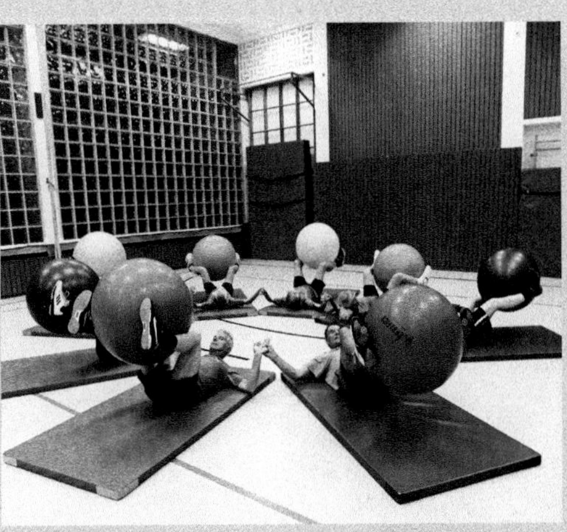

Foto 49

Ausgangsstellung Eine Gruppe sitzt auf dem Fit-Ball® mit geschlossenen Augen.

Übungsausführung Auf Kommando wendet sich die zweite Hälfte der Gruppe den Sitzenden mit dem Rücken zum Partner zu. Partner A soll den Rücken des Partners B bewusst wahrnehmen. Während die erste Gruppe sitzen bleibt, geht die zweite Gruppe nach 1–2 Minuten gemeinsam wieder zurück zur Ausgangstellung. Die erste Gruppe macht die Augen auf und dreht sich zur zweiten Gruppe.
Partner A soll erkennen, wer sein unbekannter Partner B war.
Foto 50, 51, 52, 53

Mit dem Igelball

Ausgangsstellung Alle Teilnehmer im Stand oder im Sitzen mit dem Fit-Ball® in Kreisformation hintereinander. Alle haben einen Igelball.

Übungsausführung Alle führen eine Ballmassage am Rücken des Partners aus: Ball sanfter oder kräftiger rollen, langsamer oder schneller, tippen oder drücken. Foto 54, 55

Hinweis Partner A kann jederzeit ansagen, wo oder wie die Massage erfolgen soll.

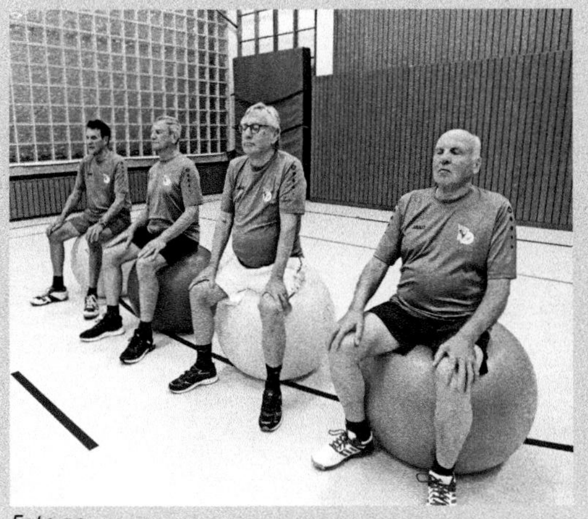

Foto 50

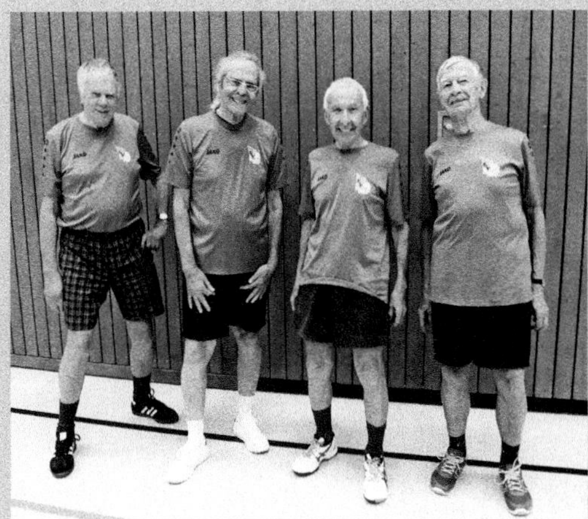

Foto 51

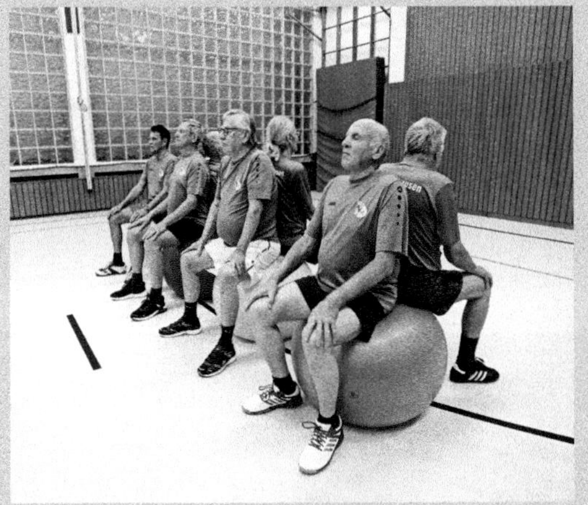

Foto 52

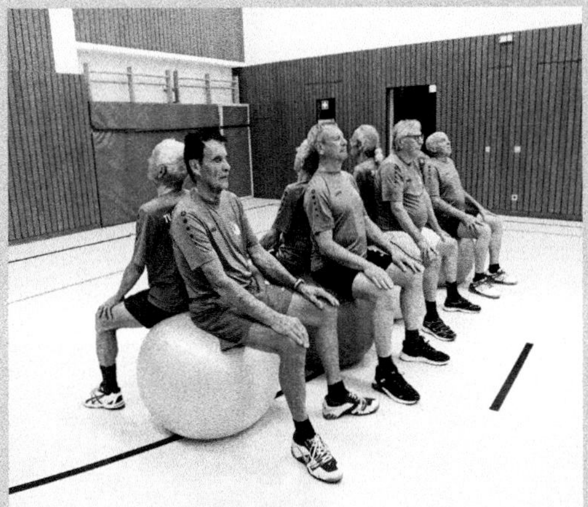

Foto 53

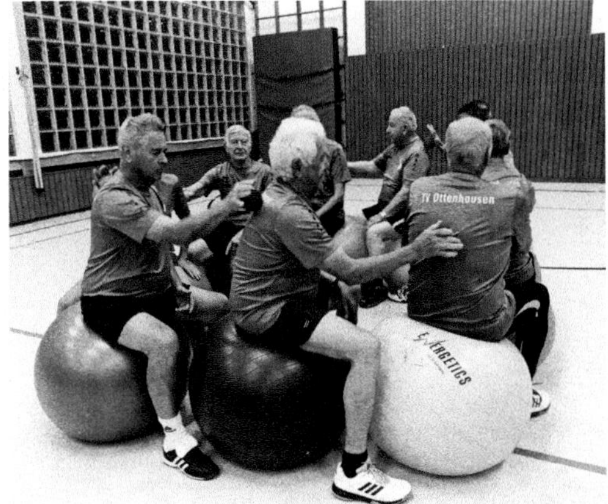

Foto 54

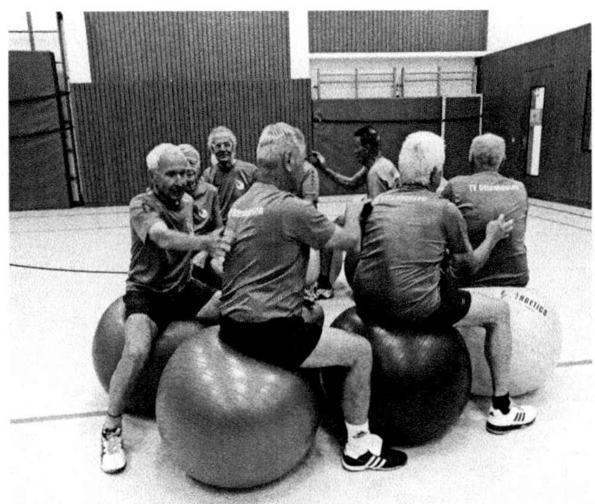

Foto 55

3.8 Stationstraining

Zirkel- oder Stationstraining (auch Circuit-Training) ist eine Form des Trainings, bei der verschiedene Stationen nacheinander absolviert werden müssen. Die Stationen sind im Kreis angelegt und werden im Uhrzeigersinn von den Übenden gewechselt. Schwerpunkte sind Kraft, Beweglichkeit, Schnelligkeit oder Ausdauer. Im Allgemeinen sind die Stationen so aufgebaut, dass bei aufeinanderfolgenden Übungen unterschiedliche Muskelgruppen trainiert werden, und an jeder Station ist eine Übung auszuführen. Um die Belastungsintensität zu erhöhen, man kann zwei Übungen auf einer Station durchführen.
Circuit bietet die Möglichkeit, ein effektives und gezieltes, d. h. ein gesundheitsorientiertes Training durchzuführen. Außerdem kann der Übungsleiter die Bewegungsausführung des Teilnehmers gut kontrollieren und korrigieren.

Stationstraining zu zweit

Trainingsziel	Kräftigung der Arm-, Brust- und Schultermuskulatur Kräftigung der Bauch- und Rückenmuskulatur Kräftigung der Gesäß- und Beinmuskulatur Mobilisation der Wirbelsäule Abb. 1–9
Stationen insgesamt	12
u. a.	2 ohne Gerät, 2 mit Stab, 2 mit Ball, 1 mit Thera-Band®, 3 mit Fit-Ball®, 2 mit Fit-Ball® + Thera-Band
Übungen	24, je 2 pro Station
Materialbedarf	Stäbe, Bälle, Thera-Bänder®, Fit-Bälle®
Ausführung	Dynamisch/Statisch ca. 50–60 Sekunden je Übung an der Station
Übergang	ca. 10–15 Sekunden
Aushang	Entspannungsmassage im Kreis mit Igelball ca. 5–6 Min.
Dauer	ca. 35–40 Min.

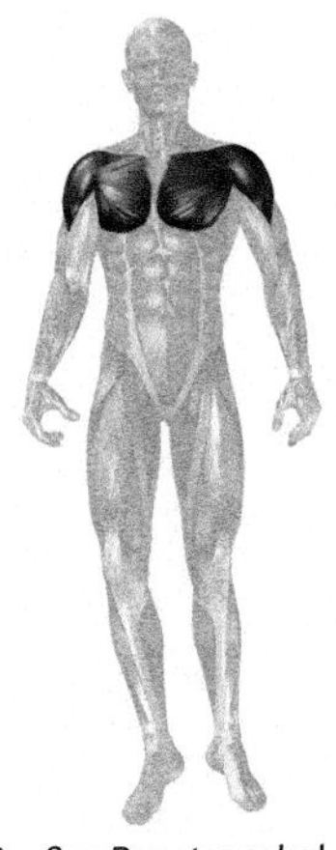

Abb. 1 Großer Brustmuskel und Deltamuskel (vorderer Anteil)

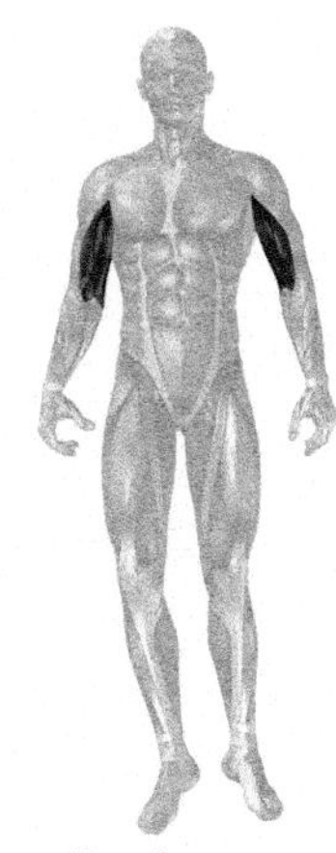

Abb. 2 Zweiköpfiger Armmuskel

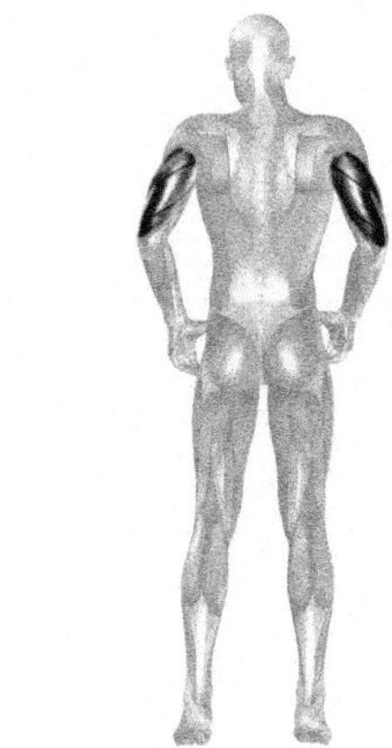

Abb. 3 Dreiköpfiger Armmuskel

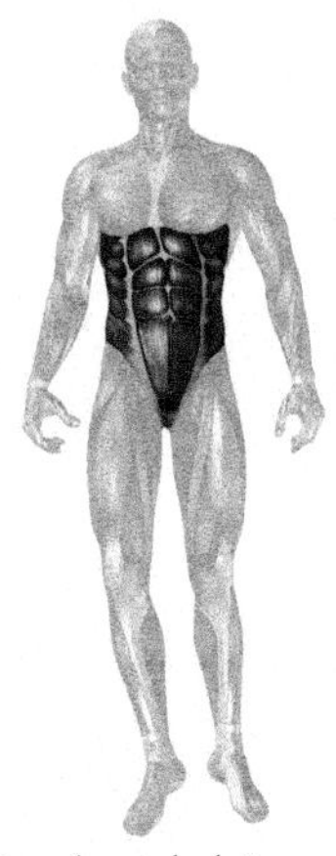

Abb. 4 Bauchmuskulatur

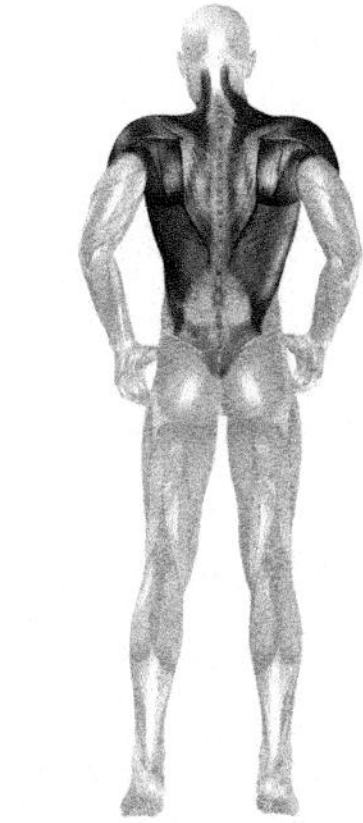

Abb. 5 Schulter- und Rückenmuskulatur

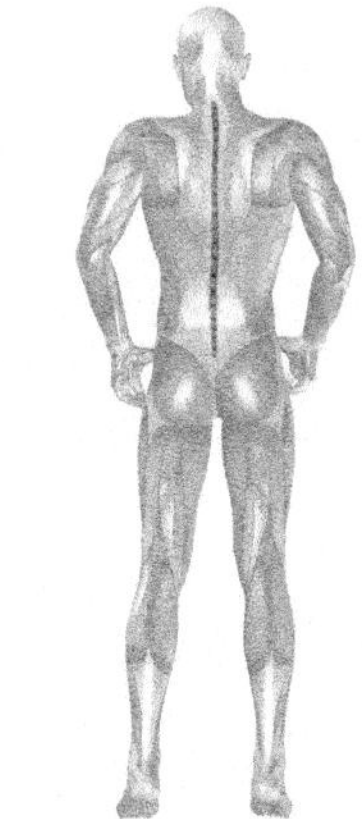

Abb. 6 Wirbelsäule

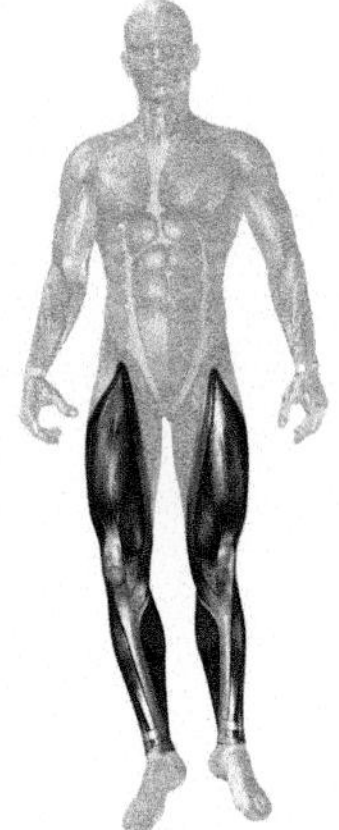

Abb. 7 Beinmuskulatur vorne

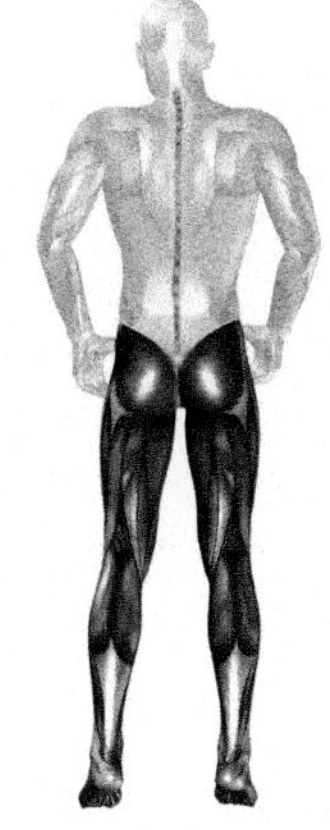

Abb. 8 Beinmuskulatur hinten

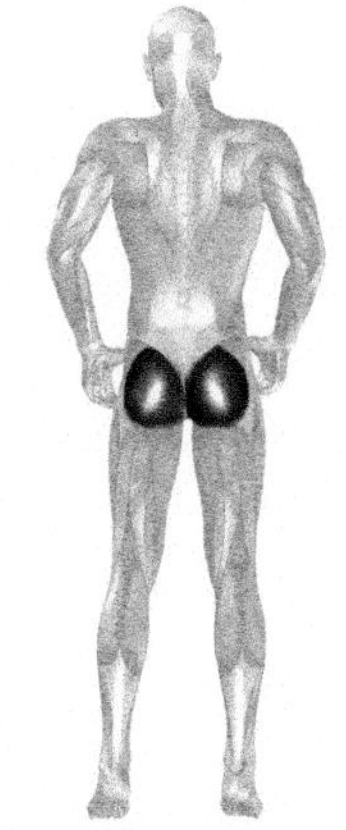

Abb. 9 Großer Gesäßmuskel

Station 1

Trainingsziel	Kräftigung der Arm-, Brust- und Schultermuskulatur.
Ausgangsstellung	„Grundhaltung Schrittstellung“, einander gegenüber. Die Hände gegeneinander.
Übungsausführung	Dynamische Ausführung: Arme im Wechsel beugen und strecken. Foto 1
Hinweis	Halten Sie die Spannung im ganzen Körper.
Variation	Ein Arm ist im Ellenbogengelenk gebeugt. Drücken Sie die Hände gegeneinander. Foto 2

Station 2

Trainingsziel	Kräftigung der Rücken - und Schultermuskulatur.
Ausgangsstellung	„Grundhaltung Stand“, einander gegenüber. Die Arme sind im 90°-Winkel gebeugt. Mit jeder Hand ein Bandende fassen.
Übungsausführung	Ziehen Sie die Ellenbogen gleichzeitig (im Wechsel) seitlich am Körper nach hinten. Foto 3
Hinweis	Halten Sie die Handgelenke in der neutralen Position. Halten Sie die Spannung im ganzen Körper.
Variation	Arme sind in U-Halte und Vorhalte. Foto 4

Station 3

Trainingsziel	Kräftigung der Bauchmuskulatur.
Ausgangsstellung	„Grundhaltung Rückenlage“, einander gegenüber. Die Beine sind im 90°-Winkel gebeugt, und der Ball wird zwischen den Füßen in die Luft gehalten. Die Hände sind am Hinterkopf.
Übungsausführung	Heben Sie beide gleichzeitig den Kopf und den Schultergürtel an. Foto 5
Hinweis	Den Kopf in Verlängerung der Wirbelsäule halten.
Variation	Heben Sie beide gleichzeitig den Kopf und den Schultergürtel an, und führen Sie die Hände nach vorn seitlich neben die Knie. Foto 6

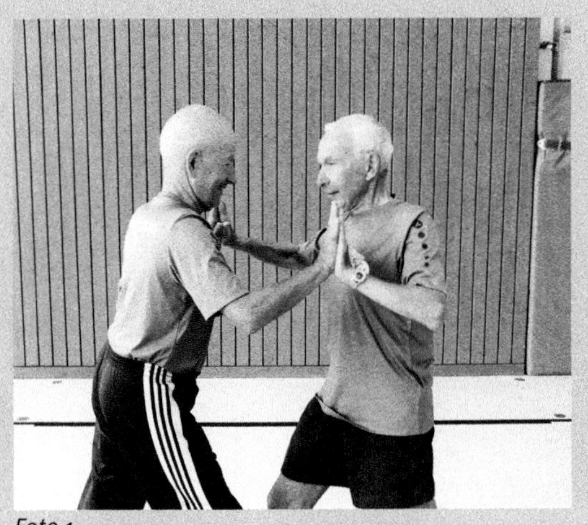
Foto 1

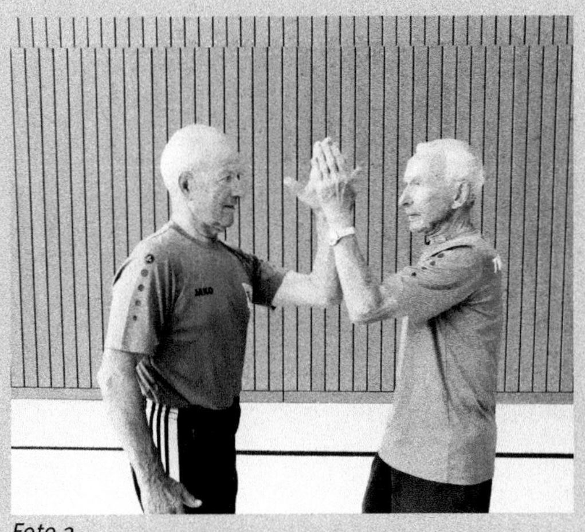
Foto 2

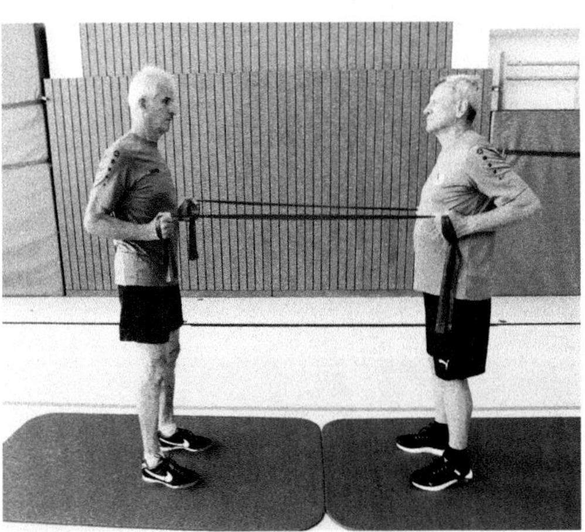
Foto 3

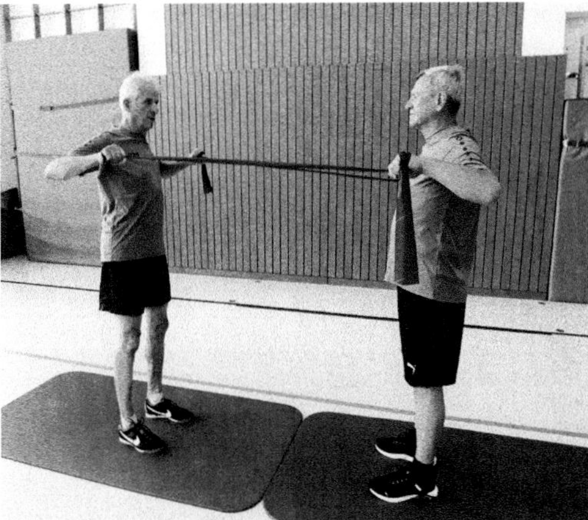
Foto 4

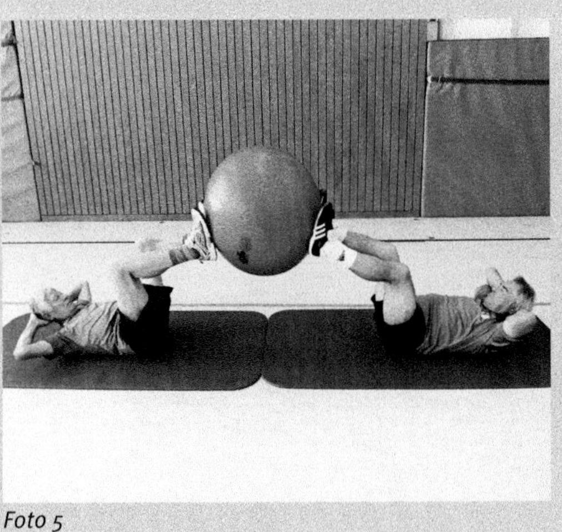
Foto 5

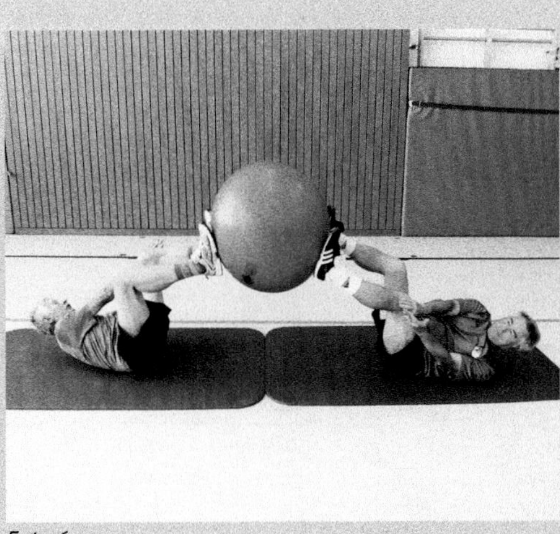
Foto 6

Station 4

Trainingsziel	Mobilisation der Wirbelsäule.
Ausgangsstellung	„Grundhaltung Angehockter Sitz", einander gegenüber. Beide Partner halten den Stab quer in Vorhalte.
Übungsausführung	Gleichzeitige dynamische Ausführung. Oberkörper aufrichten (beim Ziehen, Foto 7) und Rücken runden (beim Drücken, Foto 8).
Hinweis	Halten Sie die Spannung im ganzen Körper.
Variation	Im Wechsel.

Station 5

Trainingsziel	Kräftigung der Beinmuskulatur.
Ausgangsstellung	„Haltung Stand", einander gegenüber hinter dem Ball mit einem Fuß auf dem Ball.
Übungsausführung	Drücken Sie beide gleichzeitig gegen den Ball und den Widerstand des Partners. Foto 9
Hinweis	Beide geben dosierten Widerstand, sodass keine Bewegung stattfindet.
Variation	Bewegen Sie den Ball zur Seite. Foto 10

Station 6

Trainingsziel	Kräftigung der Brust-, Arm- und Schultermuskulatur.
Ausgangsstellung	„Grundhaltung Sitz am Ball", Rücken an Rücken. Die Arme sind in U-Halte und Vorhalte. Foto 11
Übungsausführung	Strecken Sie die Arme gleichzeitig nach vorn. Foto 12
Hinweis	Halten Sie die Handgelenke in der neutralen Position. Halten Sie die Spannung im ganzen Körper.
Variation	Die Arme sind seitlich auf Schulterhöhe gestreckt. Führen Sie die gestreckten Arme gleichzeitig seitlich am Körper nach vorn. Foto 12

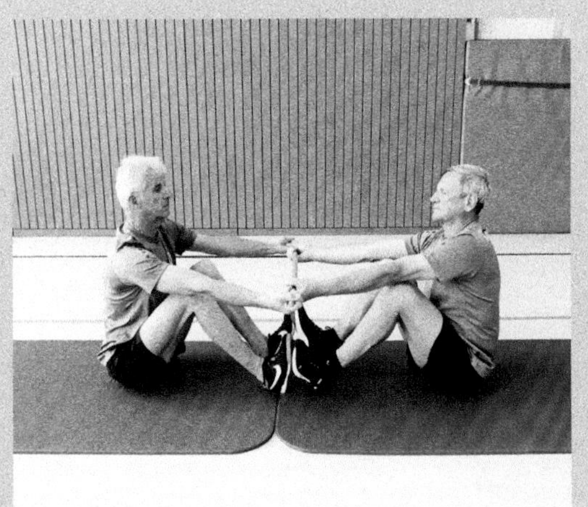
Foto 7

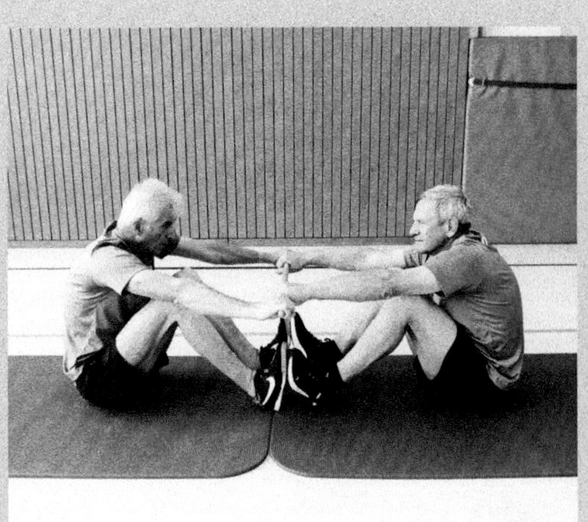
Foto 8

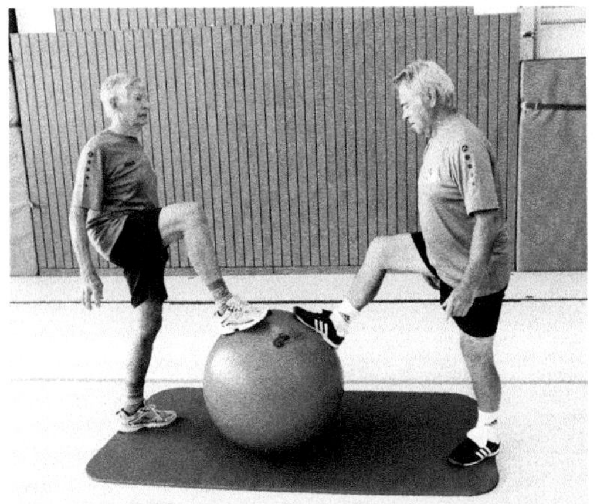
Foto 9

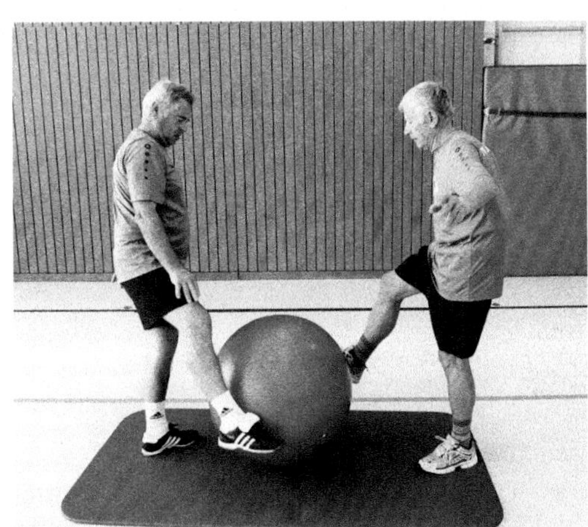
Foto 10

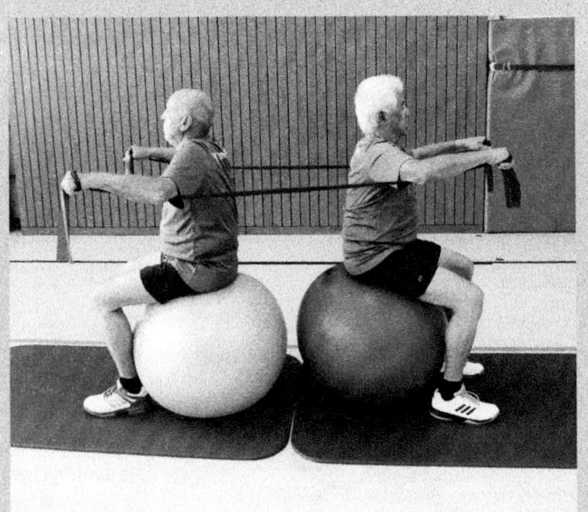
Foto 11

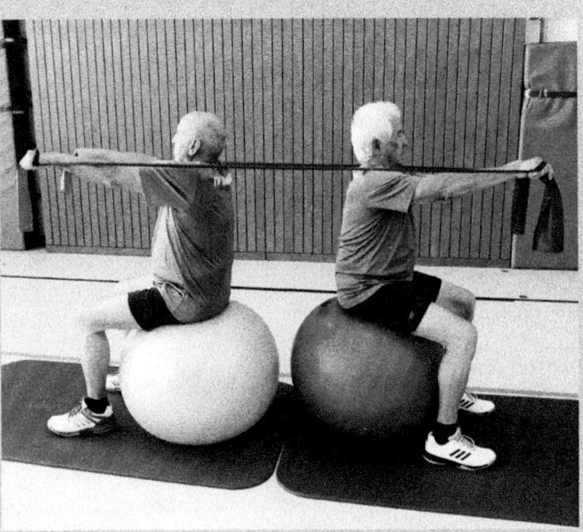
Foto 12

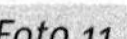

Station 7

Trainingsziel Mobilisation der Wirbelsäule. Verbesserung der Koordination.

Ausgangsstellung „Grundhaltung Rücken an Rücken". Abstand etwa ein Meter.

Übungsausführung Mit einer Drehung übergeben Sie den Ball hinter dem Rücken dem Partner. Foto 13

Hinweis Halten Sie die Spannung im ganzen Körper.

Variation Abstand etwa eineinhalb Meter. Mit einer Drehung übergeben Sie den Ball werfend hinter dem Rücken dem Partner. Foto 14

Station 8

Trainingsziel Kräftigung der Bauchmuskulatur.

Ausgangsstellung „Grundhaltung Strecksitz", einander gegenüber, mit beiden Händen neben (hinter) dem Gesäß abstützen.

Übungsausführung Heben Sie beide Beine und lassen Sie sie umeinander kreisen. Foto 15

Hinweis Halten Sie Ihren Rücken gerade.

Variation Auf Unterarme stützen. Foto 16

Station 9

Trainingsziel Kräftigung der Rücken- und Schultermuskulatur.

Ausgangsstellung „Grundhaltung Bauchlage", einander gegenüber. Beide Partner fassen den Stab quer in U-Halte und Hochhalte.

Übungsausführung Heben Sie beide Oberkörper gleichzeitig an, und drücken Sie beide gegen den Widerstand des Partners gegen den Stab. Foto 17

Hinweis Halten Sie die Spannung im ganzen Körper.
Beide geben dosierten Widerstand, sodass keine Bewegung stattfindet.

Variation Neigen Sie beide den Oberkörper und die Arme mit dem Stab zur Seite. Foto 18

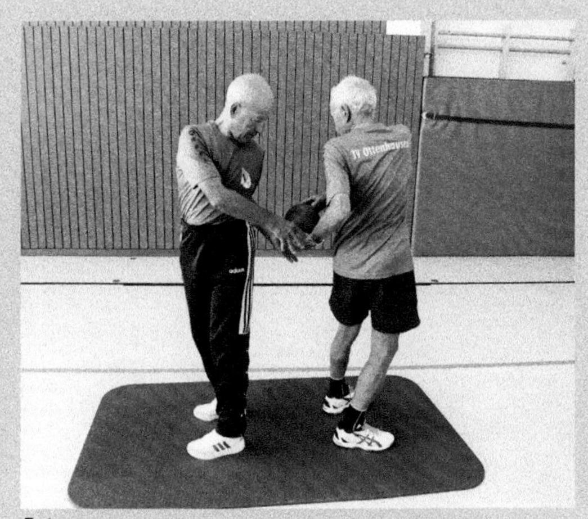
Foto 13

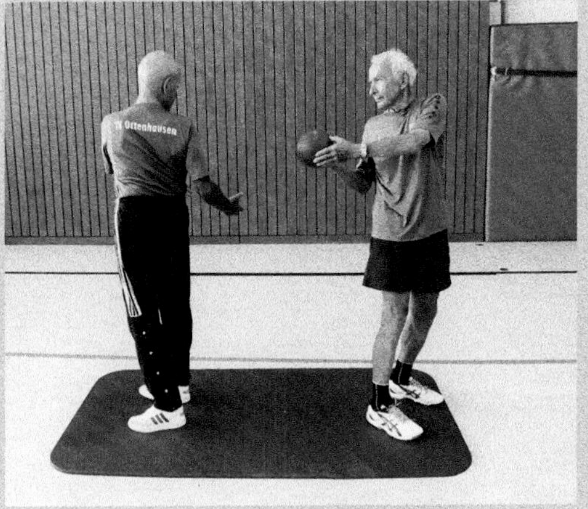

Foto 14

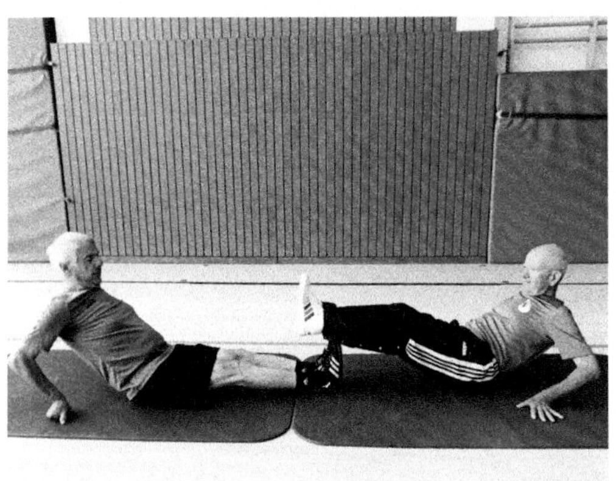
Foto 15

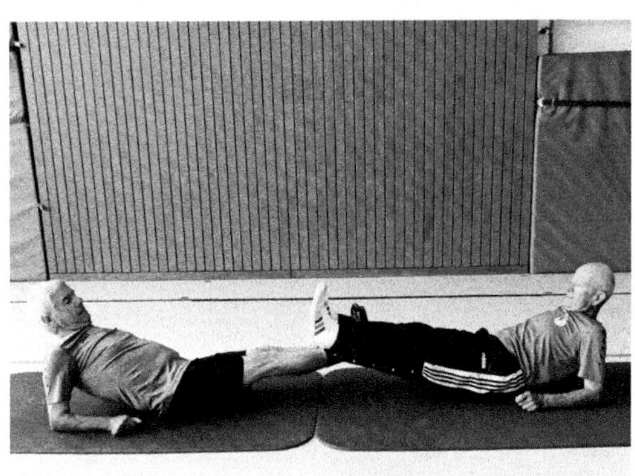
Foto 16

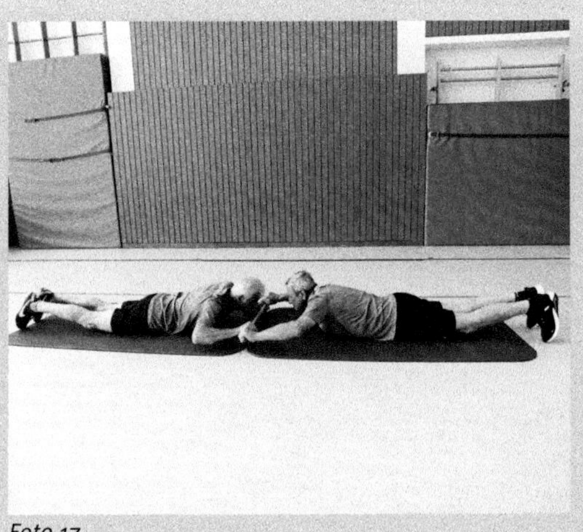
Foto 17

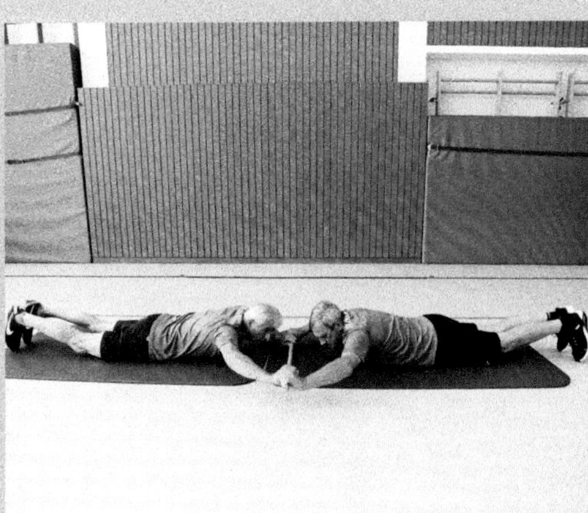
Foto 18

Station 10	
Trainingsziel	Kräftigung der Armmuskulatur.
Ausgangsstellung	„Grundhaltung Sitz am Ball“, einander gegenüber. Arme sind leicht gebeugt auf Bauchhöhe vor dem Körper.
Übungsausführung	Beugen Sie die Arme im Wechsel. Foto 19
Hinweis	Halten Sie die Handgelenke in der neutralen Position. Halten Sie die Spannung im ganzen Körper. Die Ellenbogen sind seitlich am Körper fixiert.
Variation	Beugen und strecken Sie die Arme gleichzeitig. Foto 20

Station 11	
Trainingsziel	Kräftigung der Beinmuskulatur.
Ausgangsstellung	„Grundhaltung Rücken an Rücken“. Beide Partner halten den Ball zwischen ihren Rücken.
Übungsausführung	Beugen und strecken Sie die Beine gleichzeitig. Foto 21
Hinweis	Halten Sie die Spannung im ganzen Körper.
Variation	Vorwärts und seitwärts Schritte ausführen. Foto 22

Station 12	
Trainingsziel	Ganzkörperkräftigung.
Ausgangsstellung	„Grundhaltung Sitz am Ball“, Rücken an Rücken.
Übungsausführung	Drücken Sie beide gleichzeitig gegen den Widerstand des Partners. Foto 23
Hinweis	Beide geben dosierten Widerstand, sodass keine Bewegung stattfindet. Oberkörper stabil halten.
Variation	Heben Sie beide gleichzeitig ein Bein vom Boden ab. Foto 24

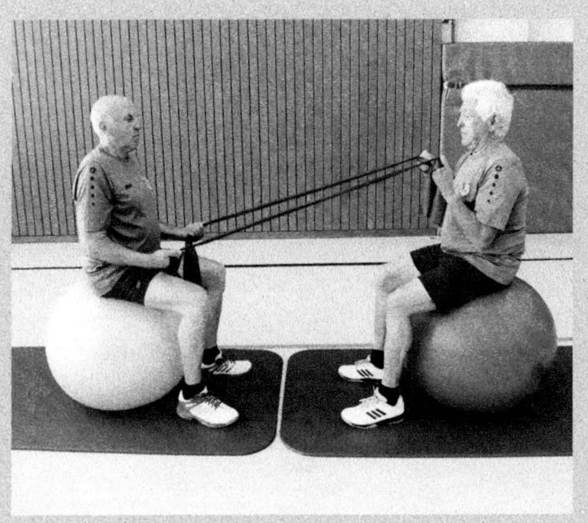
Foto 19

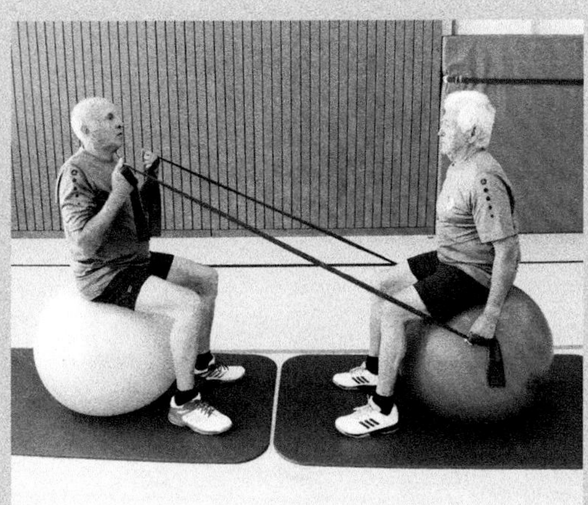
Foto 20

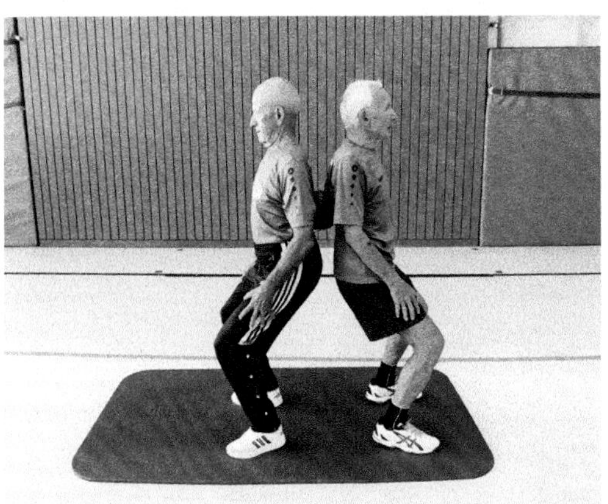
Foto 21

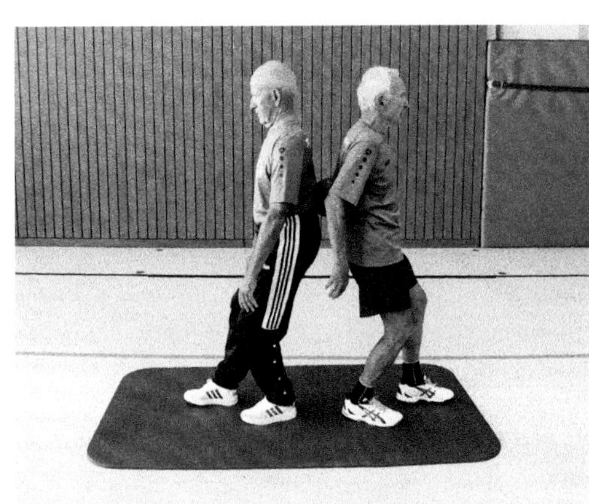
Foto 22

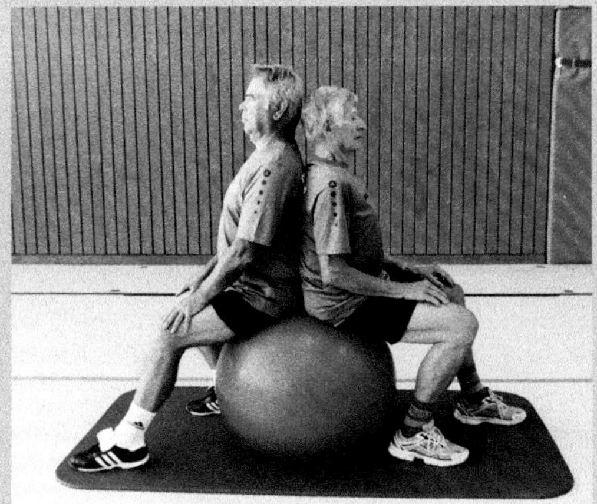
Foto 23

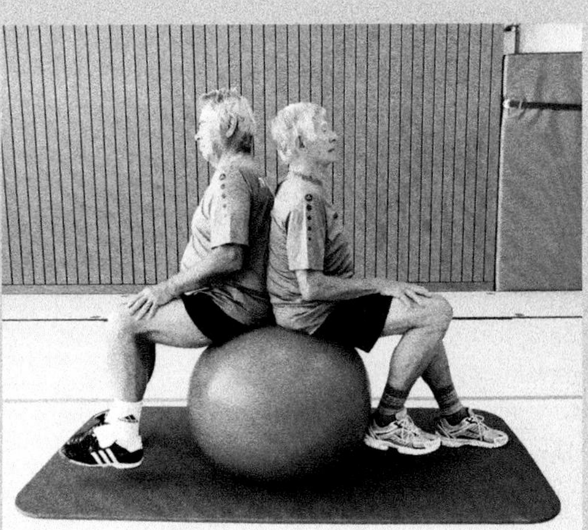
Foto 24

4 Übungsprogramme zum Ausgleich muskulärer Dysbalancen, zur Verbesserung der Körperstatik und für ein aktives Rückentraining

Unter dem Begriff „muskuläre Dysbalancen" versteht man ein Ungleichgewicht zwischen den Muskelgruppen, die an einem Gelenk ansetzen, mit gegensätzlicher Funktion (Agonist-Antagonist). Muskuläre Dysbalancen entstehen durch Abschwächung und Verkürzung der Muskulatur, die Folge fehlender körperlicher Belastung sind. Muskuläre Dysbalancen führen zu Veränderungen in der Körperstatik, z. B. Haltungsschwächen wie Hohlkreuz, Rundrücken, Hohlrundrücken oder auch Haltungsschäden im Bereich der Wirbelsäule wie Verspannungen, Skoliose, Bandscheibenvorfälle und -vorwölbungen.
Um muskuläre Dysbalancen zu beseitigen, müssen die abgeschwächten Muskeln bevorzugt gekräftigt und die verkürzten Muskeln gedehnt werden. Aber das heißt nicht, dass z. B. die Gesäß- und Bauchmuskulatur nur gekräftigt oder der vierköpfige Schenkelstrecker und der untere Rückenstrecker nur gedehnt werden sollen.
Nachfolgend werden die Abbildungen der zur Verkürzung und zur Abschwächung neigenden Muskeln sowie die entsprechenden effektiven Übungen dargestellt.
Die Beweglichkeit wird durch den Funktionszustand der Gelenke und die Dehnfähigkeit der beteiligten Muskulatur bestimmt. Beweglichkeit hält die Muskeln geschmeidig und ist auch hilfreich, um schmerzhaften Verspannungen vorzubeugen.
Kraft ist abhängig von einer gut ausgeprägten Muskulatur, die sich durch Training entwickeln kann. Sie ist notwendig für eine gute Haltung und wichtig zur Ganzkörperstabilisierung.

Eine gut trainierte und ausgeglichene Muskulatur hält die von Kopf bis zum Gesäß verlaufende Wirbelsäule aufrecht. Diese Muskelaktivität – um eine aufrechte Haltung beizubehalten – ist nicht nur beim Einnehmen oder Erhalten statischer Körperhaltungen von Bedeutung, sondern auch bei dynamischen Bewegungen. Eine schlechte Körperhaltung ist nicht nur ein „optisches" Problem (z. B. Hohlrücken, Totalrundrücken). Durch die verkürzten, abgeschwächten Muskelpartien kommt es zu Fehlhaltungen (Haltungsschwächen) und Haltungsschäden. Die Haltungsschwächen sind muskulär bedingt und mit gezielten Kräftigungs- und Dehnübungen voll ausgleichbar. Sie sind noch keine krankhafte Formveränderungen und Bewegungseinschränkung.
Anders ist es bei Haltungsschäden. Die Begriffe „Skoliose" und „Bandscheibenvorfall" haben Sie sicher schon gehört.
Skoliose, d. h seitliche Verkrümmung der Wirbelsäule. Verursacht am Anfang keine Beschwerden oder nur leichte Schmerzen, aber mit zunehmendem Lebensalter kommt es zu stärkeren Rückenschmerzen und außerdem zu Bewegungseinschränkungen.
Bandscheibenvorfall. Zwischen den Wirbeln befindet sich jeweils eine Bandscheibe. Jede Bandscheibe hat einen festen Faserring und einen Gallertkern. Bei starkem Druck auf die Wirbelsäule kann der Faserring reißen, sodass der Kern nach außen rutscht und dann auf eine Nervenwurzel drückt. Die Folge sind starke Schmerzen im Rücken und im Bein. Vor allem bereiten Bandscheiben im Lendenwirbelsäulenbereich Probleme.
Der Rücken muss bewegt und trainiert werden, damit er gesund bleiben kann. Dies gilt übrigens nicht nur für einen gesunden Rücken. Es ist ebenso wichtig, auch bei Erkrankungen den Rücken ausreichend zu trainieren. Physiotherapie-Training ist oftmals besser als die völlige Entlastung. Hier bestimmt Vielfalt das Spektrum: Korsett, Kälte-/Wärmebehandlungen, Elektrotherapie, Schlingentisch, Kranken- und Wassergymnastik, Entspannungsübungen ...
Man kann sagen, dass es nicht *die* Skoliose- und Bandscheibenvorfall-Übungen gibt, sondern allgemeine Übungen, die grundsätzlich gut sind für den Rücken und die Körperhaltung. Zwei bis drei Monate nach

einem Bandscheibenvorfall und wenn keine spezielle Therapie mehr erforderlich ist, können Sie diese Übungen selbst durchführen.
Im ersten Schritt trainieren Sie tiefliegende Muskel wie den langen Rückenstrecker, den viereckigen Lendenmuskel, Lenden-Darmbeinmuskel, querliegenden Bauchmuskel. Als Zweites sollten Übungen für oberflächlich gelegene Muskeln ausgeführt werden, und zwar: gerade und schräge Bauchmuskulatur, Kapuzenmuskel, breiter Rückenmuskel, Gesäßmuskulatur.

Das aktive und bewusste Training hilft Ihnen, falsche Bewegungen zu vermeiden, die Ihre Wirbelsäule unnötig belasten oder sogar schädigen können. Üben heißt nicht nur, den richtigen Bewegungsablauf zu erlernen, sondern auch die beanspruchten Muskelgruppen zu kennen, damit Sie Ihr Selbstbewusstsein und Selbstvertrauen stärken können. Besonders wichtig ist zu wissen, was man tut und welche Auswirkungen das auf den Körper hat.

Das Ausgleichsübungsprogramm für die Halswirbelsäule
Körperwahrnehmungsschulung für die HWS
Mobilisation der Halswirbelsäule
Kräftigung der Hals- und Nackenmuskulatur
Dehnung der Hals- und Nackenmuskulatur, Schultergürtelmuskulatur

Das Ausgleichsübungsprogramm für die Brustwirbelsäule
Streckung und Mobilisation der BWS
Kräftigung der schulterblattfixierenden Muskulatur
Dehnung der Schultergürtelmuskulatur
Dehnung der Brustmuskulatur

Das Ausgleichsübungsprogramm für die Lendenwirbelsäule
Mobilisation und Stabilisation der LWS
Kräftigung der Rücken- und Bauchmuskulatur
Dehnung der Gesäß- und Beinmuskulatur

4.1 Muskuläre Dysbalancen
4.1.1 Welche Muskeln kräftigen?

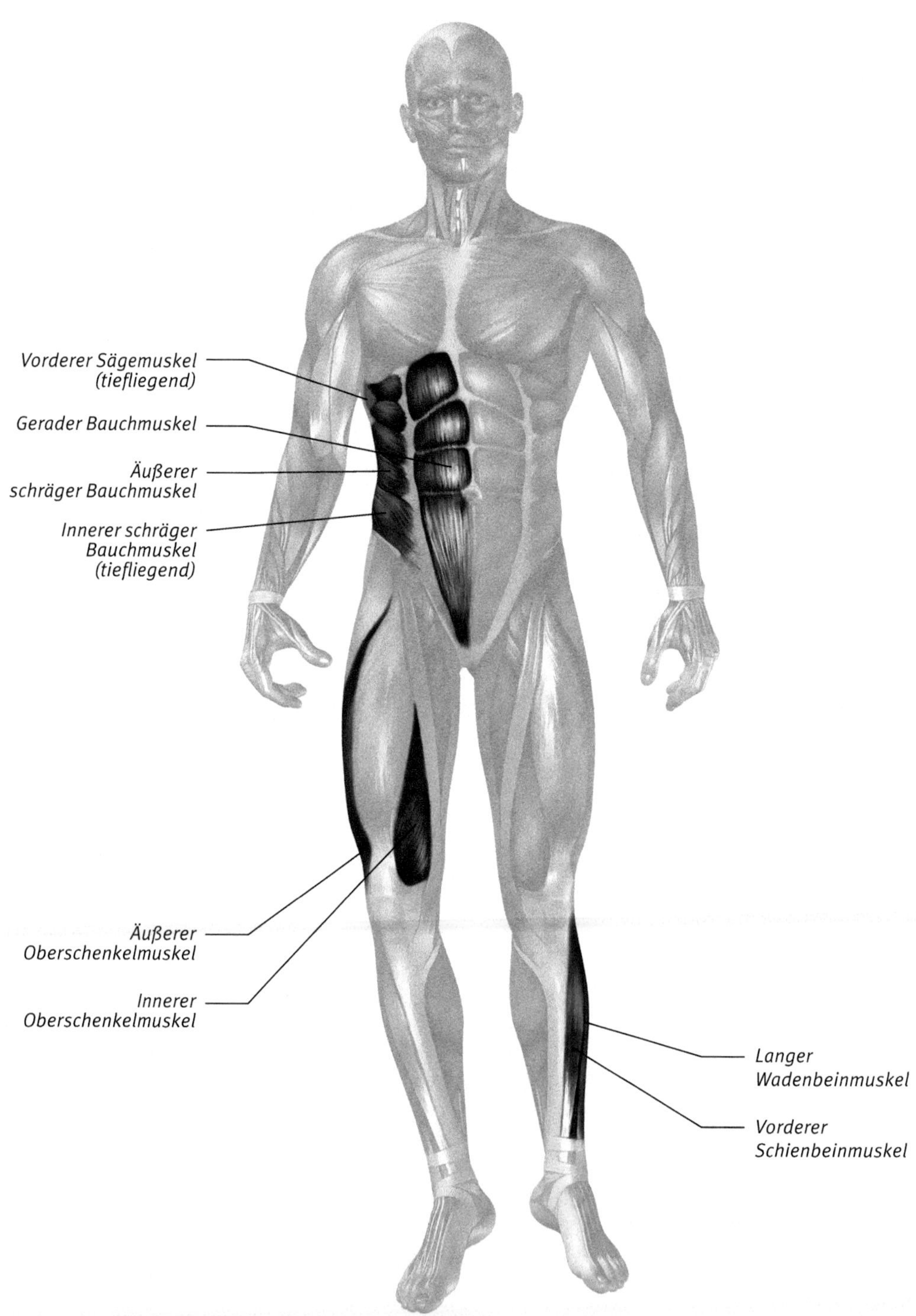

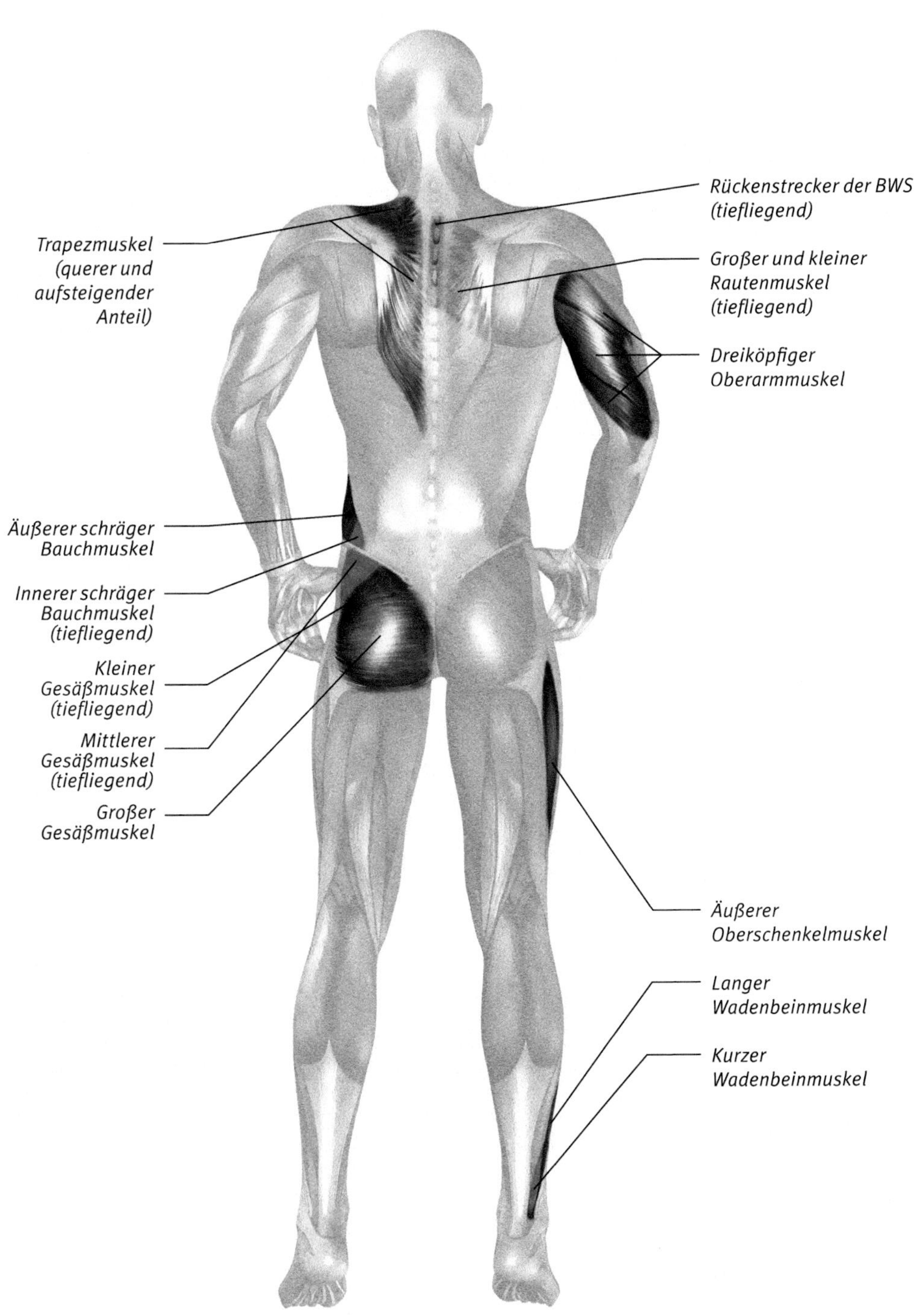
Trapezmuskel (querer und aufsteigender Anteil)
Rückenstrecker der BWS (tiefliegend)
Großer und kleiner Rautenmuskel (tiefliegend)
Dreiköpfiger Oberarmmuskel
Äußerer schräger Bauchmuskel
Innerer schräger Bauchmuskel (tiefliegend)
Kleiner Gesäßmuskel (tiefliegend)
Mittlerer Gesäßmuskel (tiefliegend)
Großer Gesäßmuskel
Äußerer Oberschenkelmuskel
Langer Wadenbeinmuskel
Kurzer Wadenbeinmuskel

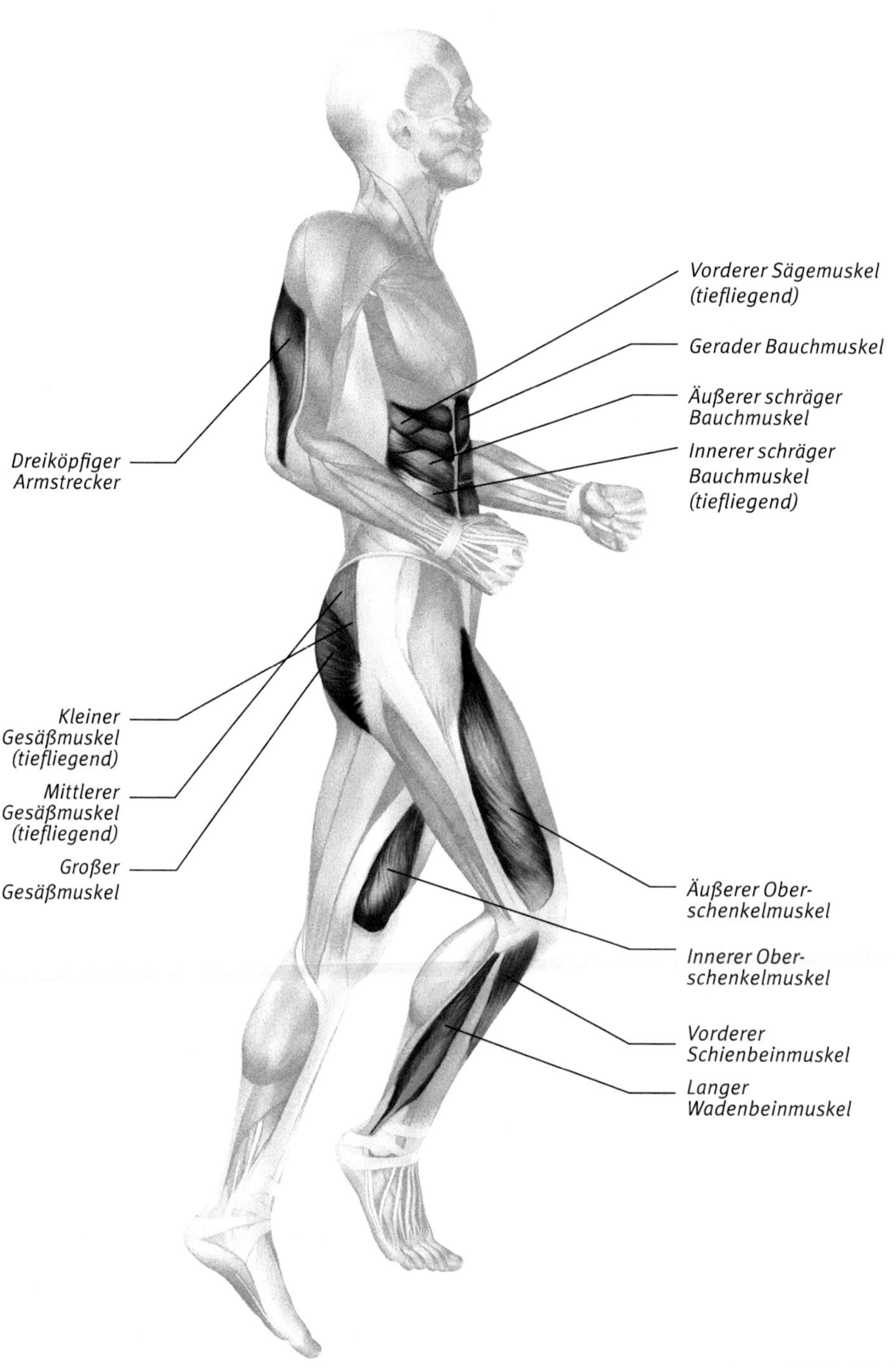
Vorderer Sägemuskel (tiefliegend)
Gerader Bauchmuskel
Äußerer schräger Bauchmuskel
Innerer schräger Bauchmuskel (tiefliegend)
Dreiköpfiger Armstrecker
Kleiner Gesäßmuskel (tiefliegend)
Mittlerer Gesäßmuskel (tiefliegend)
Großer Gesäßmuskel
Äußerer Oberschenkelmuskel
Innerer Oberschenkelmuskel
Vorderer Schienbeinmuskel
Langer Wadenbeinmuskel

Muskel Vorderer Sägemuskel
Lage Seitlich am Rumpf, an den Rippen (tiefliegend).
Funktion Schulterblatt am Rumpf stabilisieren und nach vorn ziehen, Arm nach vorn über Horizontale heben.
Übung Foto 1 (klein), 2, 3 (klein), 4
Ausgangposition Foto klein
Endposition Foto groß

Muskel Gerader Bauchmuskel
Lage Vorne am Rumpf (oberflächlich liegend).
Funktion Rumpf nach vorne neigen. Beckenaufrichtung. Stabilisation des Rumpfes.
Übung Foto 5 (klein), 6

Muskel Schräger Bauchmuskel (äußerer und innerer)
Lage Äußerer: vorne, seitlich am Rumpf (oberflächlich liegend).
Innerer: vorne, seitlich am Rumpf (tiefer als äußerer).
Funktion Rumpf zur Seite neigen, zur Gegenseite drehen. Unterstützt das Beugen des Rumpfes nach vorne.
Rumpf zur gleichen Seite neigen und drehen. Unterstützt das Beugen des Rumpfes nach vorne.
Übung Foto 7 (klein), 8

Muskel Kapuzenmuskel (Trapezius), querer und aufsteigender Anteil
Lage Am oberen Rückenbereich/Brustwirbelsäule (oberflächlich liegend).
Funktion Schulterblätter zur Wirbelsäule annähern, senken.
Übung Foto 9 (klein), 10, 11 (klein), 12

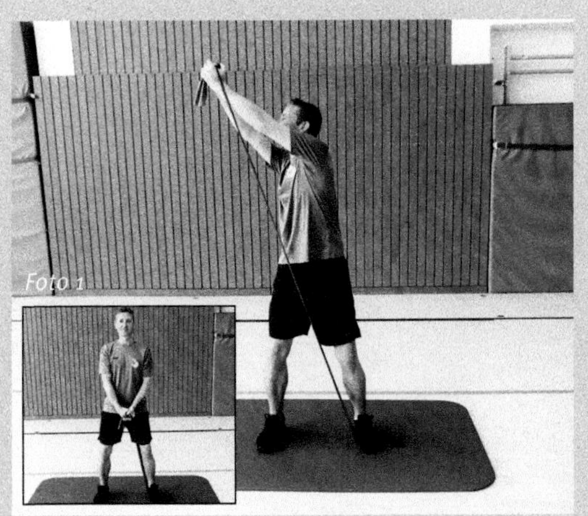
Foto 1

Foto 2

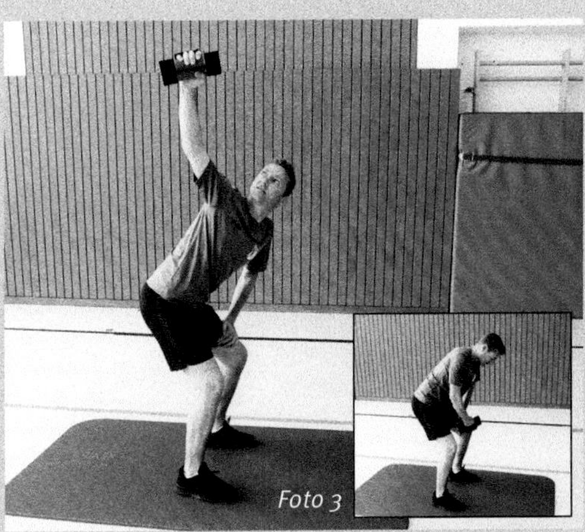
Foto 3

Foto 4

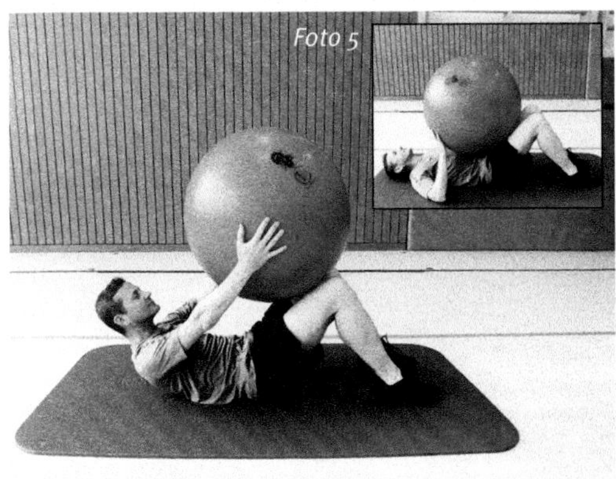
Foto 5

Foto 6

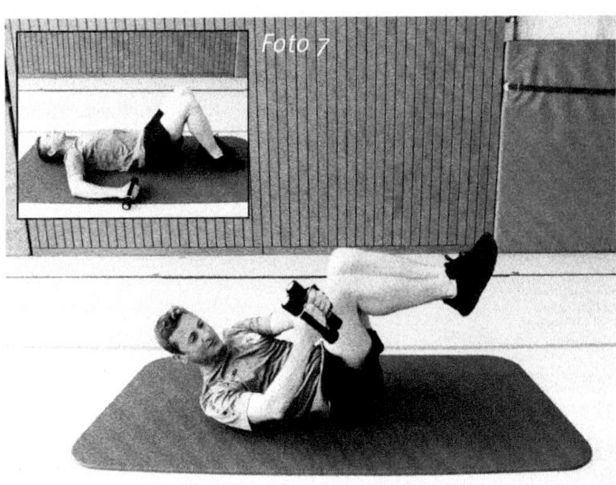
Foto 7

Foto 8

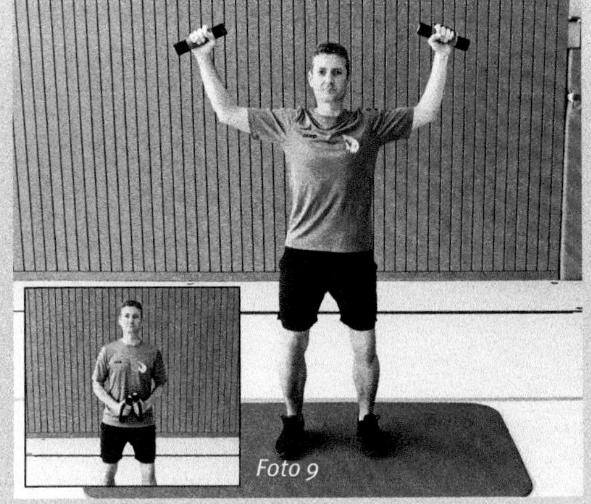

Foto 9

Foto 10

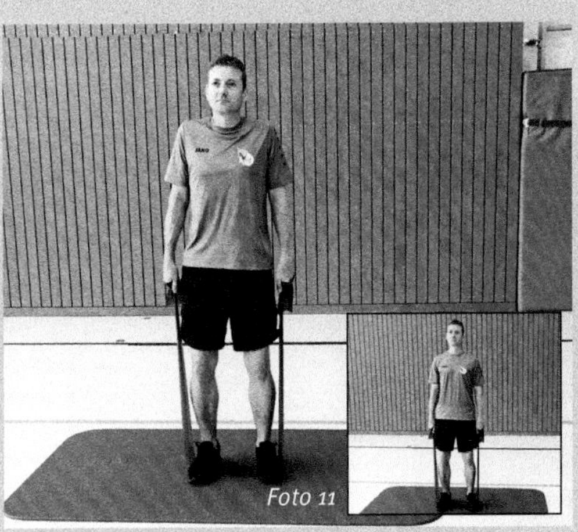
Foto 11

Foto 12

Muskel	Rückenstrecker der BWS
Lage	Am oberen Rückenbereich entlang der Brustwirbelsäule (tiefliegend).
Funktion	Streckt, stabilisiert, dreht und neigt die Brustwirbelsäule.
Übung	Foto 13 (klein), 14, 15 (klein), 16

Muskel	Großer und kleiner Rautenmuskel
Lage	Am oberen Rückenbereich/Brustwirbelsäule zwischen den Schulterblättern (tiefliegend).
Funktion	Schulterblätter heben, zur WS ziehen. Stabilisation des Schultergürtels.
Übung	Foto 17 (klein), 18, 19 (klein), 20

Muskel	Dreiköpfiger Armmuskel
Lage	Hinten am Oberarm (oberflächlich liegend).
Funktion	Ellenbogen strecken, Arm nach hinten führen. Adduktion im Schultergelenk.
Übung	Foto 21 (klein), 22, 23 (klein), 24

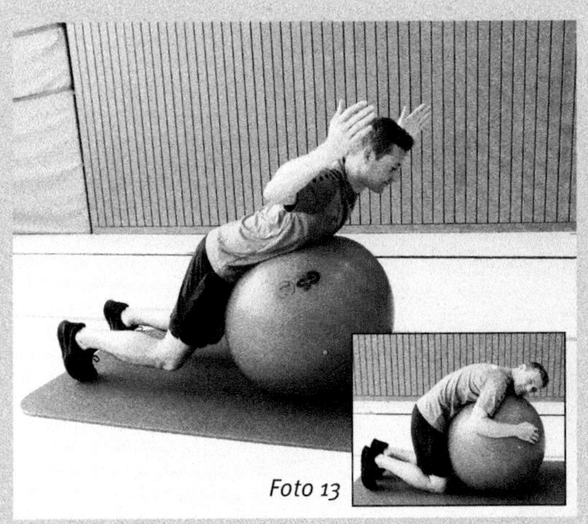

Foto 13

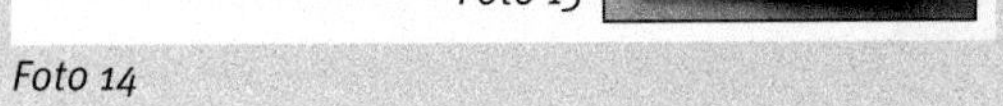

Foto 14

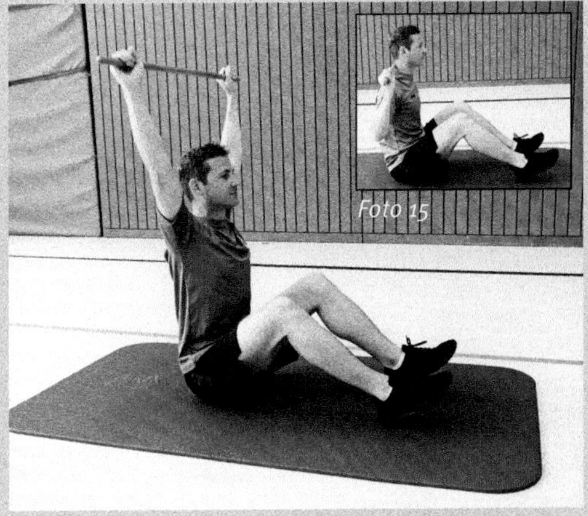

Foto 15

Foto 16

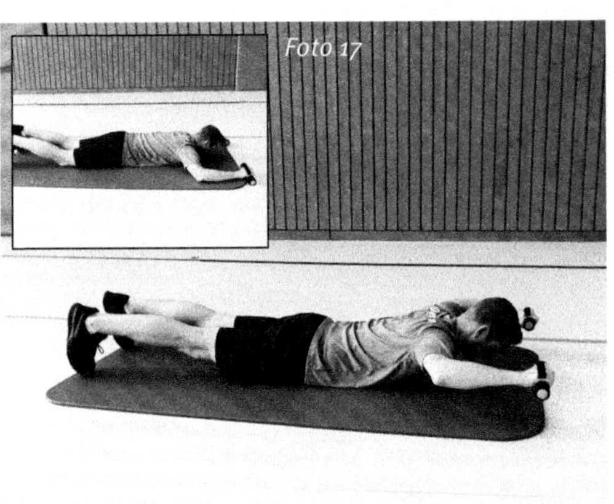

Foto 17

Foto 18

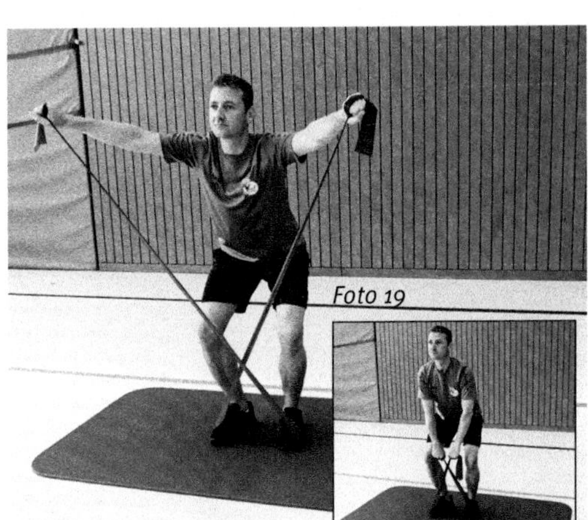

Foto 19

Foto 20

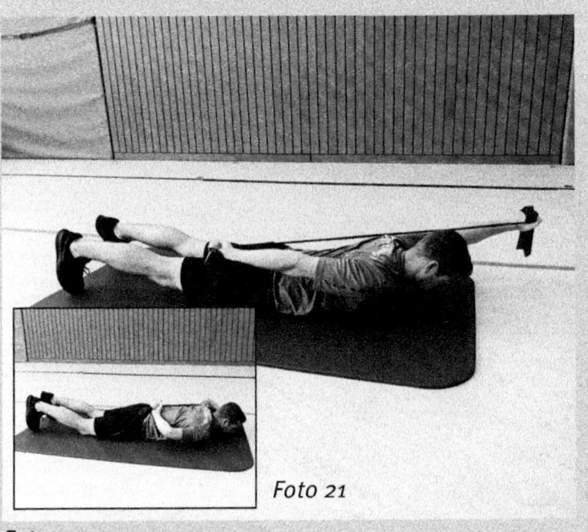

Foto 21

Foto 22

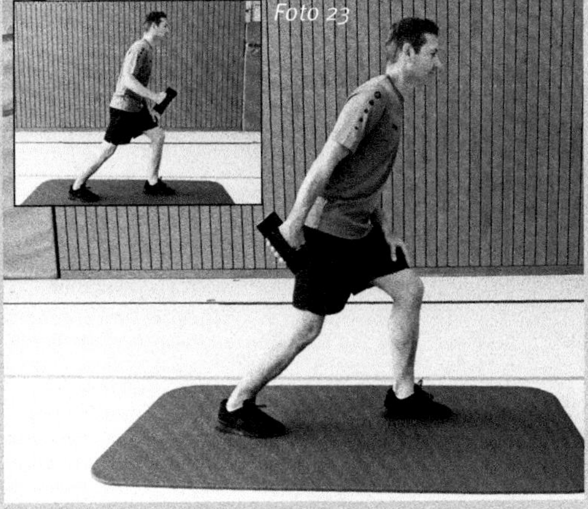

Foto 23

Foto 24

Muskel	Großer Gesäßmuskel
Lage	Hinten am Beckenbereich (oberflächlich liegend).
Funktion	Aufrichtung und Stabilisierung des Rumpfes. Oberschenkel im Hüftgelenk strecken, Bein auswärts drehen.
Übung	Foto 25 (klein), 26, 27 (klein), 28

Muskel	Mittlerer und kleiner Gesäßmuskel
Lage	Hinten am Beckenbereich (tiefliegend).
Funktion	Abduktion im Hüftgelenk. Verhindert das Abkippen des Beckens zur Gegenseite.
Übung	Foto 29 (klein), 30, 31 (klein), 32

Muskulatur	Vordere Oberschenkelmuskulatur
Muskel	Vierköpfiger Schenkelstrecker
Lage	Vorderseite des Oberschenkels (oberflächlich liegend).
Funktion	Knie strecken, Kniegelenk stabilisieren.
Übung	Foto 33 (klein), 34, 35 (klein), 36

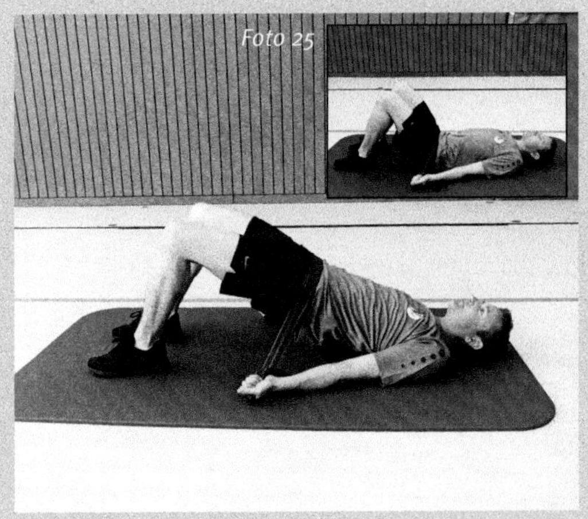
Foto 25
Foto 26

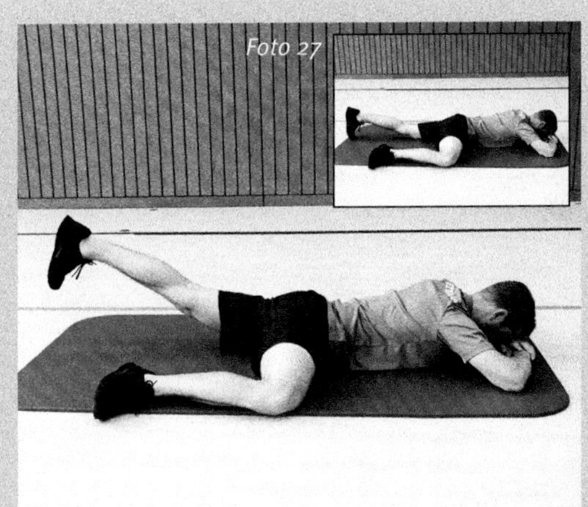
Foto 27
Foto 28

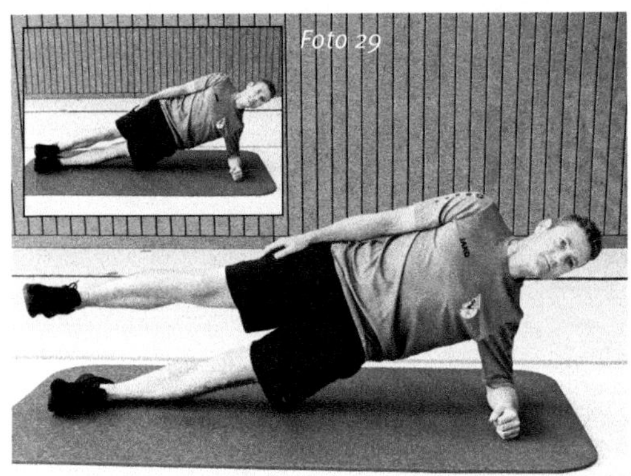
Foto 29
Foto 30

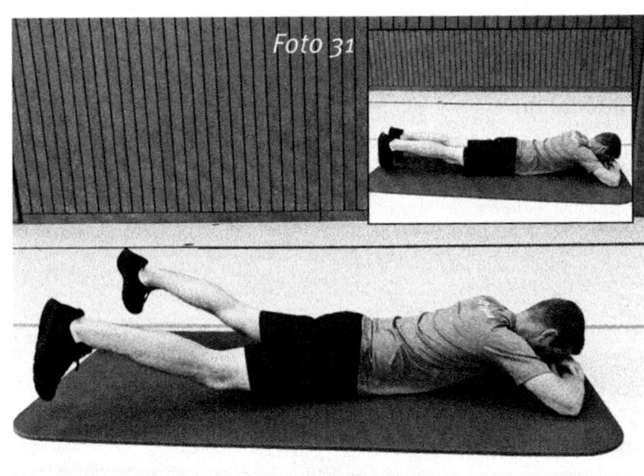
Foto 31
Foto 32

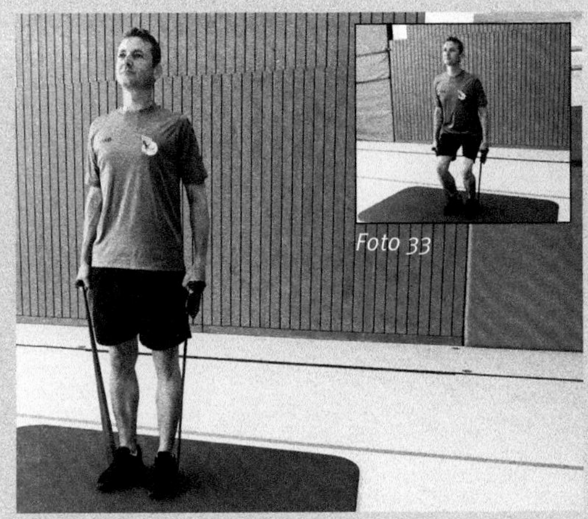
Foto 33
Foto 34

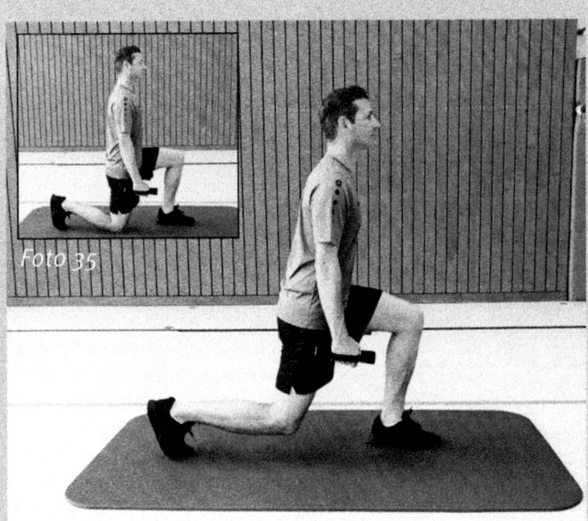
Foto 35
Foto 36

Muskel	Vorderer Schienbeinmuskel
Lage	Vorne am Schienbein (oberflächlich liegend).
Funktion	Fuß hochheben, Fußinnenrand anheben.
Übung	Einen Fuß (beide Füße) maximal beugen. Foto 37 (klein), 38, 39 (klein), 40

Muskel	Langer Wadenbeinmuskel
Lage	Seitlich am Schienbein (oberflächlich liegend).
Funktion	Fuß strecken, Fußaußenrand anheben, Aufrichtung des Fußes beim Aufsetzen auf den Boden. Fuß-Pronation. Beteiligt sind auch Zwillingswadenmuskel, Schollenmuskel.
Übung	Einen Fuß (beide Füße) maximal strecken. Foto 41 (klein), 42, 43 (klein), 44

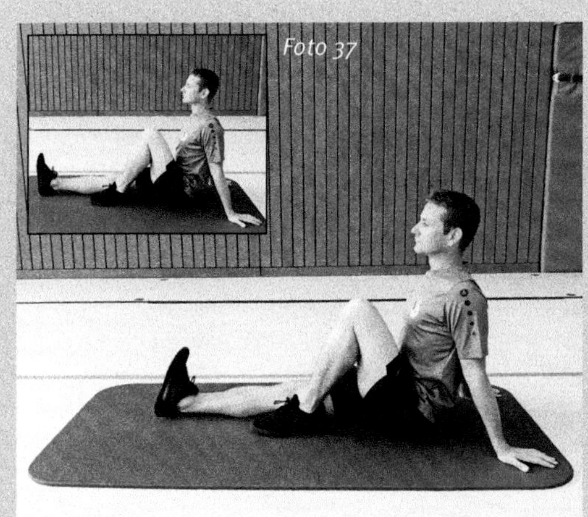
Foto 37
Foto 38

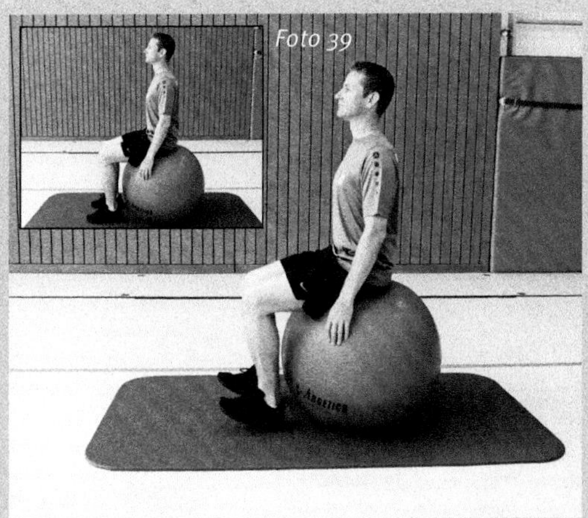
Foto 39
Foto 40

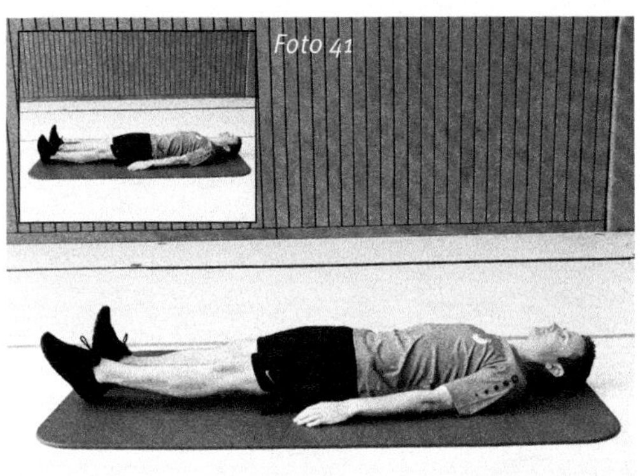
Foto 41
Foto 42

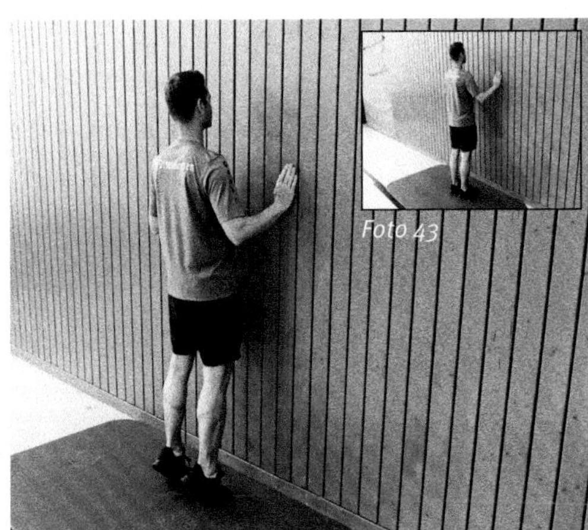
Foto 43
Foto 44

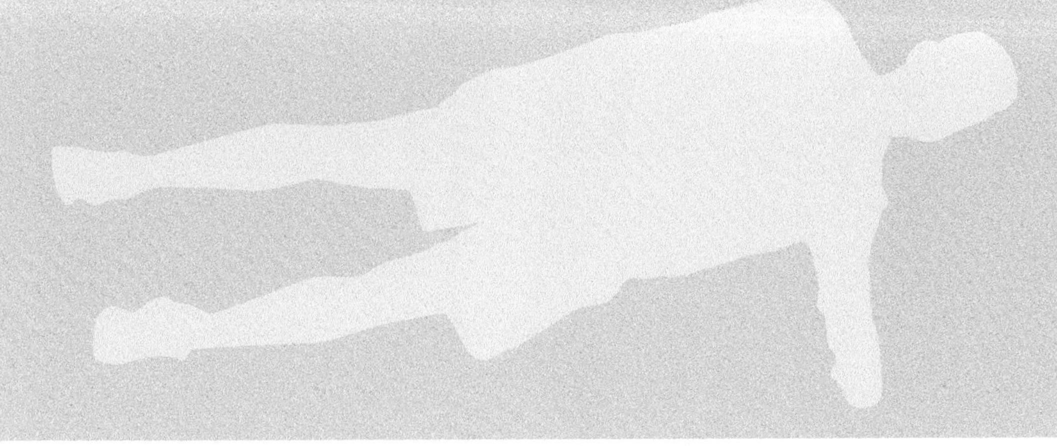

4.1.2 Welche Muskeln dehnen?

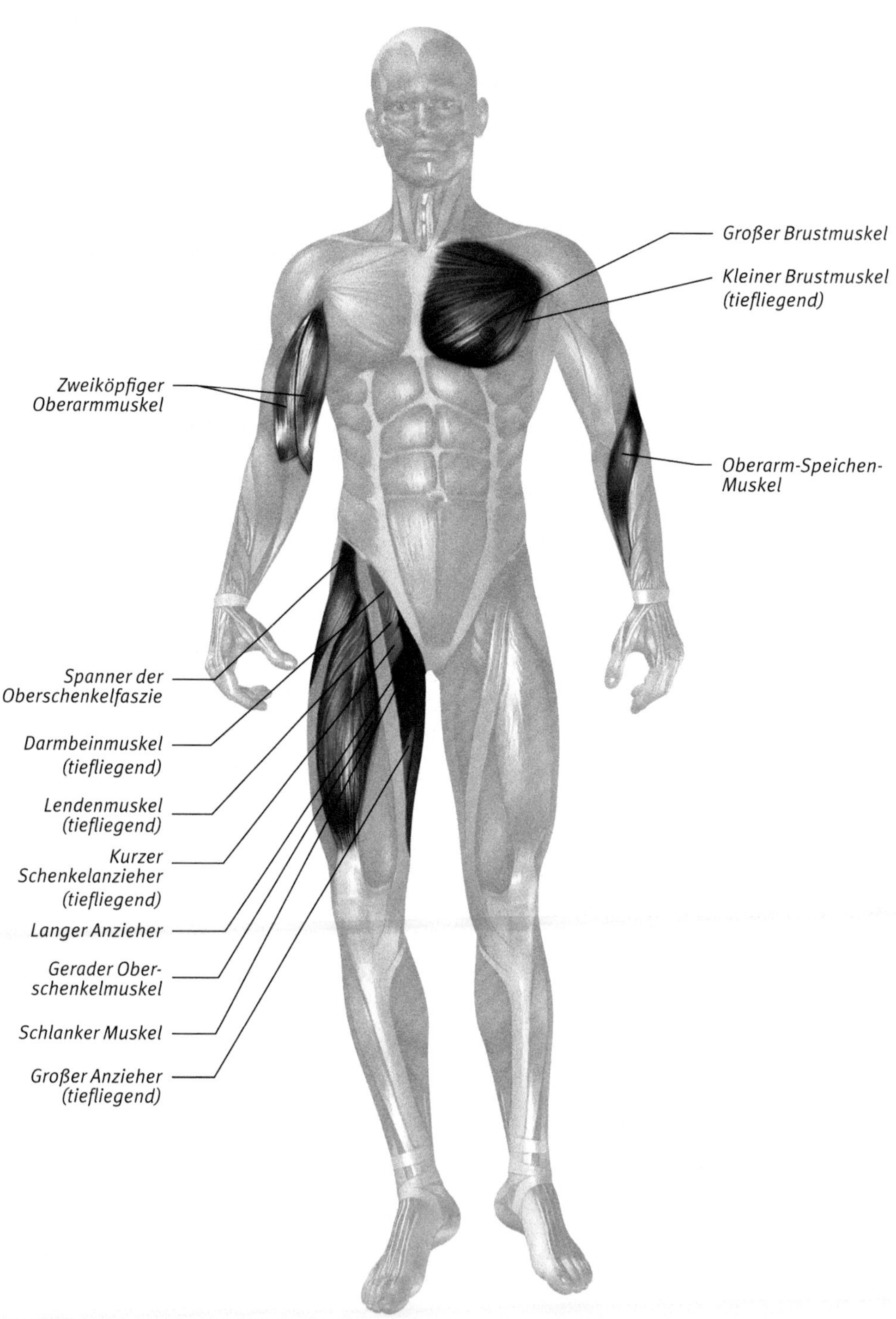

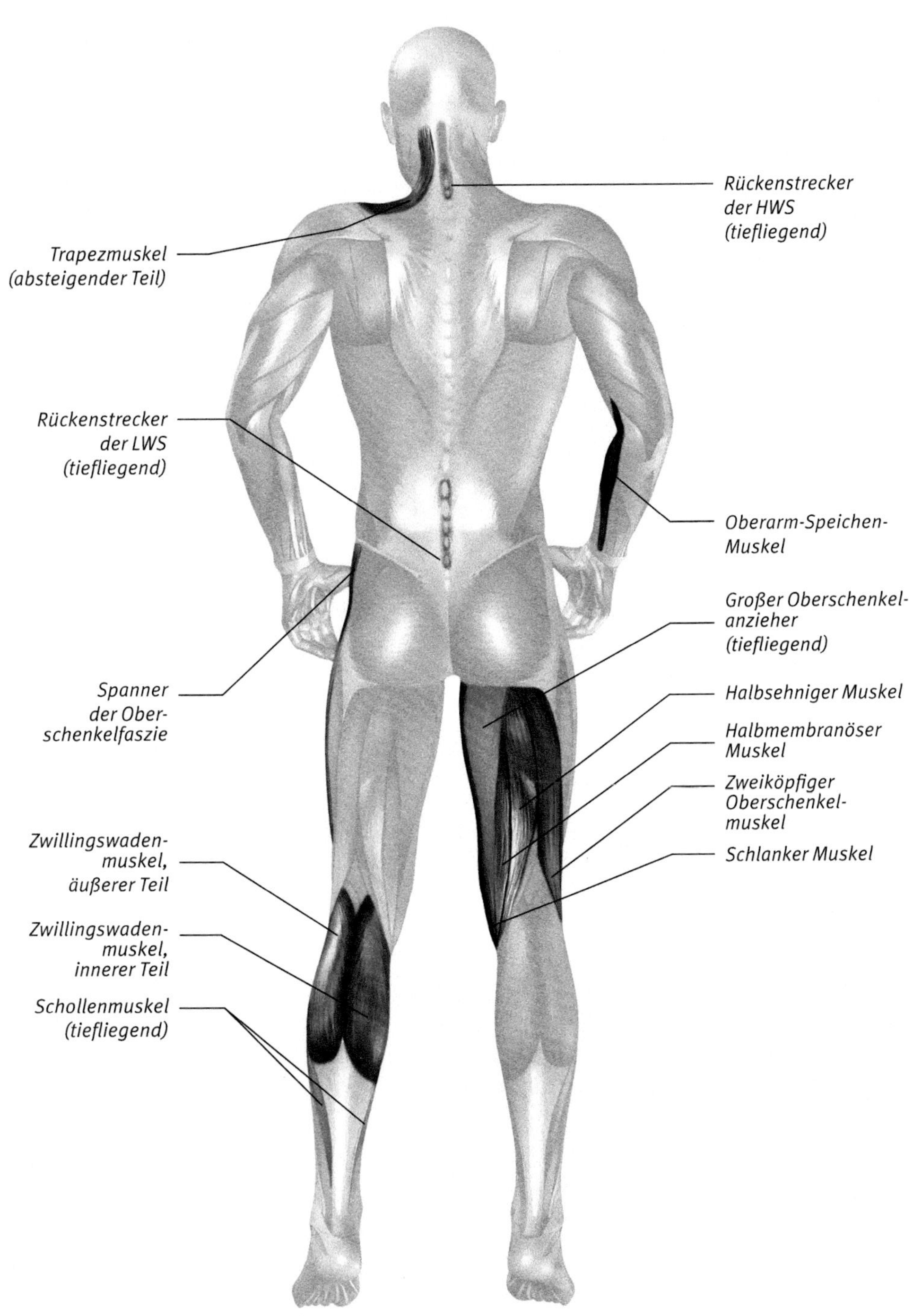
Rückenstrecker
der HWS
(tiefliegend)
Trapezmuskel
(absteigender Teil)
Rückenstrecker
der LWS
(tiefliegend)
Oberarm-Speichen-
Muskel
Großer Oberschenkel-
anzieher
(tiefliegend)
Spanner
der Ober-
schenkelfaszie
Halbsehniger Muskel
Halbmembranöser
Muskel
Zweiköpfiger
Oberschenkel-
muskel
Schlanker Muskel
Zwillingswaden-
muskel,
äußerer Teil
Zwillingswaden-
muskel,
innerer Teil
Schollenmuskel
(tiefliegend)

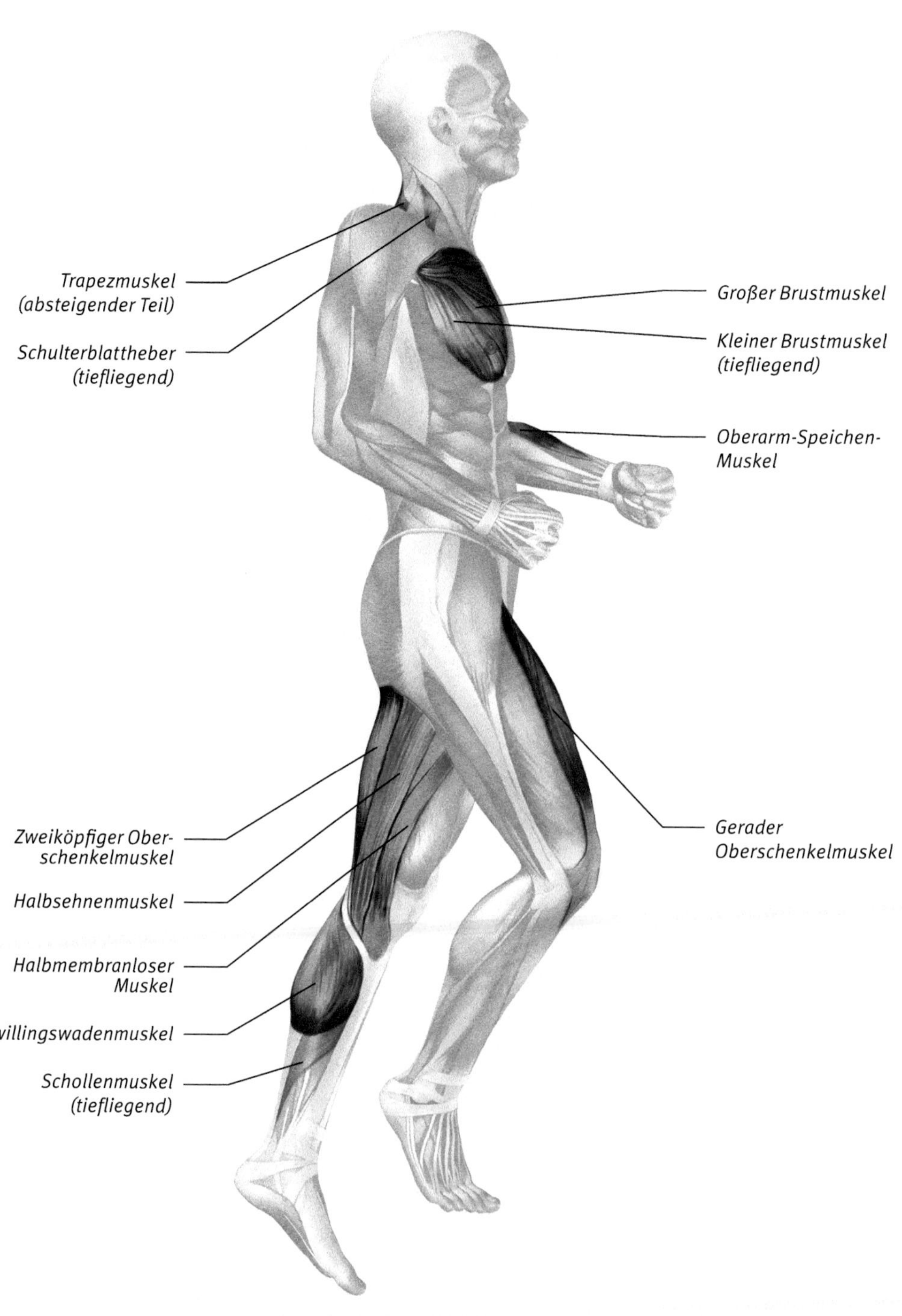
Trapezmuskel (absteigender Teil)
Schulterblattheber (tiefliegend)
Großer Brustmuskel
Kleiner Brustmuskel (tiefliegend)
Oberarm-Speichen-Muskel
Zweiköpfiger Oberschenkelmuskel
Halbsehnenmuskel
Halbmembranloser Muskel
Zwillingswadenmuskel
Schollenmuskel (tiefliegend)
Gerader Oberschenkelmuskel

Muskel Kapuzenmuskel (Trapezius), absteigender Anteil
Lage Im Nackenbereich/Halswirbelsäule (oberflächlich liegend).
Funktion Schulter heben, Halswirbelsäule strecken, Kopf zur gleichen Seite neigen.
Übung Foto 1, 2

Muskel Schulterblattheber
Lage Schulter-Nacken-Bereich (tiefliegend).
Funktion Schulterblatt heben, Kopf zur gleichen Seite neigen.
Übung Foto 1, 2

Muskel Rückenstrecker der HWS
Lage Am Nacken, entlang der Halswirbelsäule (tiefliegend).
Funktion Streckt und stabilisiert, dreht und neigt die Halswirbelsäule.
Übung Foto 1, 2, 3

Muskel Zweiköpfiger Armmuskel
Lage Vorne am Oberarm (oberflächlich liegend).
Funktion Arm im Ellenbogengelenk beugen, auswärts drehen, vorwärts heben.
Übung Foto 4, 5

Muskel Oberarm-Speichen-Muskel
Lage Vorne am Unterarm (oberflächlich liegend).
Funktion Arm im Ellenbogengelenk beugen.
Übung Foto 4, 5

Muskel Großer Brustmuskel
Lage Vorne, am Brustkorb (oberflächlich liegend).
Funktion Arm aus allen Positionen nach vorne zur Körpermitte hinführen.
Arm einwärts drehen.
Übung Foto 6, 7

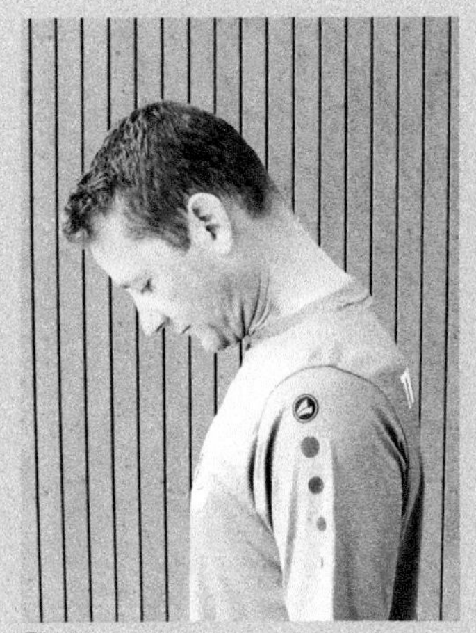

Foto 1

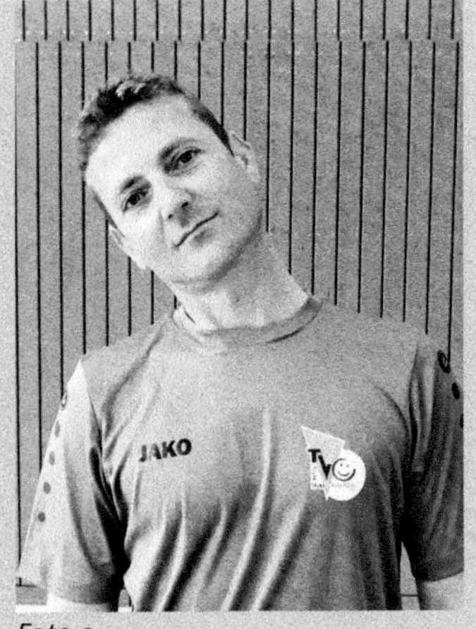

Foto 2

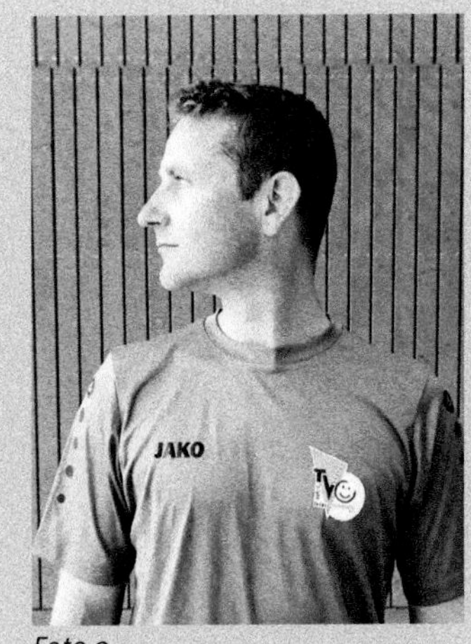

Foto 3

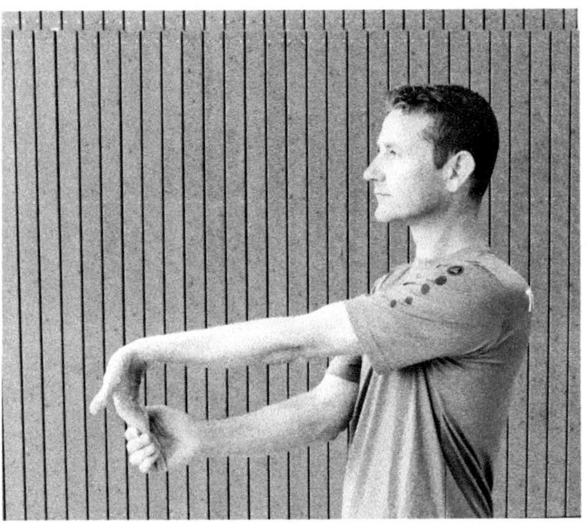

Foto 4

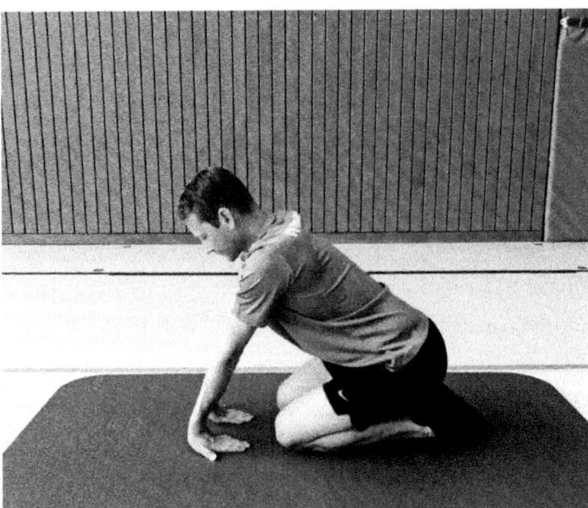

Foto 5

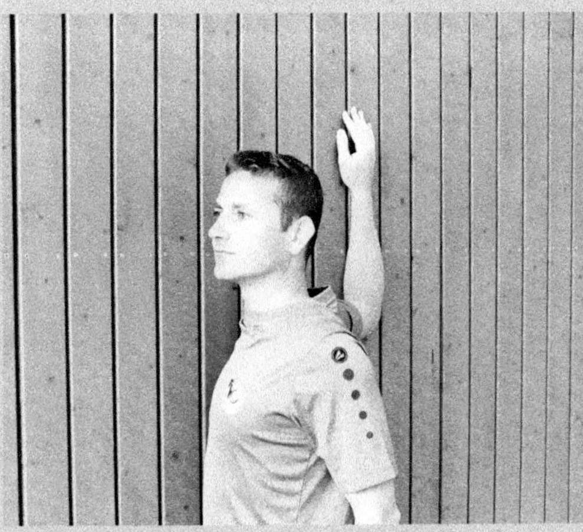

Foto 6

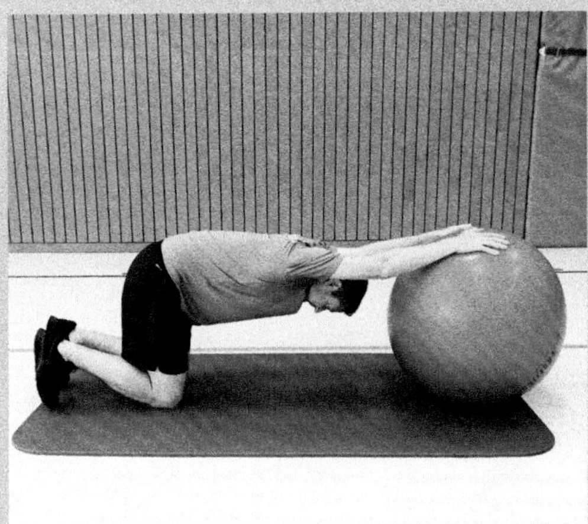

Foto 7

Muskel	Rückenstrecker der LWS
Lage	Unten am Rücken, entlang der Lendenwirbelsäule (tiefliegend).
Funktion	Streckt, stabilisiert und neigt die Lendenwirbelsäule.
Übung	Foto 8, 9

Muskel	Spanner der Oberschenkelfaszie/-binde
Lage	Vorderseite des Beckenkamms (oberflächlich liegend).
Funktion	Beugt und abduziert das Bein im Hüftgelenk. Innenrotation der Hüfte.
Übung	Foto 10, 11

Muskel	Lenden-Darmbeinmuskel
Lage	Übergang von der Lendenwirbelsäule zur Oberschenkelvorderseite (tiefliegend).
Funktion	Bein im Hüftgelenk beugen, Becken nach vorne kippen. Beine zum Körper ziehen.
Übung	Foto 10, 11

Muskulatur	Vordere Oberschenkelmuskulatur, vierköpfiger Schenkelstrecker
Muskel	Gerader Oberschenkelmuskel, äußerer Oberschenkelmuskel
Lage	Vorderseite des Oberschenkels (oberflächlich liegend).
Funktion	Knie strecken, Hüfte beugen, Kniegelenk stabilisieren.
Übung	Foto 12, 13

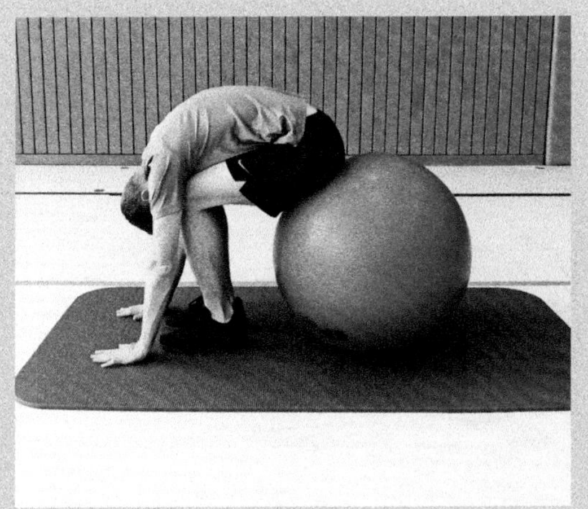
Foto 8

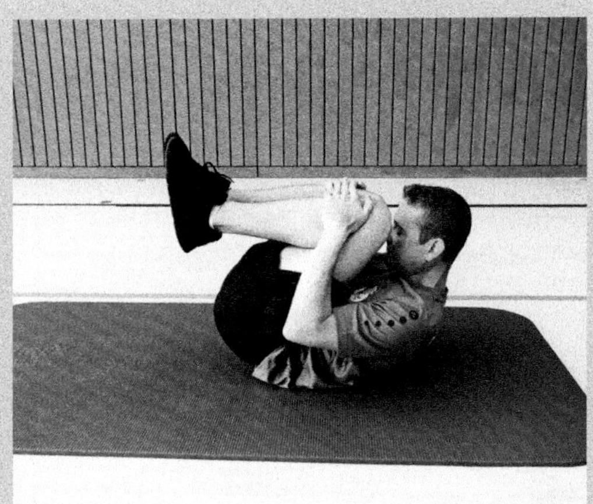
Foto 9

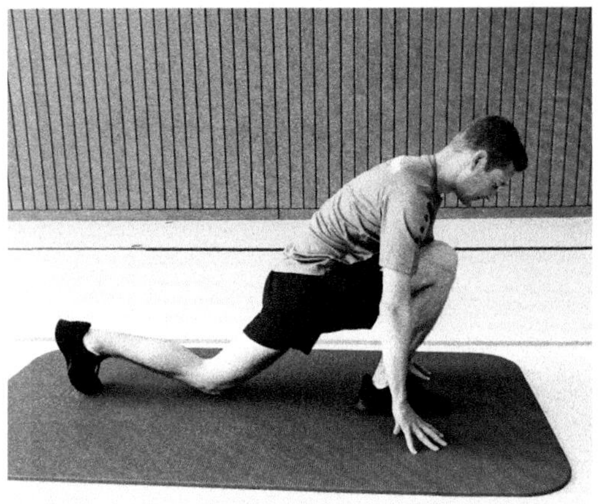
Foto 10

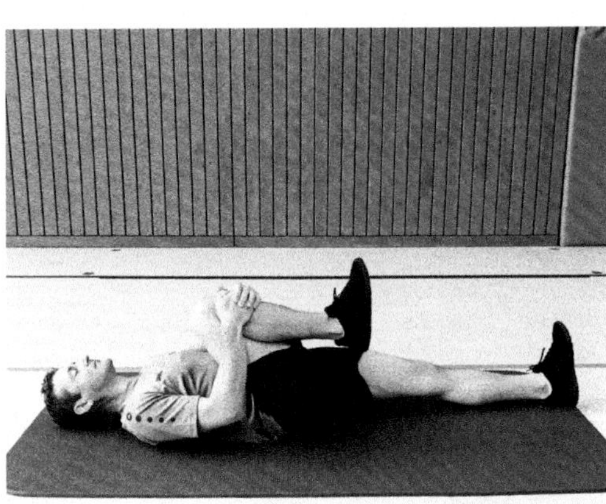
Foto 11

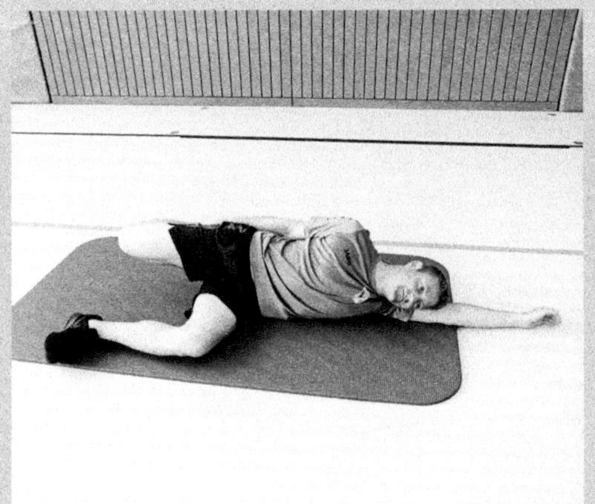
Foto 12

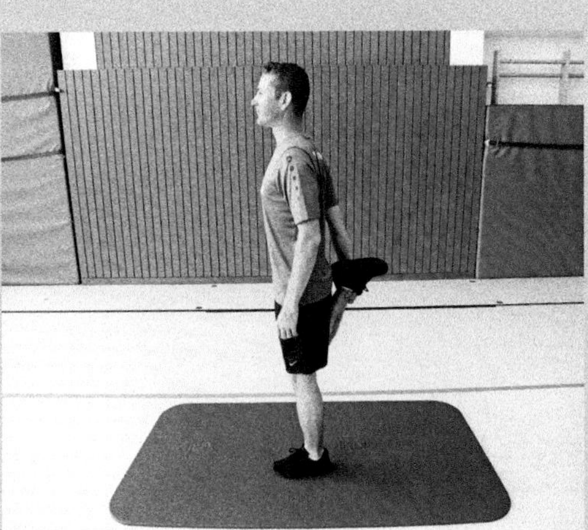
Foto 13

Muskulatur	Hintere Oberschenkelmuskulatur
Muskel	Zweiköpfiger Schenkelmuskel, Halbsehnenmuskel, Halbmembranöser (Plattsehnenmuskel).
Lage	Rückseite des Oberschenkels (oberflächlich liegend).
Funktion	Knie beugen, Hüfte strecken, Kniegelenk stabilisieren.
Übung	Foto 14, 15

Muskel	Großer Schenkelanzieher, schlanker Muskel
Lage	Innenseite des Oberschenkels (tiefliegend, oberflächlich liegend).
Funktion	Oberschenkel heranziehen, Hüftgelenk und Kniegelenk beugen.
Übung	Foto 16, 17

Muskulatur	Wadenmuskulatur (oberer Bereich)
Muskel	Zwillingswadenmuskel
Lage	Rückseite des Unterschenkels (oberflächlich liegend).
Funktion	Knie beugen, Fuß strecken im oberen Sprunggelenk.
Übung	Foto 18

Muskulatur	Wadenmuskulatur (unterer Bereich)
Muskel	Schollenmuskel
Lage	An der Rückseite des Unterschenkels (tiefliegend).
Funktion	Fuß strecken im oberen Sprunggelenk.
Übung	Foto 19

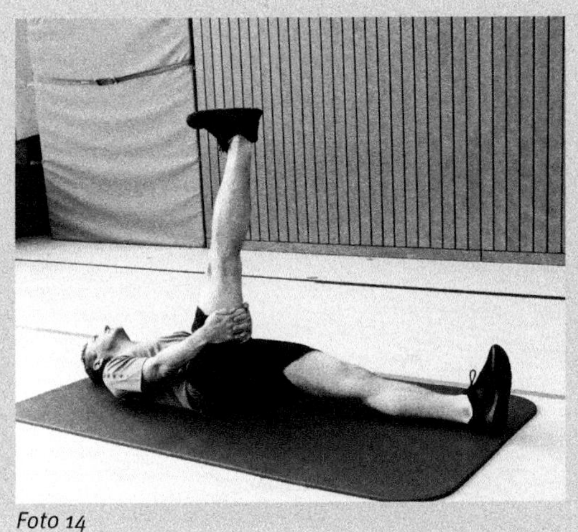
Foto 14

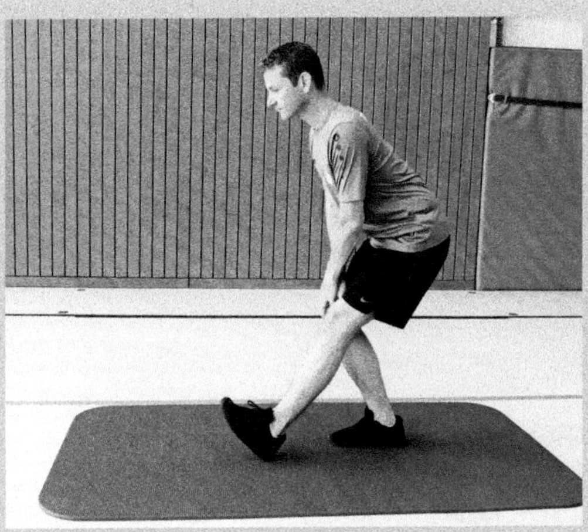
Foto 15

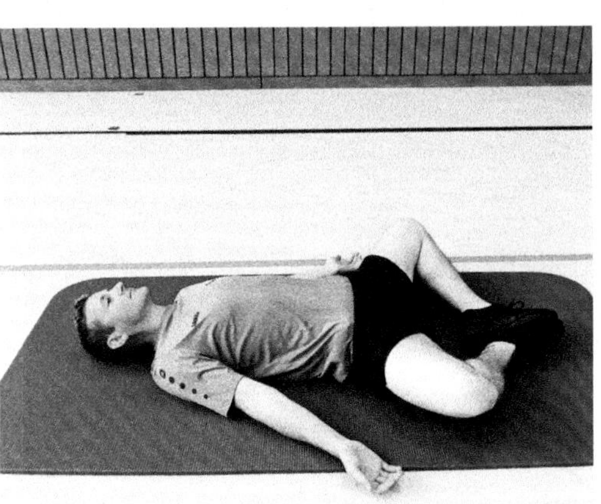
Foto 16

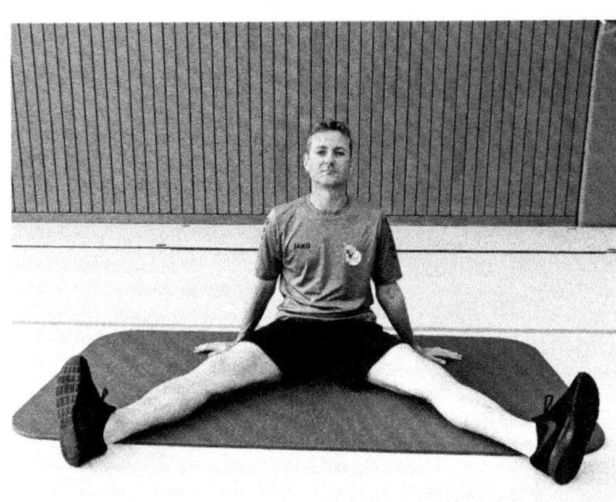
Foto 17

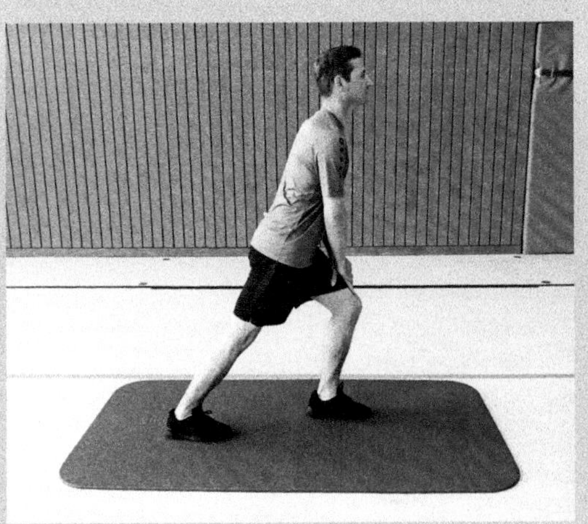
Foto 18

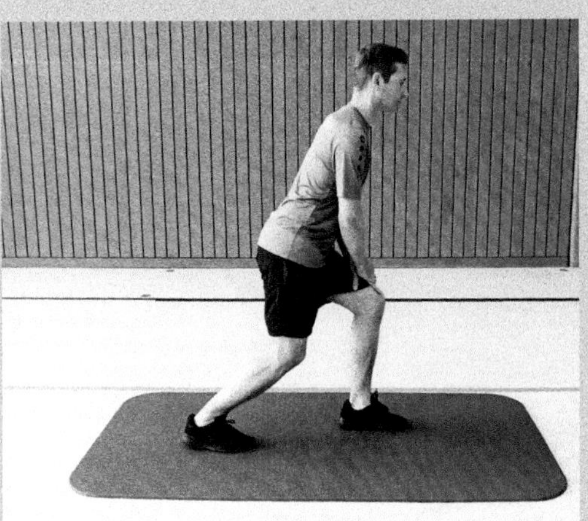
Foto 19

4.2 Körperstatik (Haltungsschwächen)

Welche Muskeln kräftigen?	Welche Muskeln dehnen?
4.2.1 Hohlrücken	
Bauchmuskulatur Großer Gesäßmuskel Hintere Oberschenkelmuskeln (ischiocrurale Muskulatur)	Langer Rückenstrecker (LWS) Lenden-Darmbeinmuskel Vierköpfiger Schenkelstrecker (gerader Schenkelstrecker)
4.2.2 Rundrücken	
Deltamuskel (hinterer Anteil) Kapuzenmuskel (querverlaufender und aufsteigender Anteil) Langer Rückenstrecker (BWS)	Deltamuskel (vorderer Anteil) Großer Brustmuskel Bauchmuskulatur
4.2.3 Hohlrundrücken	
Deltamuskel (hinterer Anteil) Kapuzenmuskel (querverlaufender Anteil) Langer Rückenstrecker (BWS) Bauchmuskulatur Großer Gesäßmuskel Hintere Oberschenkelmuskeln (ischiocrurale Muskulatur)	Deltamuskel (vorderer Anteil) Großer Brustmuskel Langer Rückenstrecker (LWS) Lenden-Darmbeinmuskel Vierköpfiger Schenkelstrecker (gerader Schenkelstrecker)
4.2.4 Totalrundrücken	
Deltamuskel (hinterer Anteil) Kapuzenmuskel (querverlaufender und aufsteigender Anteil) Langer Rückenstrecker (BWS) Langer Rückenstrecker (LWS) Lenden-Darmbeinmuskel Vierköpfiger Schenkelstrecker (gerader Schenkelstrecker)	Deltamuskel (vorderer Anteil) Großer Brustmuskel Bauchmuskulatur Großer Gesäßmuskel Hintere Oberschenkelmuskeln (ischiocrurale Muskulatur)
4.2.5 Flachrücken	
Deltamuskel (vorderer Anteil) Großer Brustmuskel Breiter Rückenmuskel Langer Rückenstrecker (LWS) Lenden-Darmbeinmuskel Vierköpfiger Schenkelstrecker (gerader Schenkelstrecker)	Deltamuskel (hinterer Anteil) Kapuzenmuskel (querverlaufender Anteil) Langer Rückenstrecker (BWS) Bauchmuskulatur Großer Gesäßmuskel Hintere Oberschenkelmuskeln (ischiocrurale Muskulatur)

4.2.1 **Hohlrücken,** siehe Seite 136

Übungen zur Kräftigung

Ausgangsstellung	„Grundhaltung Rückenlage“.
Übungsausführung	Heben Sie Kopf und Schultergürtel an. Die Hände nach vorne neben die Knie ziehen. Foto 1
Hinweis	Der Blick bleibt nach vorn gerichtet.
Variationen	Die Arme sind in der Hochhalteposition. Foto 2 (klein) Die Beine sind nacheinander in 90°-Winkel gebeugt. Die Hände liegen am Hinterkopf. Den rechten Ellenbogen in Richtung des linken Knies führen. Foto 3 Die linke Hand liegt am Hinterkopf. Die rechte Hand nach vorne außen am linken Knie vorbeiführen. Foto 4 (klein)

Ausgangsstellung	„Grundhaltung Bauchlage“. Die Arme sind gebeugt, und die Stirn liegt auf den Händen.
Übungsausführung	Das rechte Bein anheben. Das angehobene Bein langsam auf- und abwärts bewegen. Foto 5 Kopf, Schulter und Oberkörper bleiben am Boden liegen.
Variationen	Das rechte Bein im Kniegelenk beugen, und Oberschenkel des gebeugten Beines heben und senken. Foto 6 (klein) „Grundhaltung Unterarmekniestütz“. Ein Bein ist gestreckt. Heben und senken Sie das gestreckte Bein. Foto 7 Bein in Kniegelenk beugen. Bein nach oben und nach unten führen. Foto 8 (klein)

Ausgangsstellung	„Grundhaltung Rückenlage“, TB liegt auf den Hüften. Mit dem Handrücken TB neben dem Becken seitlich am Boden fixieren.
Übungsausführung	Heben Sie das Becken und die Wirbelsäule Wirbel für Wirbel vom Boden ab. Endposition halten. Foto 9
Hinweis	Der Körper bildet von den Schultern bis zu den Knien eine Linie.
Variationen	Ein Bein ist im 90°-Winkel gebeugt. TB liegt am Unterschenkel. Mit dem Handrücken TB neben dem Becken seitlich am Boden fixieren. Heben und senken Sie das Becken. Foto 10 (klein). In der Endposition statisch mit kurzen Bewegungen (auf und ab).

Ausgangsstellung	„Grundhaltung Rückenlage“, die Füße mit den Fersen sind aufgesetzt und die Fußspitzen angezogen.
Übungsausführung	Die Fersen und Lendenwirbelsäule nach unten gegen den Boden drücken. Foto 11
Hinweis	Endposition statisch halten.

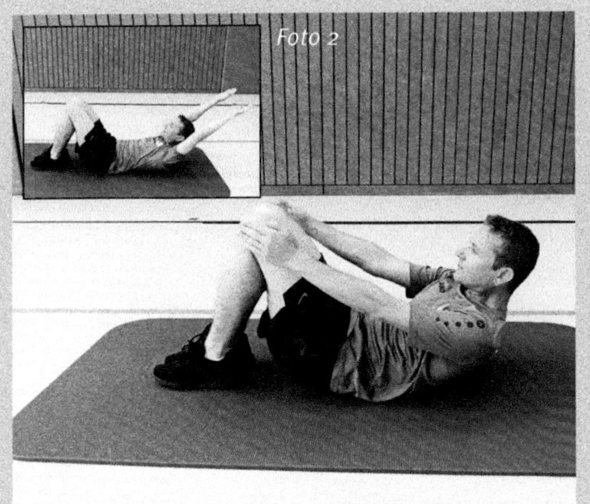

Foto 1

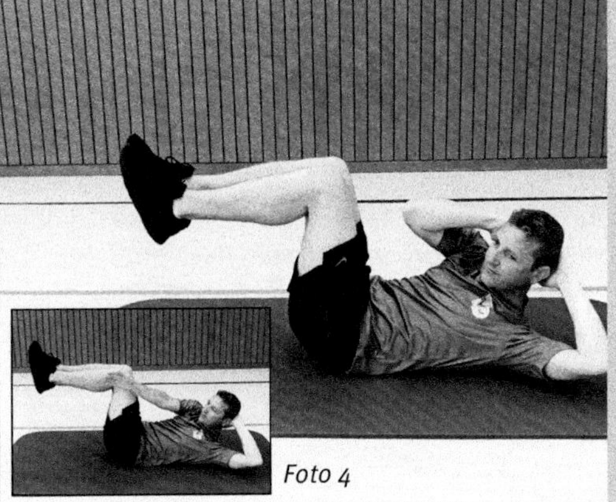

Foto 3

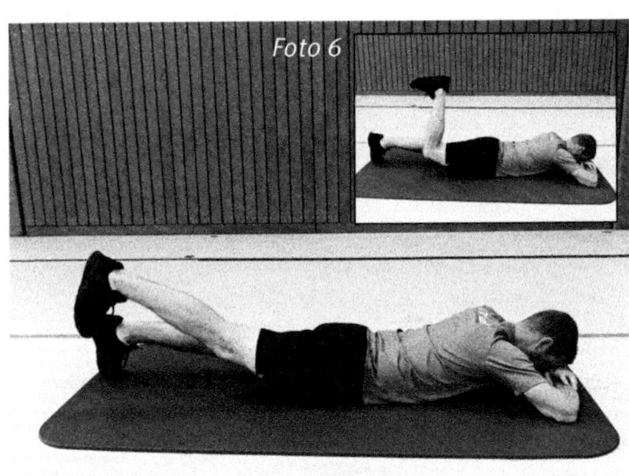

Foto 5

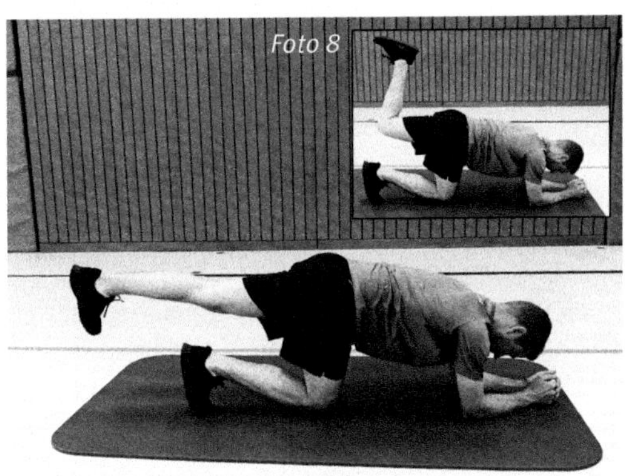

Foto 7

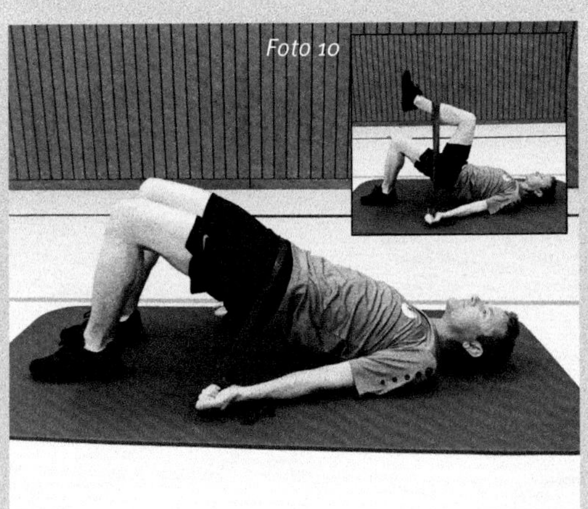

Foto 9

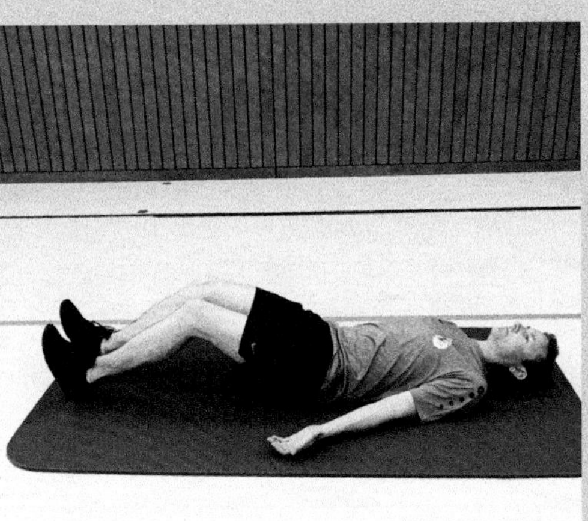

Foto 11

Übungen zur Dehnung

Ausgangsstellung „Grundhaltung Angehockter Sitz".
Übungsausführung Neigen Sie den Kopf zur Brust, machen Sie den Rücken rund und bringen Sie Ihren Kopf immer näher zu den Knien. Die Arme eng unter den Beinen kreuzen. Foto 12
Hinweis Blick bleibt zum Boden gerichtet.

Ausgangsstellung „Grundhaltung Rückenlage".
Übungsausführung Beugen Sie nacheinander die Beine, die Knie mit den Händen umfassen. Dann ziehen Sie das Kinn zur Brust, die Brust- und Lendenwirbelsäule rund werden lassen. Foto 13
Hinweis Gesäß verliert Kontakt zum Boden.

Ausgangsstellung „Grundhaltung Einbeinkniestand", die Hände stützen sich neben das angewinkelte Bein ab (am Boden).
Übungsausführung Verschieben Sie das vordere Bein nach vorne und nehmen den Oberkörper mit. Becken und Hüfte nach vorne unten schieben. Foto 14
Hinweis Halten Sie Oberkörper und Becken aufrecht.

Ausgangsstellung „Grundhaltung Rückenlage".
Übungsausführung Beugen Sie das rechte Bein. Umfassen Sie mit beiden Händen die Unterschenkelvorderseite des rechten Beins und ziehen Sie den Oberschenkel zum Körper. Foto 15
Hinweis Der Kopf und Oberkörper bleiben am Boden liegen.

Ausgangsstellung „Grundhaltung Seitenlage".
Übungsausführung Beugen Sie das rechte Bein und umfassen mit der rechten Hand das Sprunggelenk. Führen Sie das Knie nach unten und ziehen den Fuß zum Gesäß. Foto 16
Hinweis Halten Sie Oberkörper und Becken aufrecht.

Ausgangsstellung „Grundhaltung Stand".
Übungsausführung Beugen Sie das rechte Bein und umfassen mit der rechten Hand das Sprunggelenk. Führen Sie das Knie nach unten und ziehen den Fuß zum Gesäß. Foto 17
Hinweis Halten Sie Oberkörper und Becken aufrecht.

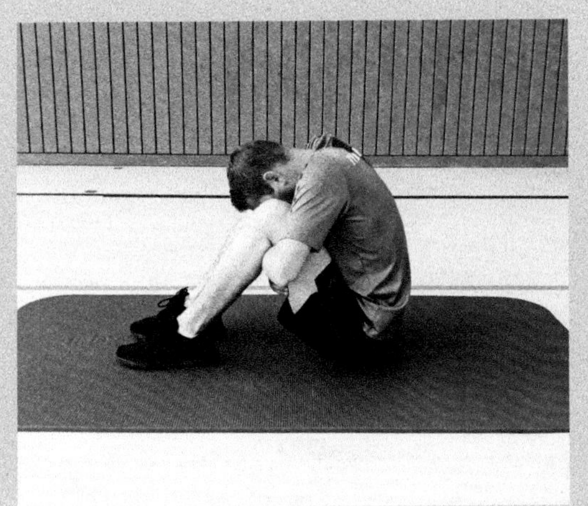

Foto 12

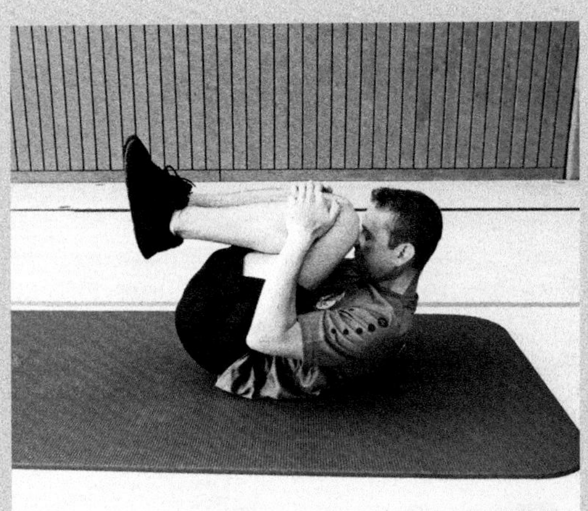

Foto 13

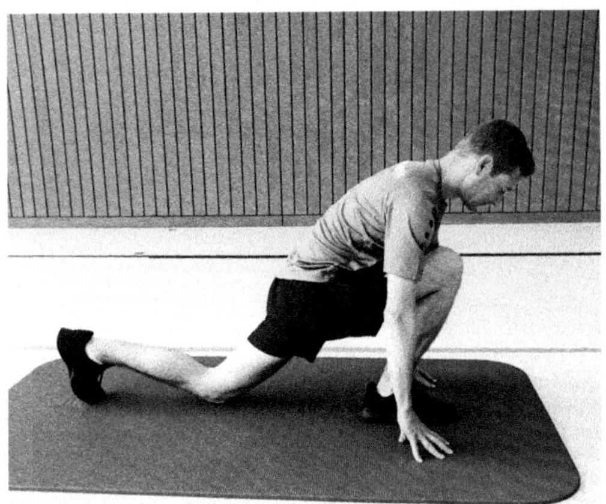

Foto 14

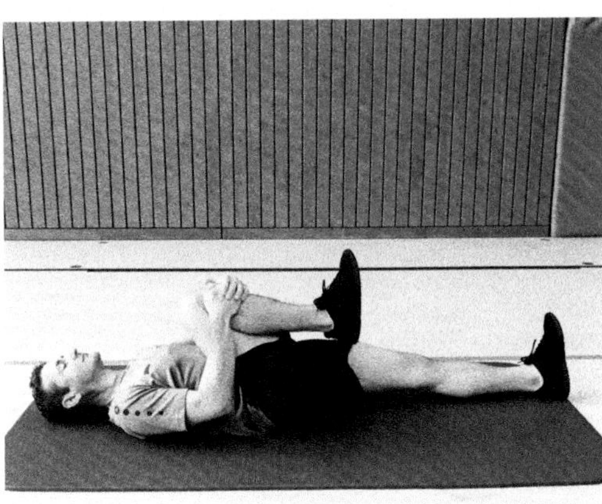

Foto 15

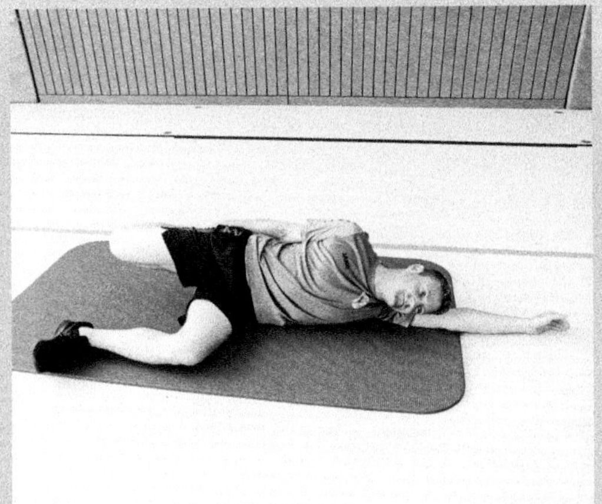

Foto 16

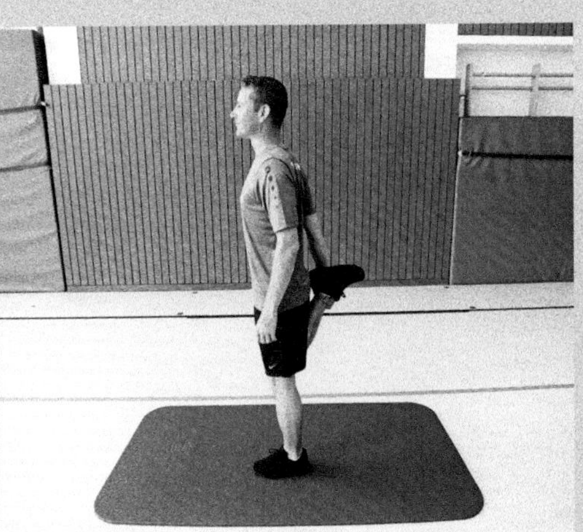

Foto 17

4.2.2 Rundrücken, siehe Seite 136

Übungen zur Kräftigung

Ausgangsstellung „Grundhaltung Bauchlage", die Arme sind in U-Halte neben dem Kopf, die Handflächen zeigen nach unten.

Übungsausführung Kopf, Schulter und Arme leicht anheben. Heben und senken Sie die Arme. Die Handflächen zeigen zueinander. Foto 1

Hinweis Blick bleibt zum Boden gerichtet, d. h. den Kopf in Verlängerung der Wirbelsäule halten.

Variationen Die Hände liegen am Hinterkopf. Foto 2 (klein)
Den gestreckten Arm leicht anheben und auf- und abwärts bewegen. Foto 3
Beide Arme sind gebeugt. Eine Hand am Hinterkopf und die andere am Kreuzbein. Armposition wechseln. Foto 4 (klein)

Ausgangsstellung „Grundhaltung Stand". Die Arme mit Hanteln vor dem Bauch.

Übungsausführung Führen Sie im Wechsel die Arme diagonal nach oben hinten. Foto 5

Hinweis Halten Sie die Spannung im ganzen Körper.

Variationen Beide Arme gleichzeitig diagonal nach oben hinten führen.
Die Arme sind im 90°-Winkel gebeugt vor der Brust. Öffnen und schließen Sie die Arme. Foto 6 (klein)

Ausgangsstellung „Grundhaltung Stand", Oberkörper mit geradem Rücken nach vorn geneigt. Die linke Hand stützt sich am Oberschenkel ab. Beide Hanteln in der rechten Hand mit gestrecktem Arm vor dem Körper. Foto 7 (klein)

Übungsausführung Führen Sie den rechten Arm diagonal nach oben hinten bei gleichzeitiger Rumpfrotation. Foto 8

Hinweis Die Bewegung kontrolliert ausführen.

Ausgangsstellung „Grundhaltung Stand", Hantel im Neutralgriff. Foto 9 (klein)

Übungsausführung Neigen Sie den Oberkörper mit geradem Rücken nach vorn und führen die Arme in Hochhalte. Foto 10

Hinweis Halten Sie die Spannung im ganzen Körper und Rücken gerade.
Führen Sie die Knie nicht über die Zehenspitzen.

Ausgangsstellung „Grundhaltung Angehockter Sitz", Stab im Nacken an den Enden gefasst. Foto 11 (klein)

Übungsausführung Führen Sie die Arme mit dem Stab in Hochhalte, und strecken Sie den Rücken vollständig. Foto 12

Variation In der Endposition ziehen Sie die Stabenden nach außen und schieben Sie den Stab zusammen.

Hinweis Versuchen Sie, den Brustwirbelsäulenbereich aufrecht zu halten.

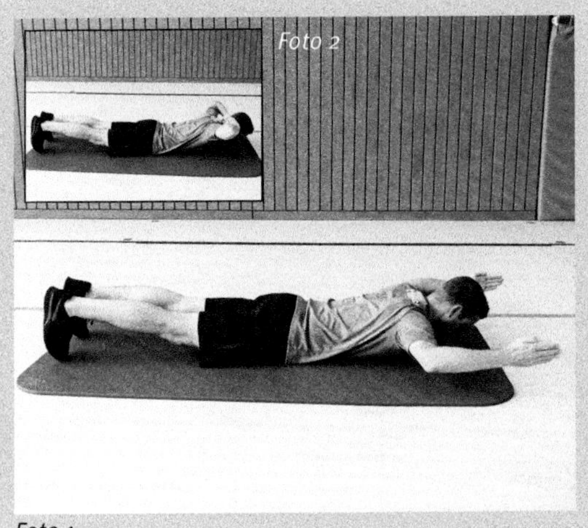
Foto 2
Foto 1

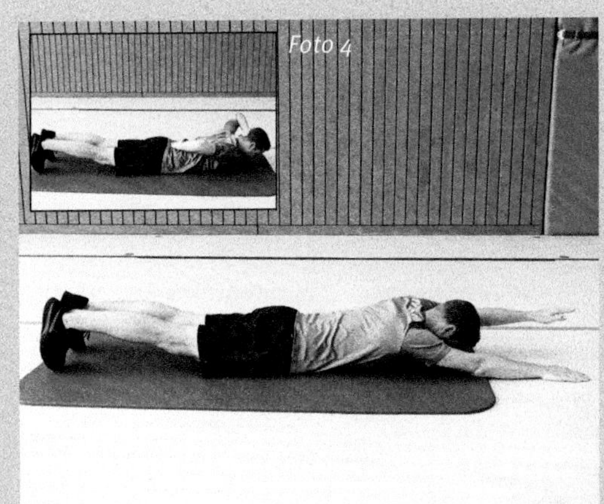
Foto 4
Foto 3

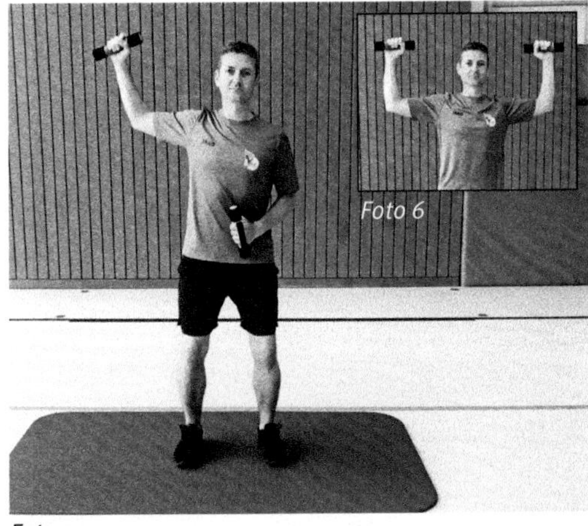
Foto 6
Foto 5

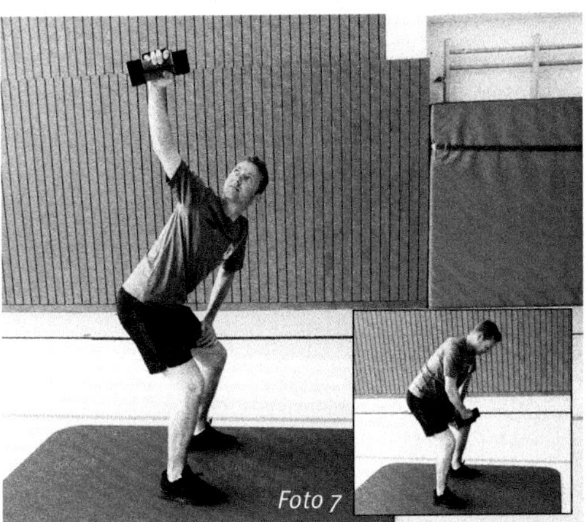
Foto 7
Foto 8

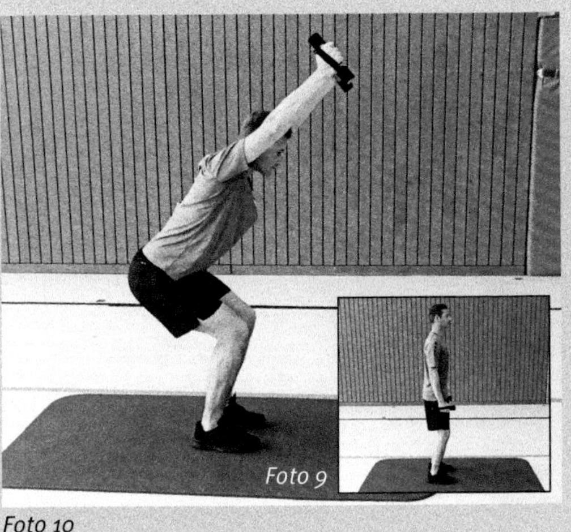
Foto 9
Foto 10

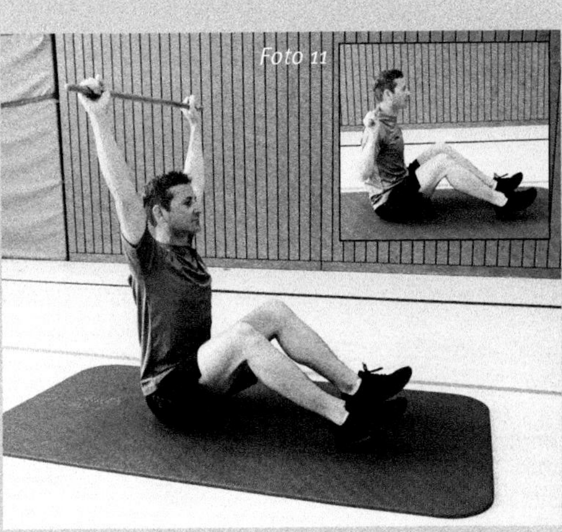
Foto 11
Foto 12

Übungen zur Dehnung

Ausgangsstellung „Grundhaltung Stand“.

Übungsausführung Legen Sie den gestreckten Arm gegen eine Wand auf Schulterhöhe nach hinten, und drehen Sie sich mit dem Schultergürtel nach vorne, lassen Sie den Arm jedoch an der gleichen Stelle. Foto 13

Hinweis Der Oberkörper bleibt fixiert und dreht sich nicht mit.

Ausgangsstellung „Grundhaltung Rückenlage“.

Übungsausführung Das rechte Bein beugen und über das gestreckte linke Bein zum Boden ablegen. Die Gegenhand befindet sich am gebeugten Bein. Foto 14

Hinweis Ihr Kopf bleibt gerade oder folgt der Bewegung.

Ausgangsstellung „Grundhaltung Bauchlage“. Die Unterarme liegen am Boden und stützen den Oberkörper.

Übungsausführung Heben Sie den Kopf und den Oberkörper gerade an. Foto 15

Ausgangsstellung „Grundhaltung Rückenlage am Ball“, die Hände sind am Nacken.

Übungsausführung Führen Sie den Kopf und den Oberkörper nach hinten. Foto 16

Ausgangsstellung „Grundhaltung Grätschstand“, die Arme sind in der Hochhalteposition.

Übungsausführung Umfassen Sie mit der linken Hand das rechte Handgelenk. Neigen Sie den Oberkörper zur Seite, und ziehen Sie dabei den rechten Arm schräg nach oben zur Seite. Foto 17

Hinweis Vermeiden Sie Ausweichbewegungen.

Ausgangsstellung Aus der „Grundhaltung Kniestand“ strecken Sie das linke Bein seitlich aus, die Arme sind in der Hochhalteposition.

Übungsausführung Neigen Sie den Oberkörper zur rechten Seite, und setzen Sie die rechte Hand oder die Faust auf. Führen Sie den anderen Arm über den Kopf zur Gegenseite. Foto 18

Hinweis Lassen Sie das Gesäß nicht nach hinten kippen.
Arm so weit wie möglich schräg nach oben ziehen.

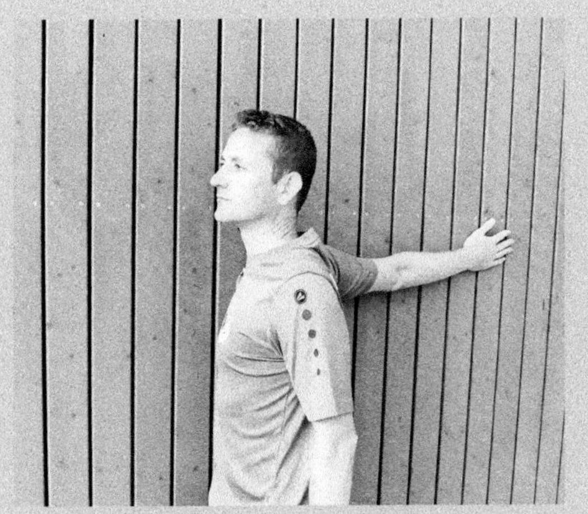
Foto 13

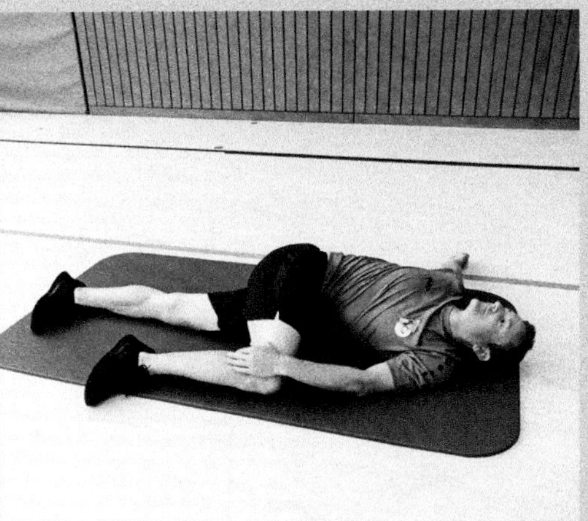
Foto 14

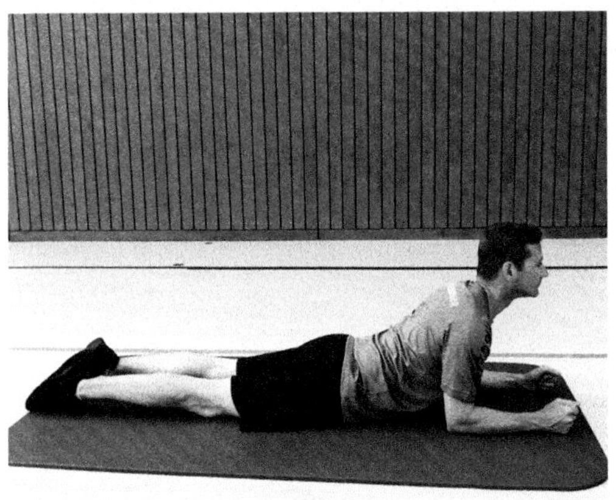
Foto 15

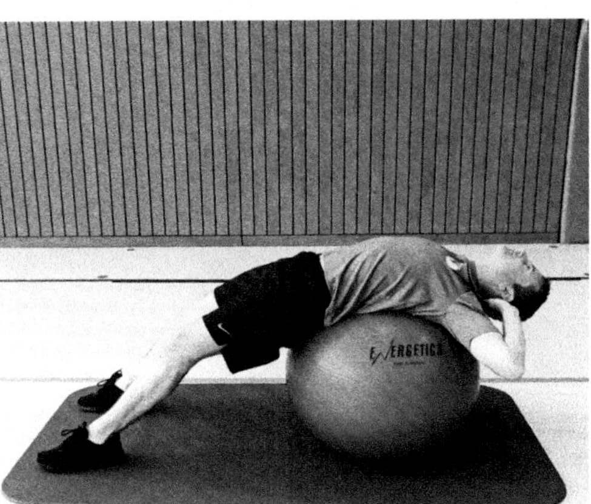
Foto 16

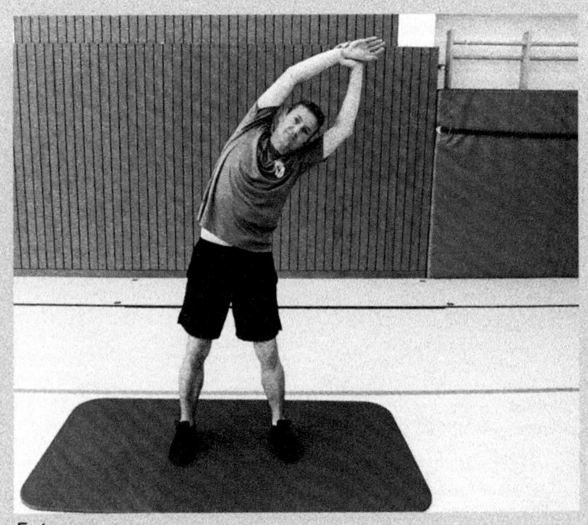
Foto 17

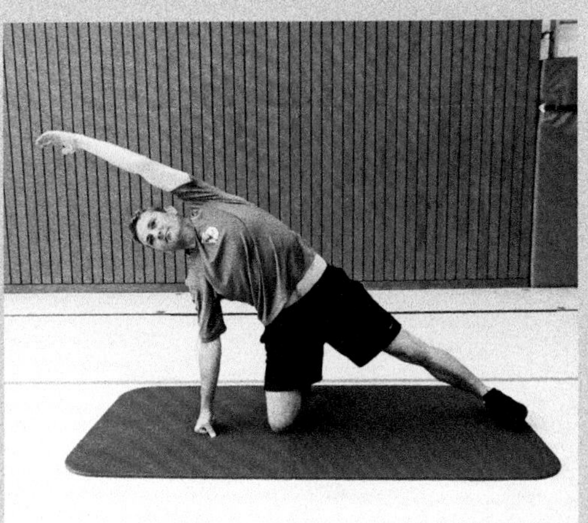
Foto 18

4.2.3 Hohlrundrücken, siehe Seite 136

Übungen zur Kräftigung

Ausgangsstellung „Grundhaltung Bauchlage", die Arme in U-Halte und Hochhalte. Hantel am Innengriff. Foto 1 (klein)

Übungsausführung Heben Sie Kopf und Oberkörper an. Endposition halten. Foto 2

Hinweis Blick bleibt zum Boden gerichtet, d. h. den Kopf in Verlängerung der Wirbelsäule halten.

Variationen Die Arme mit Hanteln sind seitlich auf Schulterhöhe gestreckt. Foto 3
Die Arme mit Hanteln sind in der Hochhalteposition gestreckt.
Foto 4 (klein)

Ausgangsstellung „Grundhaltung Stand", mit beiden Füßen auf der Mitte des TB stehen. TB mit beiden Händen nahe am Knie fassen. Foto 5 (klein)

Übungsausführung Beide Schultern heben und senken. Foto 6

Hinweis Halten Sie die Spannung im ganzen Körper.

Ausgangsstellung „Grundhaltung Stand", mit beiden Füßen auf der Mitte des TB stehen. TB mit beiden Händen über Kreuz fassen. Oberkörper mit geradem Rücken ist nach vorn geneigt. Foto 7 (klein)

Übungsausführung Führen Sie die gestreckten Arme in Hochhalte zur Seite. Foto 8

Hinweis Die Bewegung kontrolliert ausführen.

Variation „Grundhaltung tiefe Rumpfbeuge".

Ausgangsstellung „Grundhaltung Sitz am Ball". Hantel im Neutralgriff. Foto 9 (klein)

Übungsausführung Neigen Sie den Oberkörper mit geradem Rücken nach vorn, und führen Sie die Arme in Hochhalte. Foto 10

Hinweis In der Endposition sind die Arme nicht durchgestreckt.
Oberkörper bildet mit den gestreckten Armen eine Linie.
Po hat Kontakt zum Ball. Rücken gerade halten.

Ausgangsstellung „Grundhaltung Bauchlage auf dem Ball", die Arme mit den Hanteln sind zum Boden gestreckt. Foto 11 (klein)

Übungsausführung Heben Sie den Oberkörper an und strecken Sie gleichzeitig die Arme und Beine. Foto 12

Hinweis Kopf in Verlängerung der Wirbelsäule halten.

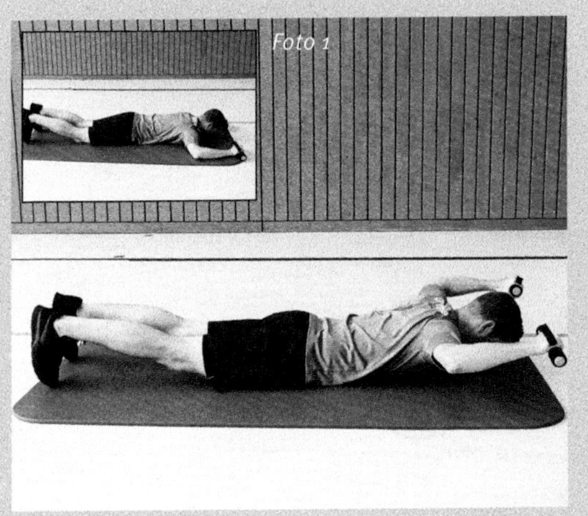
Foto 1

Foto 2

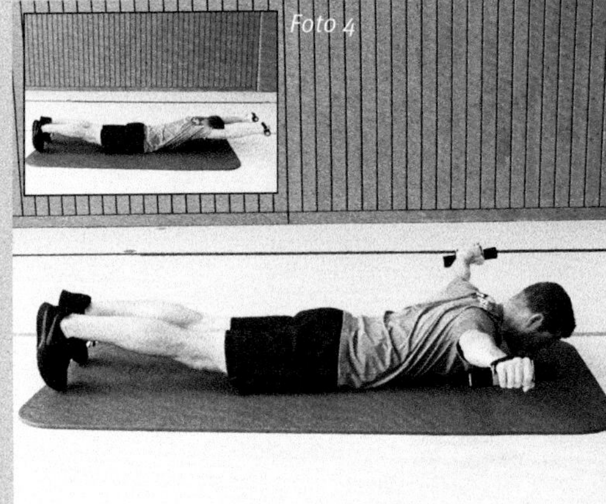
Foto 4

Foto 3

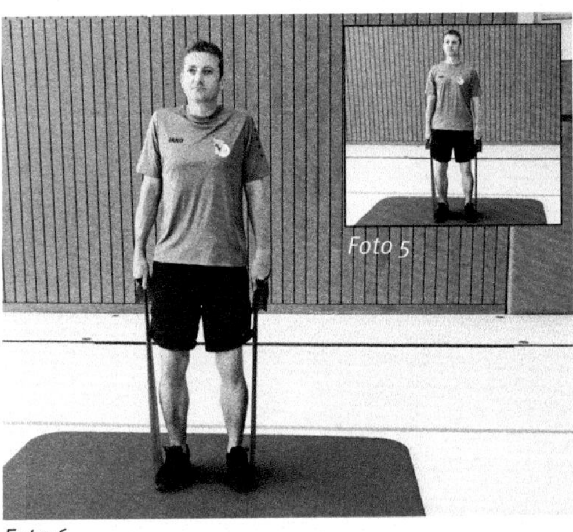
Foto 5

Foto 6

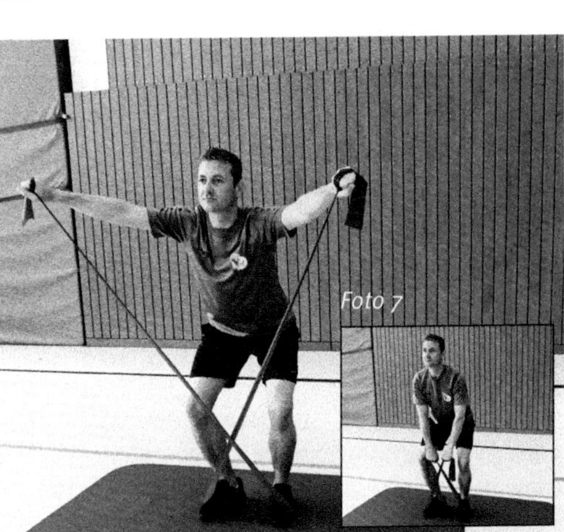
Foto 7

Foto 8

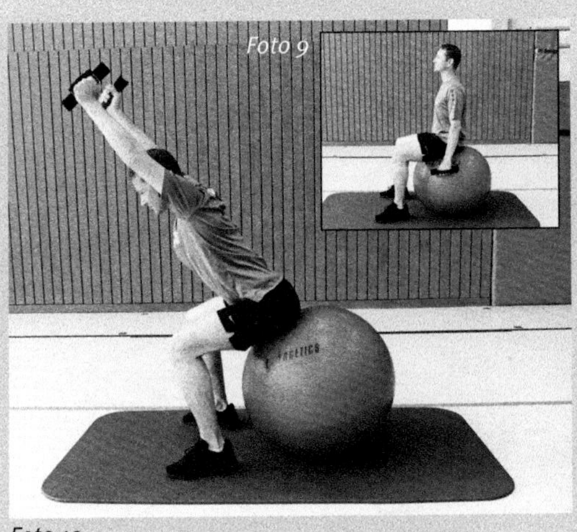
Foto 9

Foto 10

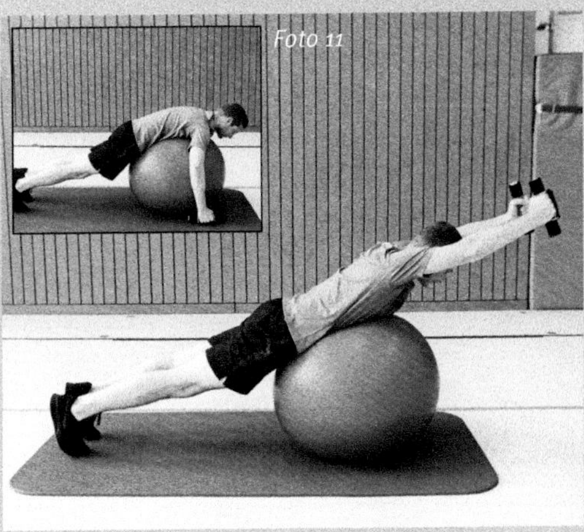
Foto 11

Foto 12

Ausgangsstellung „Grundhaltung Rückenlage“. Ball liegt am Bauch. Foto 13 (klein)

Übungsausführung Heben Sie Kopf und Schultergürtel an, und gleichzeitig strecken Sie die Arme mit dem Ball in Vorhalte. Foto 14

Hinweis Die Lendenwirbelsäule hat ständig Kontakt zum Boden.

Variationen Die Beine sind im 90°-Winkel gebeugt. Heben Sie Kopf und Schultergürtel an und übergeben den Ball um die Oberschenkel /Unterschenkel/ von Hand zu Hand. Foto 15 (klein)

Den Ball zwischen Ober- und Unterschenkel in einer Acht von Hand zu Hand übergeben. Foto 16

Ball in Vorhalte/Hochhalte. In der Endposition drücken Sie den Ball zusammen.

Ausgangsstellung „Grundhaltung Bauchlage“, den Ball zwischen den Füßen fixieren. Die Arme sind gebeugt, und die Stirn liegt auf den Händen.

Übungsausführung Heben Sie die Beine leicht vom Boden ab. Foto 17

Hinweis Kopf, Schultern und Oberkörper bleiben am Boden liegen.

Variationen In der Endposition werden die Beine gebeugt und wieder gestreckt. Foto 18 (klein)

In der Endposition den Ball zusammendrücken.

Ausgangsstellung „Grundhaltung Seitenlage“ mit gestreckten Beinen. Den Ball zwischen den Füßen fixieren.

Übungsausführung Heben und senken Sie die Beine. Foto 19

Hinweis Beine direkt seitlich anheben.

Variation In der Endposition Beine vor- und zurückbewegen. Foto 20 (klein)

Ausgangsstellung „Grundhaltung Bauchlage“, das rechte Bein ist im rechten Winkel gebeugt. Die Arme sind gebeugt und die Stirn liegt auf den Händen.

Übungsausführung Das linke gestreckte Bein anheben. Bein langsam auf- und abwärts bewegen. Foto 21

Hinweis Kopf, Schulter und Oberkörper bleiben am Boden liegen.

Variationen Das angehobene Bein im Kniegelenk beugen und den Oberschenkel des gebeugten Beines heben und senken. Foto 22

Das angehobene Bein wird langsam nach außen und innen bewegt.

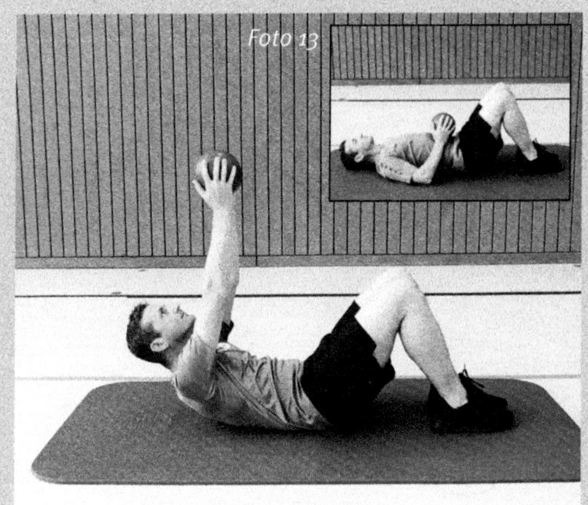

Foto 14

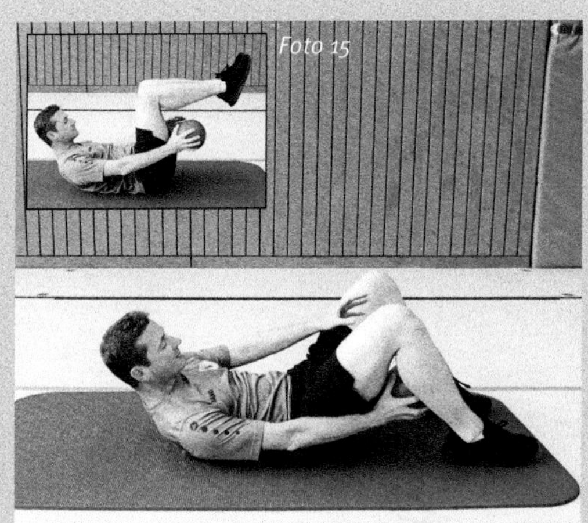

Foto 16

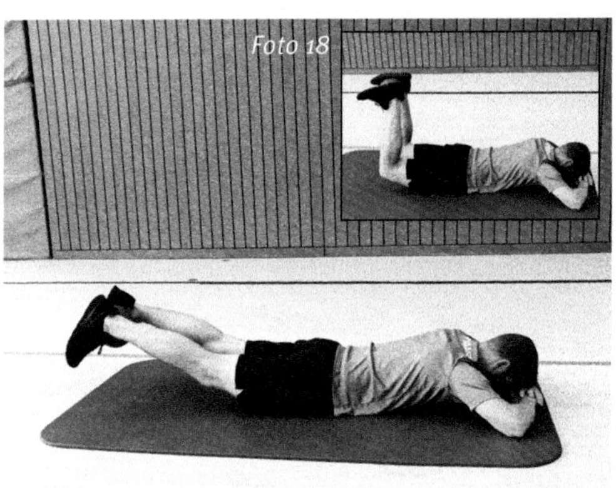

Foto 17

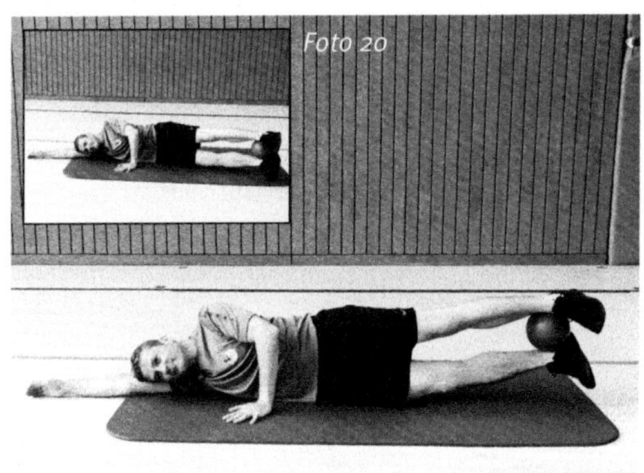

Foto 19

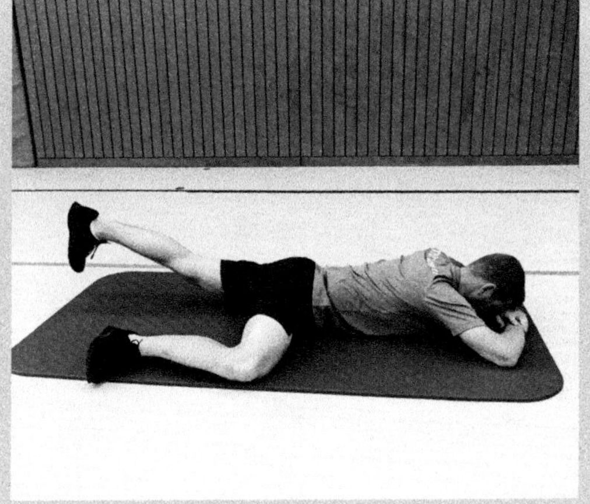

Foto 21

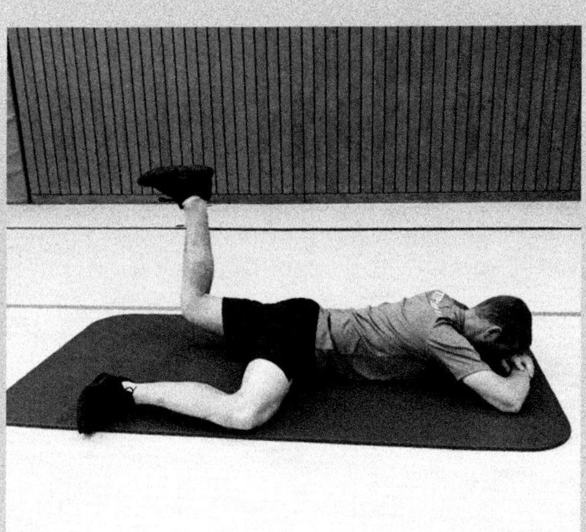

Foto 22

Übungen mit Gummiband (TB-Schlinge). Siehe auch Praxisbuch Teil 3
Verknoten Sie die Bandenden so, dass eine Thera-Band®-Schlinge von ca.30–40 cm Länge bleibt.

Ausgangsstellung „Grundhaltung Bauchlage", die Arme sind gebeugt und die Stirn liegt auf den Händen. TB-Schlinge (Gummiband) liegt oberhalb der Fußgelenke. Foto 23 (klein)

Übungsausführung Führen Sie die Beine gleichzeitig nach außen. Foto 24

Hinweis Blick bleibt zum Boden gerichtet, d. h. den Kopf in Verlängerung der Wirbelsäule halten.

Variationen Das rechte Bein heben und senken. Foto 25
Beugen und strecken Sie das linke Bein. Foto 26 (klein)

Übungen zur Dehnung

Ausgangsstellung „Grundhaltung Stand".

Übungsausführung Legen Sie den gebeugten Arm gegen eine Wand auf Schulterhöhe nach hinten, und drehen Sie sich mit dem Schultergürtel nach vorne, lassen Sie den Arm jedoch an der gleichen Stelle. Foto 27

Hinweis Der Oberkörper bleibt fixiert und dreht sich nicht mit.

Ausgangsstellung „Grundhaltung Kniestand", die Hände liegen auf dem Ball.

Übungsausführung Rollen Sie den Ball nach vorn, und schieben Sie das Brustbein in Richtung Boden. Foto 28

Hinweis Die Dehnung der Brustmuskulatur soll spürbar sein.

Ausgangsstellung „Grundhaltung Angehockter Sitz".

Übungsausführung Neigen Sie den Kopf zur Brust, machen Sie den Rücken rund und bringen Sie Ihren Kopf immer näher zu den Knien. Die Arme eng unter den Beinen kreuzen. Foto 29

Hinweis Blick bleibt zum Boden gerichtet.

Ausgangsstellung „Grundhaltung Vierfüßlerstand".

Übungsausführung Ziehen Sie zunächst das Kinn zur Brust, lassen Sie dann die Brust- und Lendenwirbelsäule rund werden („Katzenbuckel"). Foto 30

Hinweise Blick bleibt zum Boden gerichtet.

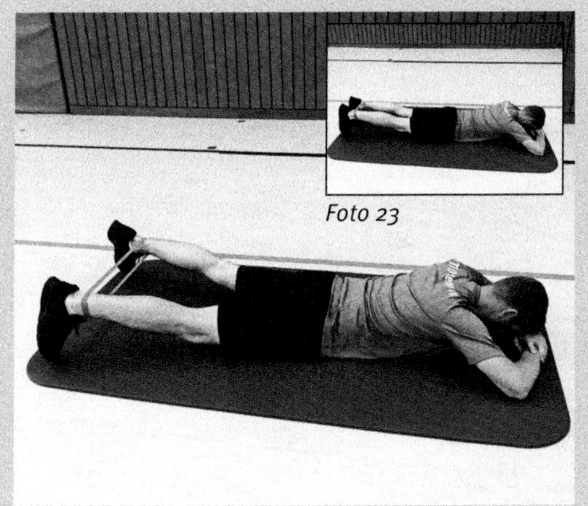
Foto 23

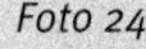
Foto 24

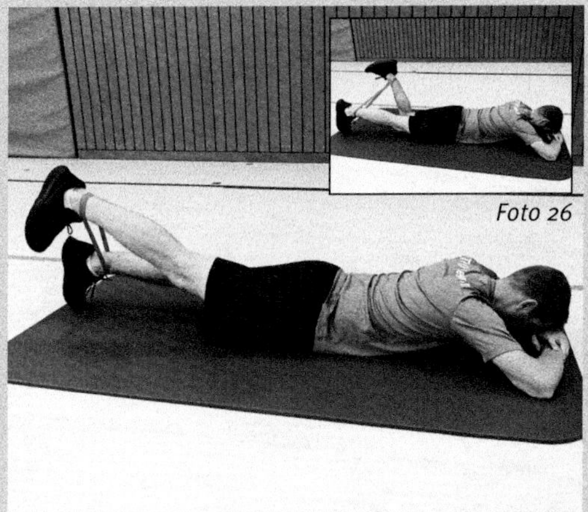
Foto 26

Foto 25

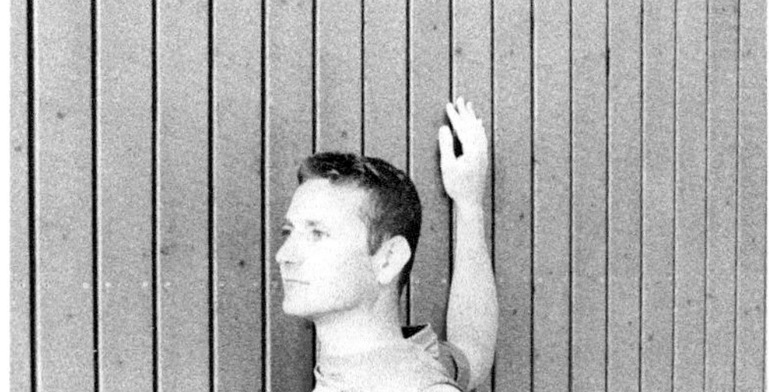
Foto 27

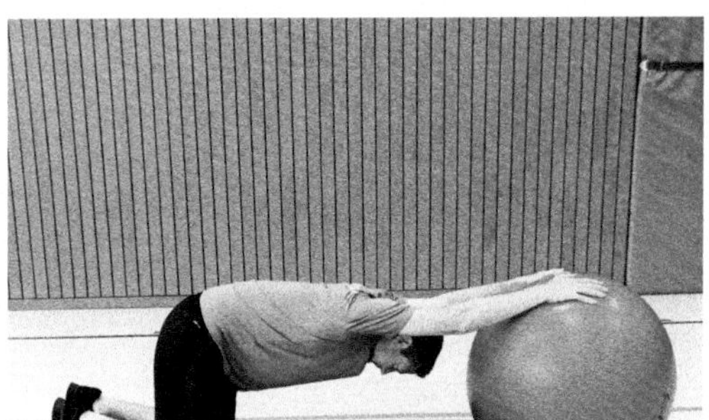
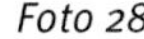
Foto 28

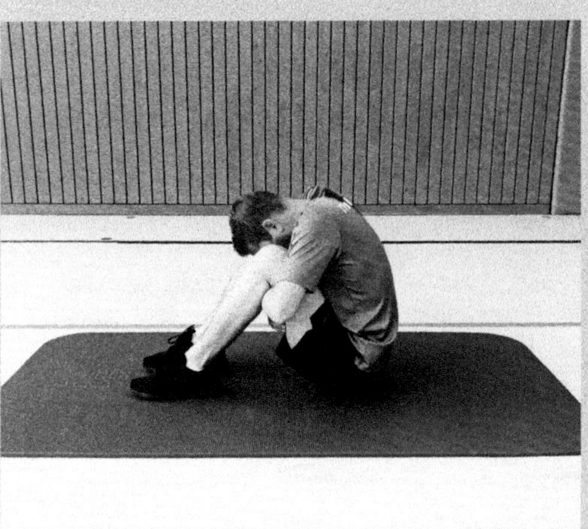
Foto 29

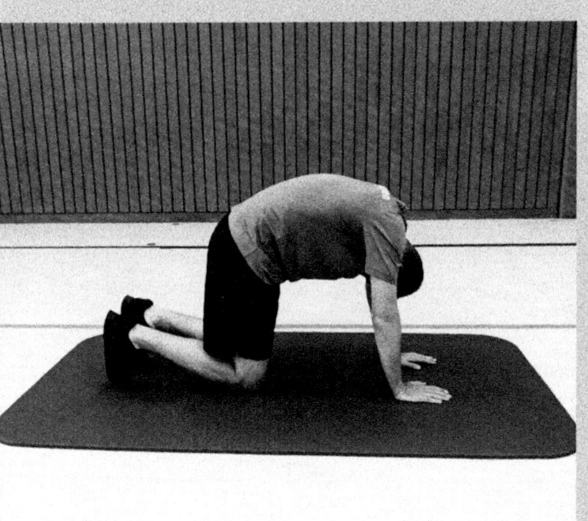
Foto 30

Ausgangsstellung „Grundhaltung Einbeinkniestand", die Hände stützen sich neben das angewinkelte Bein ab (am Boden).

Übungsausführung Verschieben Sie das vordere Bein nach vorne und nehmen den Oberkörper mit. Becken und Hüfte nach vorne unten schieben. Foto 31

Hinweis Halten Sie Oberkörper und Becken aufrecht.

Ausgangsstellung „Grundhaltung Rückenlage".

Übungsausführung Beugen Sie das rechte Bein. Umfassen Sie mit beiden Händen die Unterschenkelvorderseite des rechten Beines, und ziehen Sie den Oberschenkel zum Körper. Foto 32

Hinweis Der Kopf und Oberkörper bleiben am Boden liegen.

Ausgangsstellung „Grundhaltung Seitenlage".

Übungsausführung Beugen Sie das rechte Bein und umfassen mit der rechten Hand das Sprunggelenk. Führen Sie das Knie nach unten und ziehen den Fuß zum Gesäß. Foto 33

Hinweis Halten Sie Oberkörper und Becken aufrecht.

Ausgangsstellung „Grundhaltung Stand".

Übungsausführung Beugen Sie das rechte Bein und umfassen mit der rechten Hand das Sprunggelenk. Führen Sie das Knie nach unten und ziehen den Fuß zum Gesäß. Foto 34

Hinweis Halten Sie Oberkörper und Becken aufrecht.

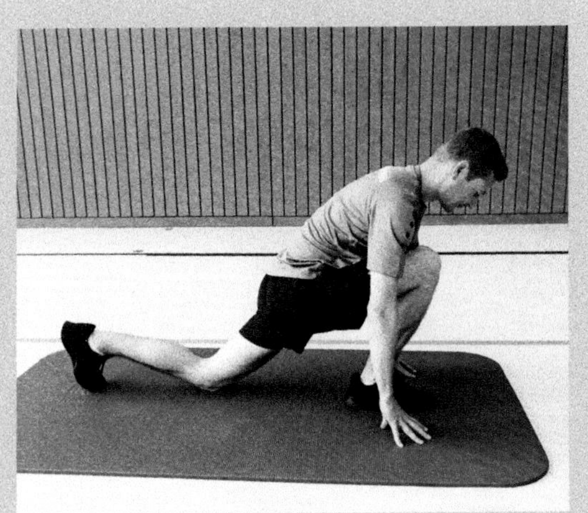

Foto 31

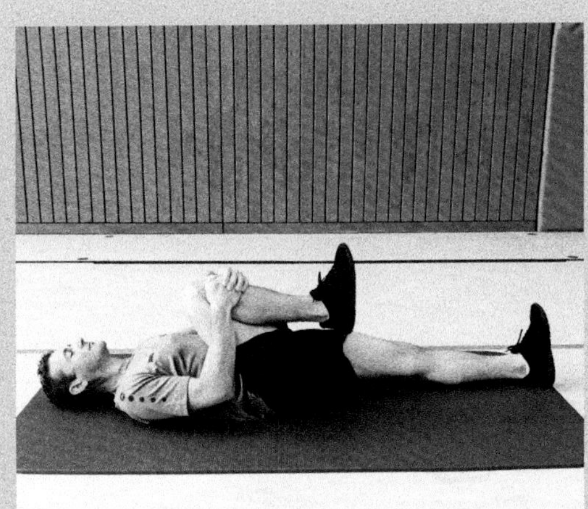

Foto 32

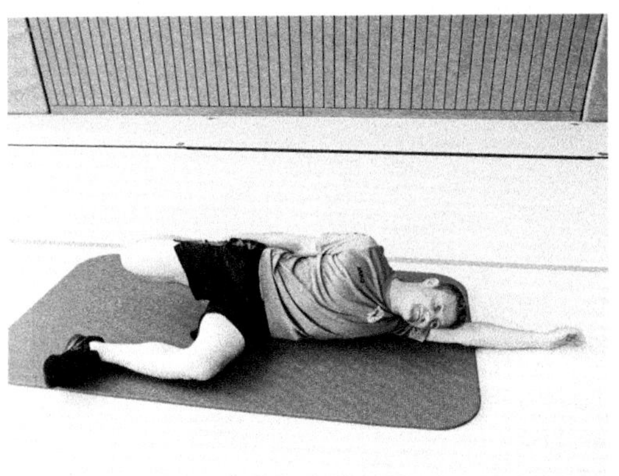

Foto 33

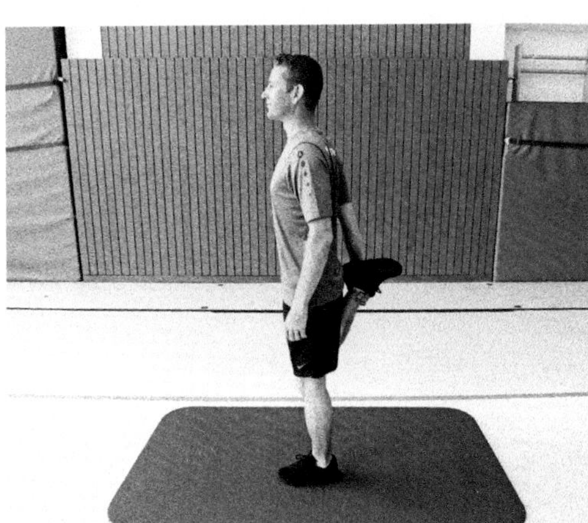

Foto 34

4.2.4 **Totalrundrücken,** siehe Seite 136

Übungen zur Kräftigung

Ausgangsstellung „Grundhaltung Bauchlage“, die Arme in U-Halte und Hochhalte. Foto 1 (klein)

Übungsausführung Oberkörper leicht anheben. TB in U-Halte ausziehen. Foto 2

Hinweis Blick bleibt zum Boden gerichtet, d. h. den Kopf in Verlängerung der Wirbelsäule halten.

Variationen Die Arme mit TB in Hochhalte. TB ausziehen. Endposition halten. Foto 3
TB hinter dem Rücken, entlang der Wirbelsäule. Eine Hand fixiert TB am Hinterkopf und die andere auf der Lendenwirbelsäule. Oberkörper leicht anheben. Strecken Sie die Arme gleichzeitig. Foto 4(klein)

Ausgangsstellung „Grundhaltung Stand“, die Arme mit Hanteln sind im 90°-Winkel gebeugt vor der Brust. Foto 5 (klein)

Übungsausführung Öffnen und schließen Sie die Arme. Foto 6

Hinweis Halten Sie die Oberarme auf die Schulterhöhe.

Variation Die Arme mit den Hanteln in Vorhalte. Arme gleichzeitig auf Schulterhöhe nach außen führen. Foto 7

Ausgangsstellung „Bauchlage auf dem Ball in Kniestand“. Foto 8 (klein)

Übungsausführung Heben Sie den Kopf und den Schultergürtel an, und ziehen Sie das TB in U-Halte auseinander. Beide Knie leicht vom Boden abheben. Foto 9

Hinweis Den Kopf in Verlängerung der Wirbelsäule halten.

Variation Arme mit dem TB in Hochhalte. Heben Sie den Oberkörper an, und strecken Sie gleichzeitig die Arme und Beine. TB schulterbreit auseinanderziehen. Foto 10

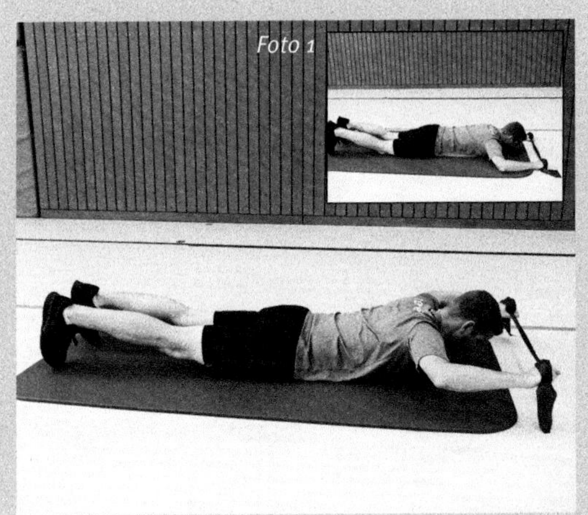
Foto 1
Foto 2

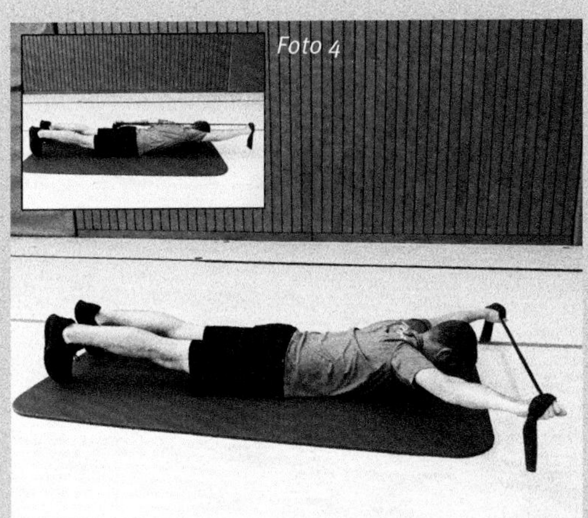
Foto 4
Foto 3

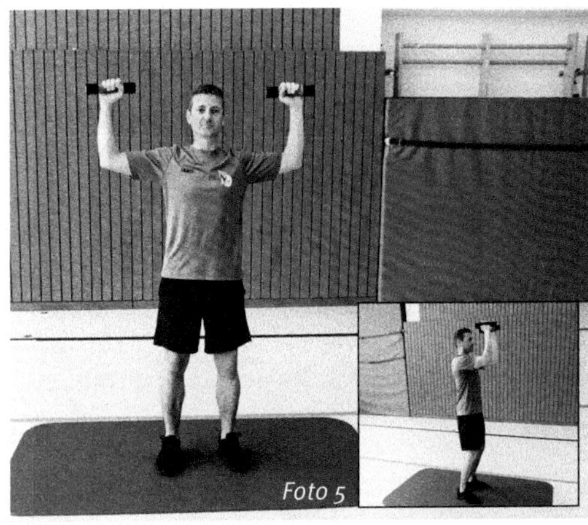
Foto 5
Foto 6

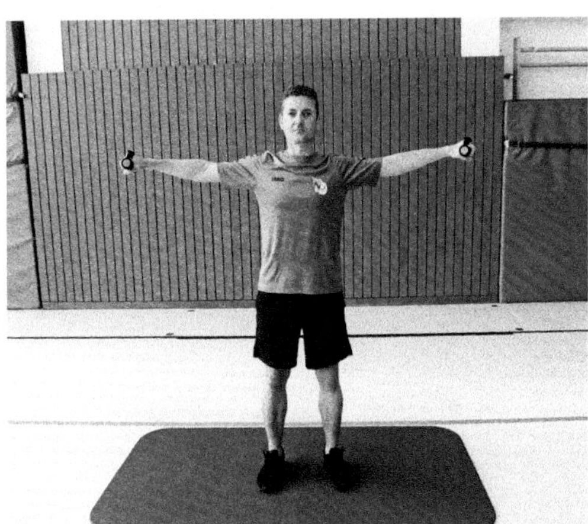
Foto 7

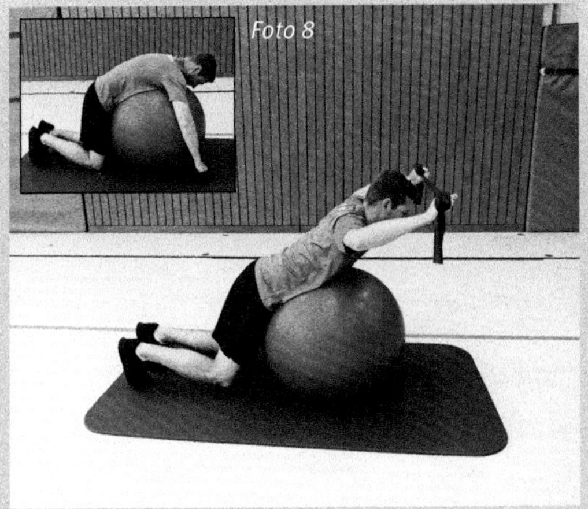
Foto 8
Foto 9

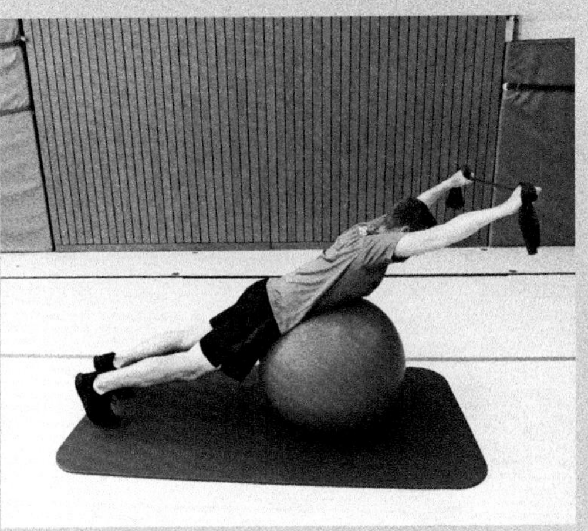
Foto 10

Ausgangsstellung	„Grundhaltung Fersensitz", die Arme sind in Hochhalte. Foto 11 (klein)
Übungsausführung	Neigen Sie Ihren Oberkörper mit geradem Rücken nach vorne. Halten Sie die Position. Foto 12
Hinweis	Halten Sie Ihren Oberkörper stabil und den Rücken gerade.
Variation	Die Hände liegen am Hinterkopf. Oberkörper leicht senken und heben.

Ausgangsstellung	„Grundhaltung Angehockter Sitz", Stab im Nacken an den Enden fassen. Foto 13 (klein)
Übungsausführung	Führen Sie die Arme mit dem Stab in Hochhalte, und strecken Sie den Rücken vollständig. Foto 14
Variation	In Endposition ziehen Sie die Stabenden nach außen, und schieben Sie den Stab zusammen.
Hinweis	Versuchen Sie, den Brustwirbelsäulenbereich aufrecht zu halten.

Ausgangsstellung	„Grundhaltung Sitz am Ball". Foto 15 (klein)
Übungsausführung	Rollen Sie den Ball mit dem Gesäß nach hinten und kippen das Becken nach vorne. Foto 16
Hinweis	Die Körperhaltung ist aufrecht. Die Schultern und der Oberkörper bewegen sich nicht mit. Die Bewegung findet nun im Becken statt.
Variationen	Die Arme stützen sich auf den Oberschenkeln ab. Rollen Sie den Ball mit dem Gesäß abwechselnd nach links und rechts. Foto 17, 18 (klein) Becken kreisen lassen.

Ausgangsstellung	„Grundhaltung Stand", mit beiden Füßen auf der Mitte des TB stehen. TB mit beiden Händen an Schultern fassen. Foto 19 (klein)
Übungsausführung	Strecken und beugen Sie die Beine. Foto 20
Hinweis	Halten Sie die Spannung im ganzen Körper.
Variation	„Grundhaltung Einbeinkniestand", TB unter vorderem Fuß fixieren. Foto 21 (klein) Heben und senken Sie minimal den Körper. Foto 22
Hinweis	Knie berühren den Boden nicht.

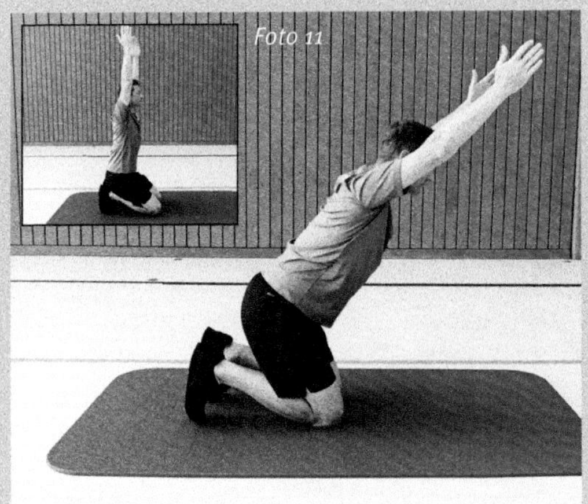
Foto 11
Foto 12

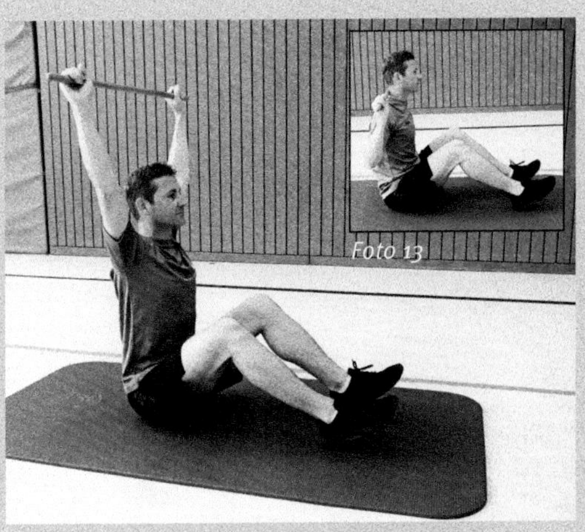
Foto 13
Foto 14

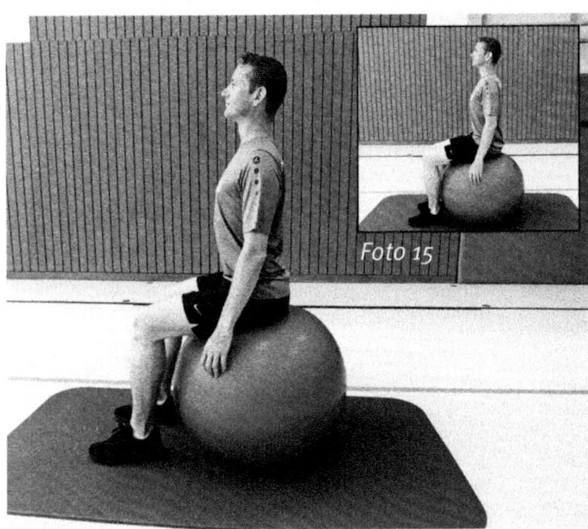
Foto 15
Foto 16

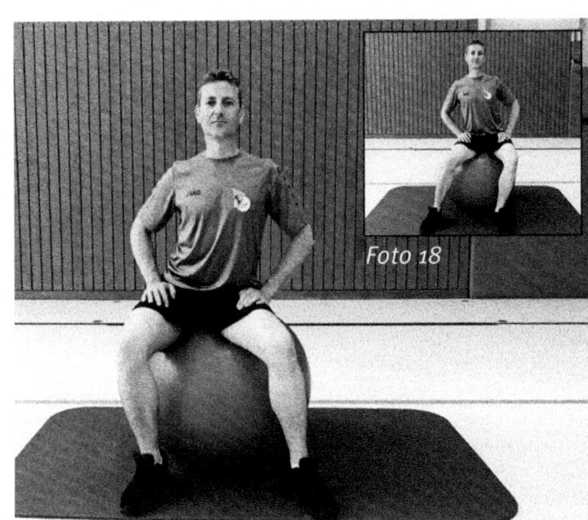
Foto 18
Foto 17

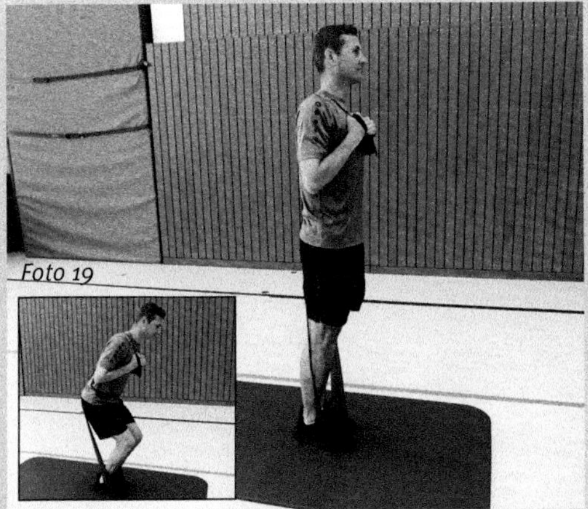
Foto 19
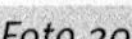
Foto 20

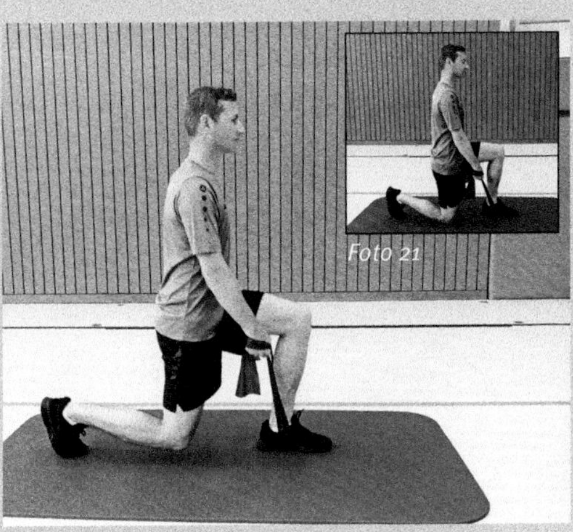
Foto 21
Foto 22

Ausgangsstellung „Grundhaltung Rückenlage“, linkes Bein ist im 90°-Winkel gebeugt. TB liegt über der Fußsohle. Mit dem Handrücken TB neben dem Becken seitlich am Boden fixieren. Foto 23 (klein)

Übungsausführung Strecken und beugen Sie das linke Bein schräg nach vorn. Foto 24

Hinweis In der Endposition ist das Bein nicht durchgestreckt.

Variationen Beide Beine strecken und beugen.
„Grundhaltung Seitenlage“, TB wird um die obere Fußsohle gelegt und mit der oberen Hand gefasst. Strecken und beugen Sie das obere Bein. Foto 25 (klein), 26

Übungen zur Dehnung

Ausgangsstellung „Grundhaltung Stand“.

Übungsausführung Führen Sie den rechten gestreckten Arm auf Schulterhöhe nach hinten. Foto 27

Hinweis Der Oberkörper bleibt fixiert und dreht sich nicht mit.

Variation Legen Sie den gebeugten Arm gegen eine Wand auf Schulterhöhe nach hinten und drehen Sie sich mit dem Schultergürtel nach vorne, lassen Sie den Arm jedoch an der gleichen Stelle. Foto 28

Ausgangsstellung „Grundhaltung Bauchlage“. Die Unterarme liegen am Boden und stützen den Oberkörper.

Übungsausführung Heben Sie den Kopf und Oberkörper gerade an. Foto 29

Ausgangsstellung „Grundhaltung Rückenlage“.

Übungsausführung Strecken Sie die Arme und Beine. Foto 30

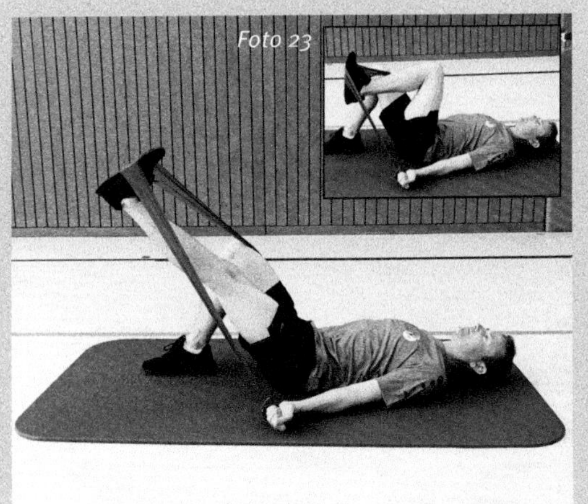
Foto 23

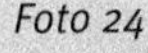
Foto 24

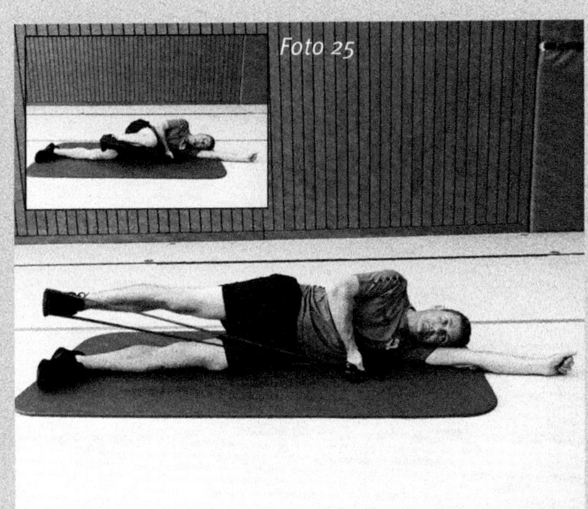
Foto 25

Foto 26

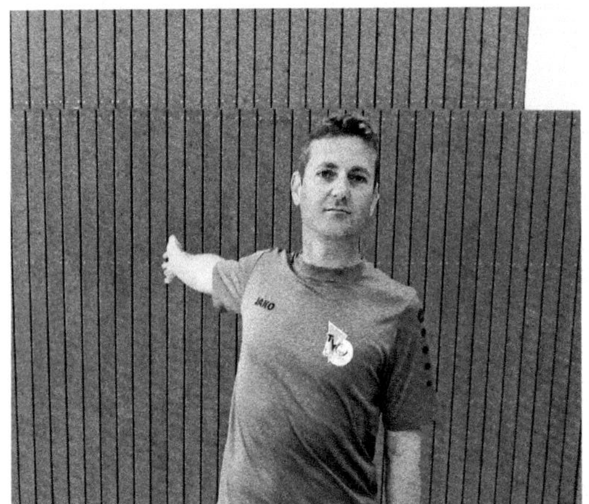
Foto 27

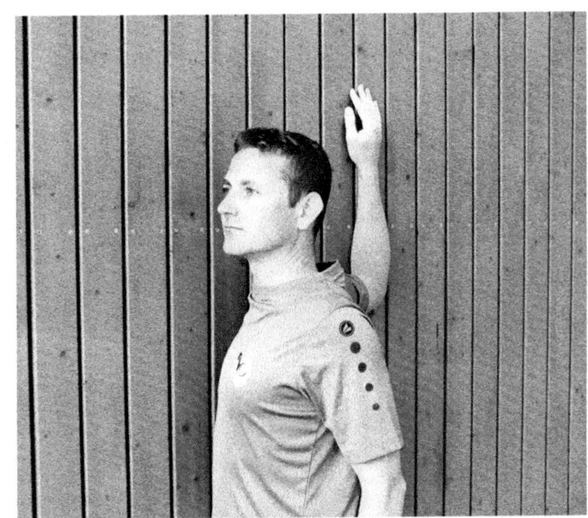
Foto 28

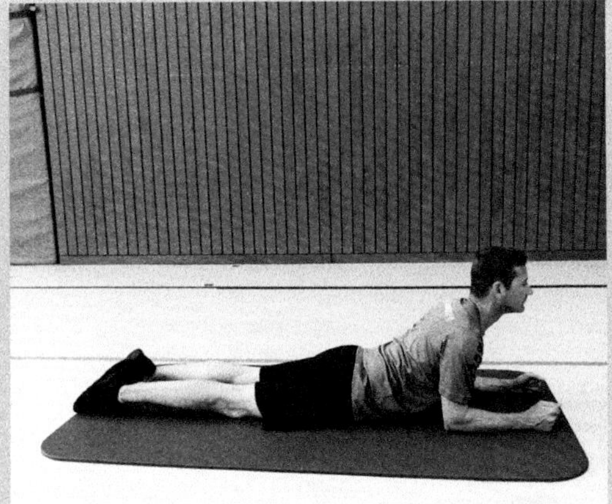
Foto 29

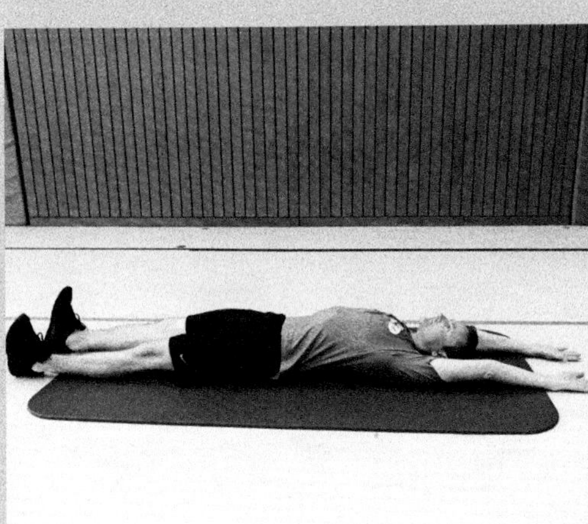
Foto 30

Ausgangsstellung „Grundhaltung Grätschstand“, die Arme sind in der Hochhalteposition.
Übungsausführung Umfassen Sie mit der linken Hand das rechte Handgelenk. Neigen Sie den Oberkörper zur Seite, und dabei ziehen Sie den rechten Arm schräg nach oben zur Seite. Foto 31
Hinweis Vermeiden Sie Ausweichbewegungen.

Ausgangsstellung Aus der „Grundhaltung Kniestand“ strecken Sie das linke Bein seitlich aus, die Arme sind in der Hochhalteposition.
Übungsausführung Neigen Sie den Oberkörper zur rechten Seite, und setzen Sie die rechte Hand oder die Faust auf. Führen Sie den anderen Arm über den Kopf zur Gegenseite. Foto 32
Hinweis Lassen Sie das Gesäß nicht nach hinten kippen.

Ausgangsstellung „Grundhaltung Rückenlage“.
Übungsausführung Legen Sie den linken Fuß auf das rechte Knie. Umfassen Sie mit beiden Händen die Oberschenkelrückseite des rechten Beines und ziehen Sie den Oberschenkel zum Körper. Foto 33
Hinweis Der Kopf und Oberkörper können am Boden liegen bleiben.

Ausgangsstellung „Grundhaltung Angehockter Sitz“, rechtes Bein ist gestreckt. Das gebeugte linke Bein ist über das gestreckte aufgestellt.
Übungsausführung Fassen Sie das linke Knie mit der rechten Hand und ziehen das Knie nach rechts. Mit der anderen Hand am Boden abstützen. Foto 34

Ausgangsstellung „Grundhaltung Rückenlage“.
Übungsausführung Das gestreckte Bein zum Körper führen.
Zur Verstärkung der Dehnung mit beiden Händen die Rückseite des rechten Oberschenkels umfassen. Das gestreckte Bein zum Körper ziehen. Schieben Sie die Ferse nach außen und ziehen die Zehen zum Schienbein. Foto 35
Hinweis Kopf und Oberkörper bleiben am Boden liegen.

Ausgangsstellung „Grundhaltung Stand“.
Übungsausführung Strecken Sie das linke Bein und setzen mit der Ferse vorne auf. Mit den Händen auf dem Standbein abstützen. Oberkörper mit geraden Rücken vorneigen. Foto 36
Hinweis Rücken gerade halten.

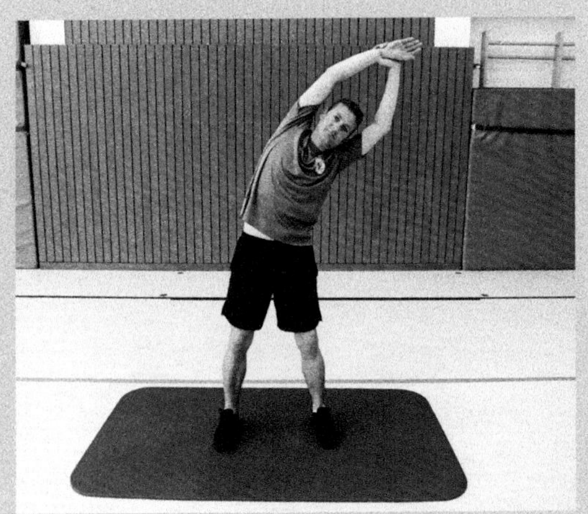

Foto 31

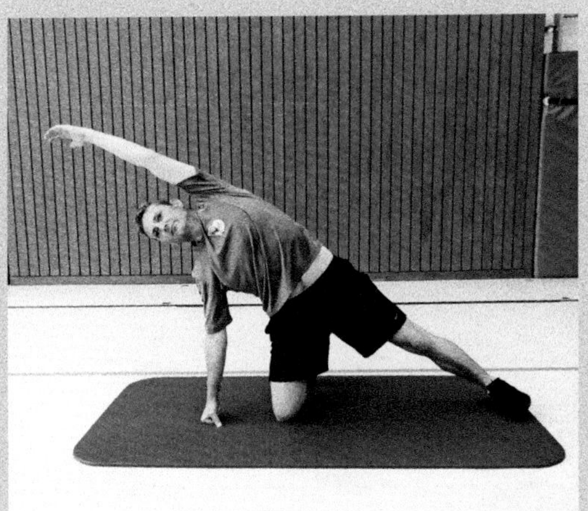

Foto 32

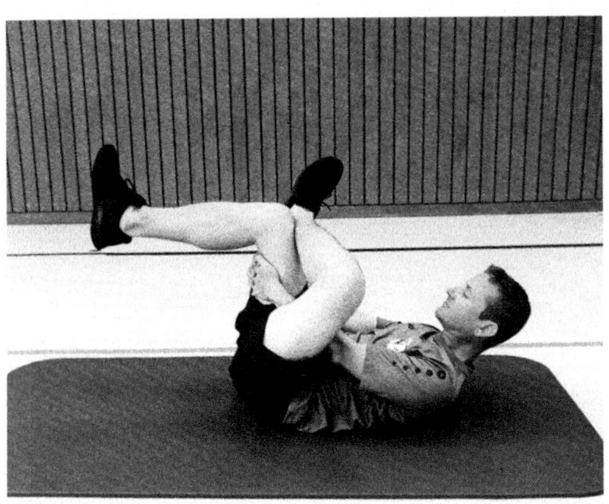

Foto 33

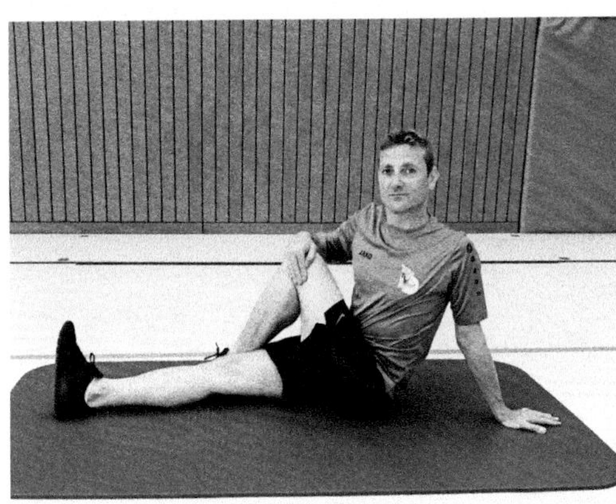

Foto 34

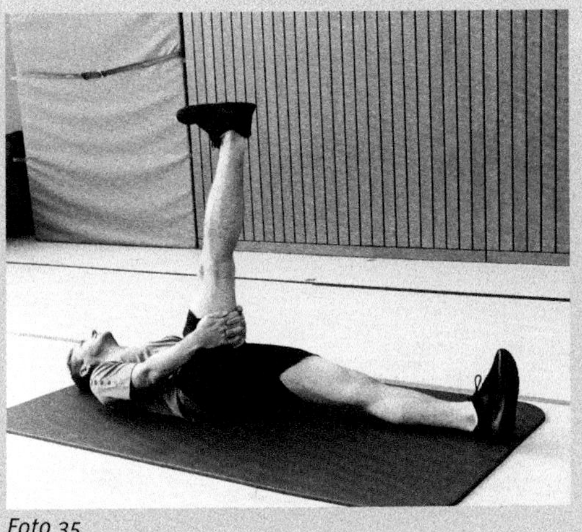

Foto 35

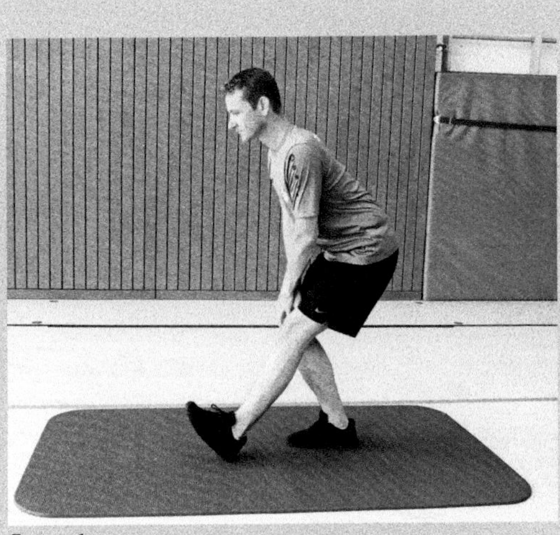

Foto 36

4.2.5 Flachrücken, siehe Seite 136

Übungen zur Kräftigung

Ausgangsstellung „Grundhaltung Schrittstellung", der linke Fuß steht fest auf dem TB. TB mit beiden Händen fassen. Foto 1 (klein)

Übungsausführung Führen Sie die gestreckten Arme in Vorhalte. Foto 2

Hinweis Halten Sie die Spannung im ganzen Körper.

Variationen Führen Sie die Arme wechselseitig nach vorne und hinten. Foto 3
„Grundhaltung Stand", mit beiden Füßen auf der Mitte des TB stehen. TB mit beiden Händen fassen. Führen Sie die gestreckten Arme in Vorhalte. Foto 4 (klein)

Ausgangsstellung „Grundhaltung Stand", Arme sind auf Schulterhöhe seitlich gestreckt. TB liegt auf den Schulterblättern. Foto 5 (klein)

Übungsausführung Führen Sie die Arme seitlich in Vorhalte. Foto 6

Hinweis Halten Sie die Spannung im ganzen Körper.

Variation „Grundhaltung Rückenlage", Arme mit TB in U-Halte und Vorhalte. Foto 7 (klein). Strecken Sie die Arme. Foto 8

Ausgangsstellung „Grundhaltung Stand", mit beiden Füßen auf der Mitte des TB stehen. TB mit beiden Händen nahe am Knie fassen. Foto 9 (klein)

Übungsausführung Führen Sie die Ellenbogen am Körper entlang nach hinten oben. Foto 10

Hinweis Halten Sie die Spannung im ganzen Körper.

Ausgangsstellung „Grundhaltung Ausfallschritt rechts". Die rechte Hand stützt sich am Oberschenkel ab. Beide Hanteln in der linken Hand. Foto 11 (klein)

Übungsausführung Ziehen Sie den linken Ellenbogen nach hinten oben. Foto 12

Hinweis Halten Sie die Spannung im ganzen Körper und den Rücken gerade. Ellenbogen näher am Körper entlangführen.

Variation Beide Hanteln in beiden Händen.

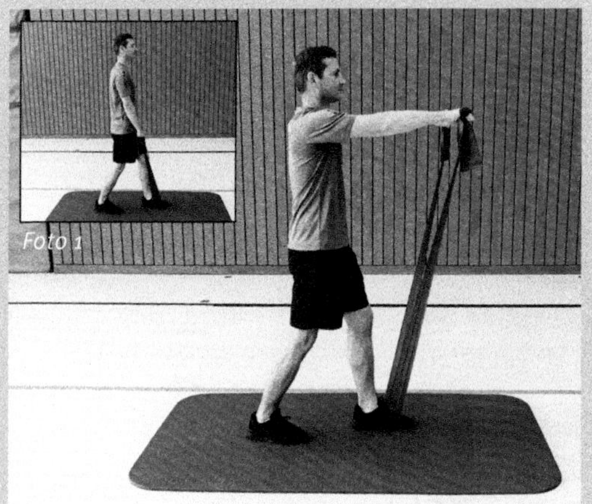
Foto 1
Foto 2

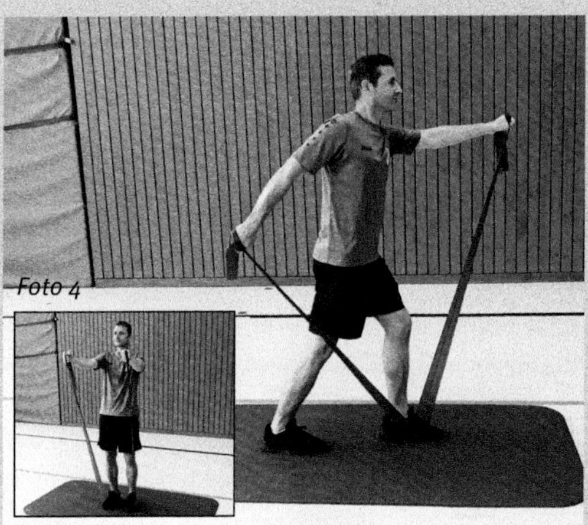
Foto 4
Foto 3

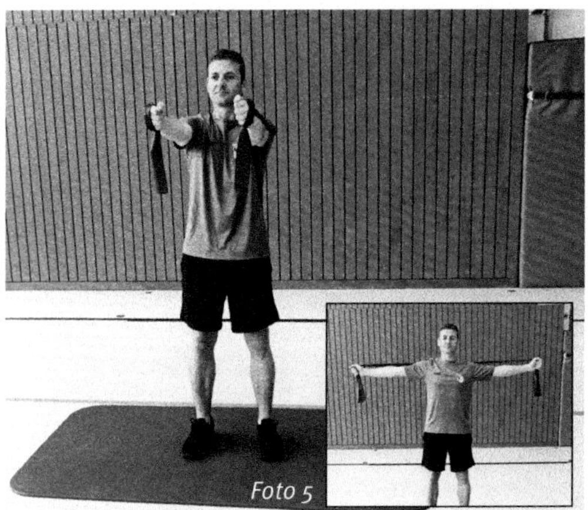
Foto 5
Foto 6

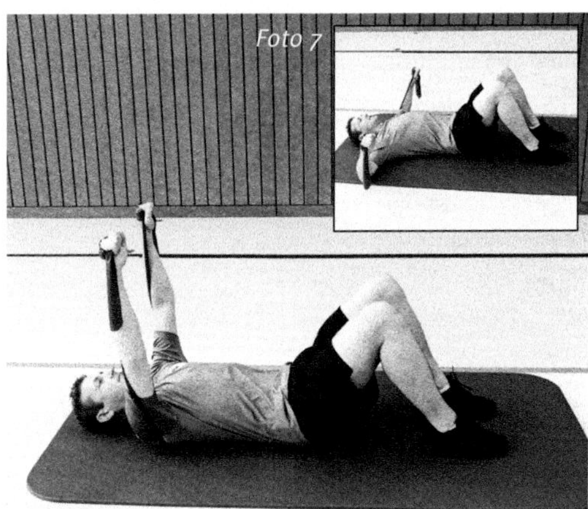
Foto 7
Foto 8

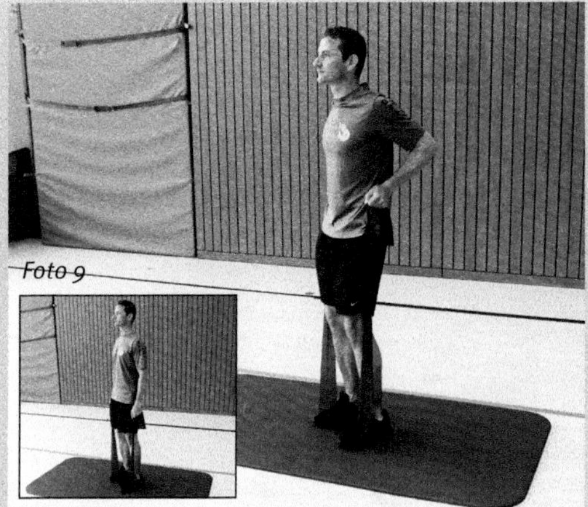
Foto 9
Foto 10

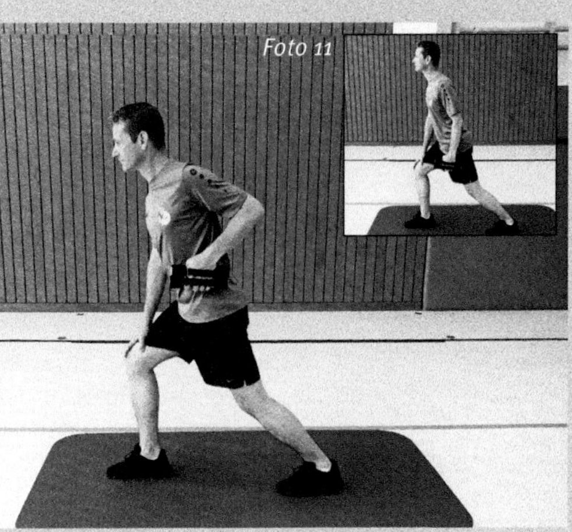
Foto 11
Foto 12

Ausgangsstellung „Grundhaltung Sitz am Ball". Hantel im Neutralgriff. Foto 13 (klein)

Übungsausführung Neigen Sie den Oberkörper mit geradem Rücken nach vorn, und führen Sie die Arme in Hochhalte. Foto 14

Hinweis In der Endposition sind die Arme nicht durchgestreckt.
Oberkörper bildet mit den gestreckten Armen eine Linie.
Po hat Kontakt zum Ball. Rücken gerade halten.

Ausgangsstellung „Grundhaltung Fersensitz", die Arme mit Fit-Ball® sind in Hochhalte. Foto 15 (klein)

Übungsausführung Neigen Sie Ihren Oberkörper mit geradem Rücken nach vorne. Halten Sie die Position. Foto 16

Hinweise Spannen Sie Ihre Bauchmuskeln an.
Halten Sie Ihren Oberkörper stabil und den Rücken gerade.

Ausgangsstellung „Grundhaltung Vierfüßlerstand". Foto 17 (klein)

Übungsausführung Ziehen Sie zunächst das Kinn zur Brust, lassen Sie dann die Brust- und Lendenwirbelsäule rund werden („Katzenbuckel"). Foto 18
Halten Sie 2–3 Sekunden lang diese Position, und lassen Sie anschließend den ganzen Rücken flach werden und gehen Sie ins Hohlkreuz, indem Sie den Kopf etwas heben und die Lendenwirbelsäule einsinken lassen („Pferderücken"). Foto 19

Variation Drehen Sie Ihren Kopf und die Brustwirbelsäule zur Seite. Foto 20 (klein)

Ausgangsstellung „Grundhaltung Einbeinkniestand", Hantel im Neutralgriff. Foto 21 (klein)

Übungsausführung Heben und senken Sie minimal den Körper. Foto 22

Hinweis Knie berühren den Boden nicht.

Variation In der Endposition mit kurzen Beinbewegungen (auf und ab).

Ausgangsstellung „Grundhaltung Stand", Hantel im Neutralgriff. Foto 23 (klein)

Übungsausführung Neigen Sie den Oberkörper mit geradem Rücken nach vorn und führen die Arme in Hochhalte. Foto 24

Hinweis Halten Sie die Spannung im ganzen Körper und den Rücken gerade.
Führen Sie die Knie nicht über die Zehenspitzen.

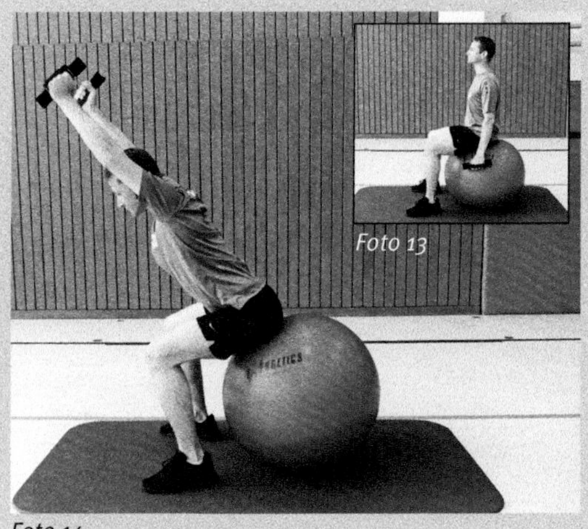
Foto 13

Foto 14

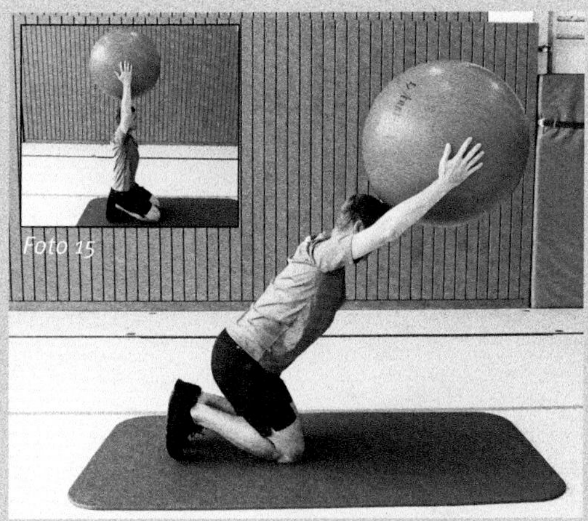
Foto 15

Foto 16

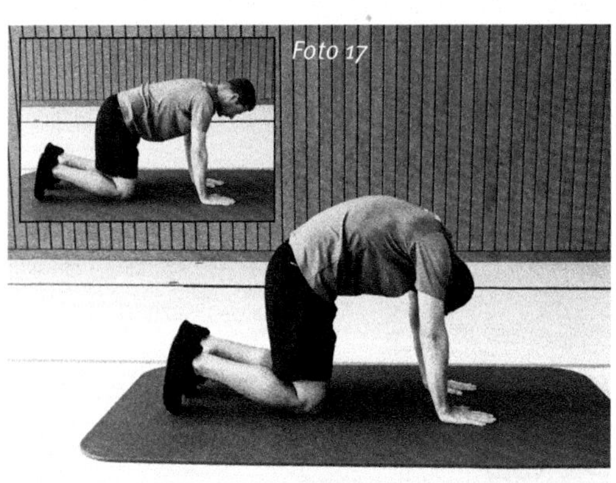
Foto 17

Foto 18

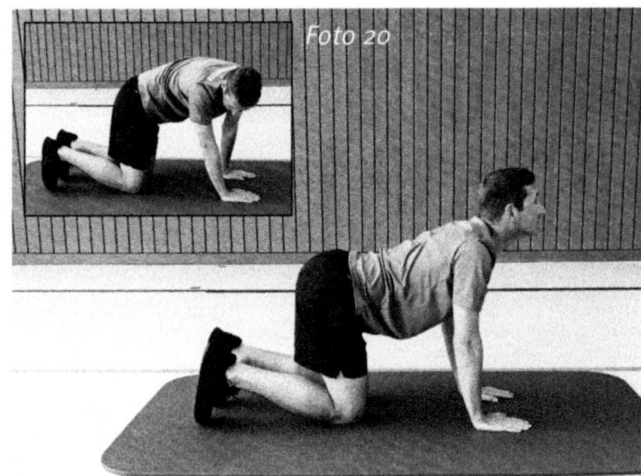
Foto 20

Foto 19

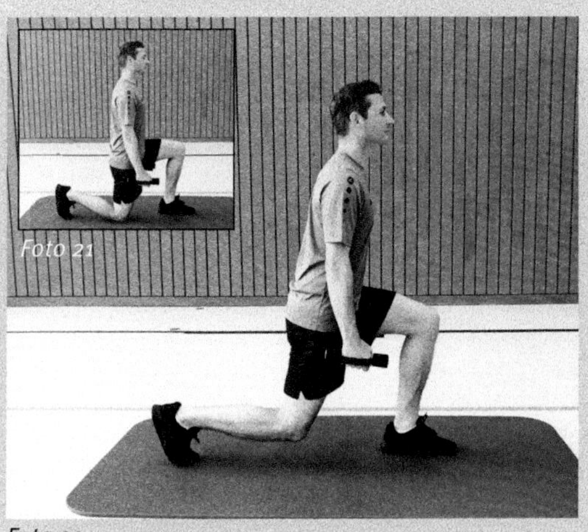
Foto 21

Foto 22

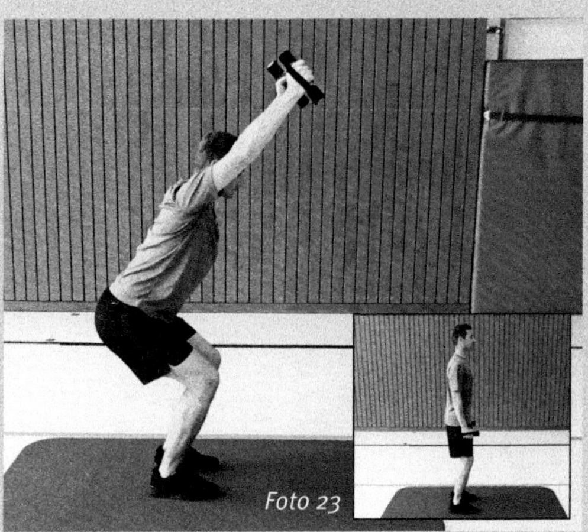
Foto 23

Foto 24

Übungen zur Dehnung

Ausgangsstellung „Grundhaltung Stand“, die Arme sind in der Vorhalteposition.
Übungsausführung Verschränken Sie die Finger und drehen die Handflächen nach vorne. Beugen Sie Ihren Rücken nach vorne und schieben die Arme so weit wie möglich vor. Foto 25
Hinweis Aufrecht stehen bleiben.

Ausgangsstellung „Grundhaltung Stand“.
Übungsausführung Ziehen Sie zunächst das Kinn zur Brust, lassen Sie dann die Brust- und Lendenwirbelsäule rund werden („Katzenbuckel“). Foto 26

Ausgangsstellung „Grundhaltung Päckchenhaltung“.
Übungsausführung Strecken Sie die Arme. Arme sind in der Hochhalteposition. Foto 27
Hinweis Blick bleibt zum Boden gerichtet.

Ausgangsstellung „Grundhaltung Sitz am Ball“, die Arme sind in der Vorhalteposition.
Übungsausführung Verschränken Sie die Finger und drehen die Handflächen nach vorne. Machen Sie den Rücken rund und schieben Sie die Arme so weit möglich vor. Foto 28

Ausgangsstellung „Grundhaltung Rückenlage auf dem Ball“, die Hände sind im Nacken.
Übungsausführung Führen Sie den Kopf und Oberkörper nach hinten. Foto 29

Ausgangsstellung „Grundhaltung Bauchlage“. Die Unterarme liegen am Boden und stützen den Oberkörper.
Übungsausführung Heben Sie den Kopf und Oberkörper gerade an. Foto 30

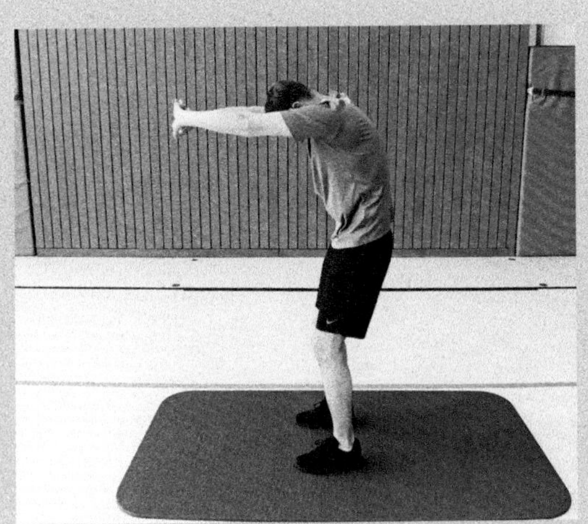
Foto 25

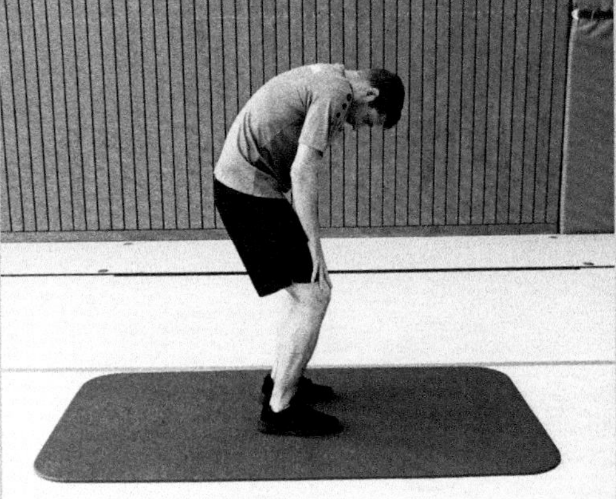
Foto 26

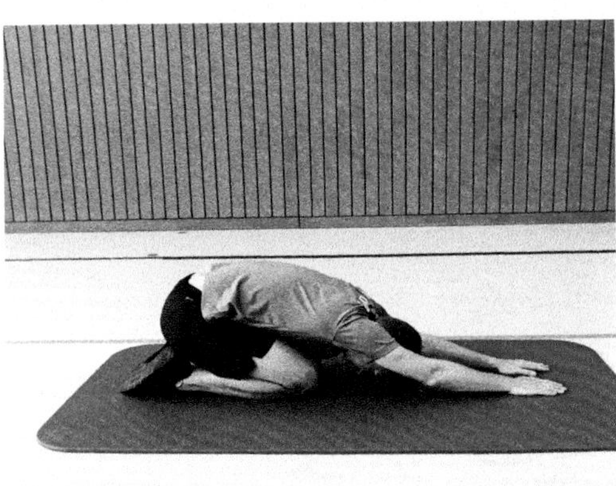
Foto 27

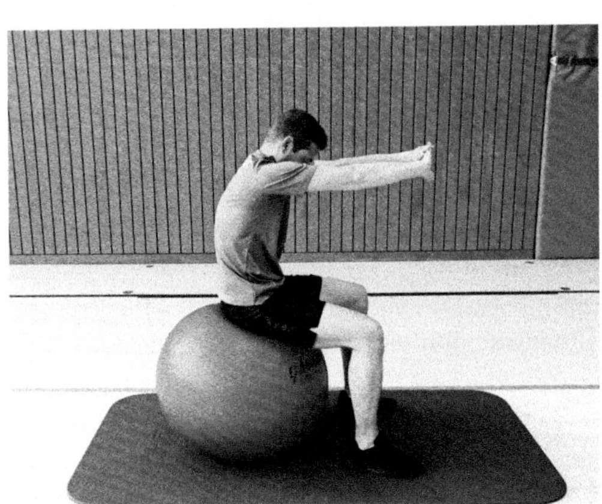
Foto 28

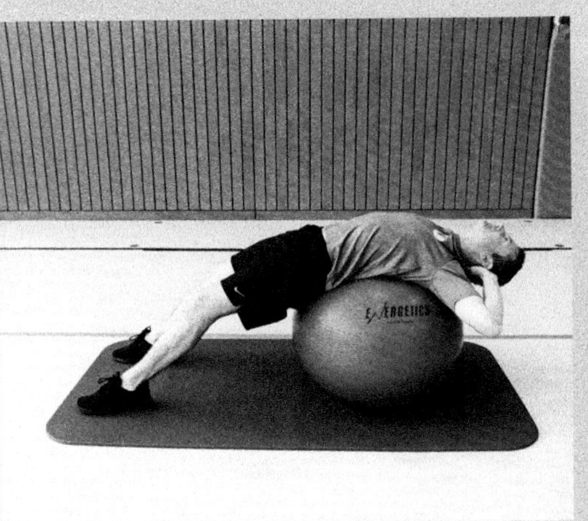
Foto 29

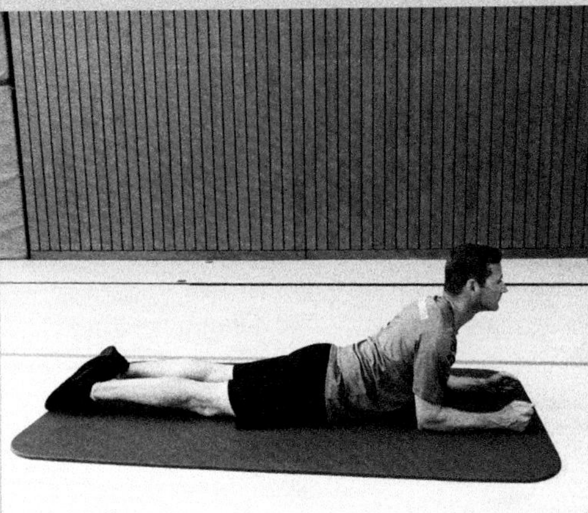
Foto 30

Ausgangsstellung „Grundhaltung Grätschstand“, die Arme sind in der Hochhalteposition.
Übungsausführung Umfassen Sie mit der linken Hand das rechte Handgelenk. Neigen Sie den Oberkörper zur Seite, und ziehen Sie dabei den rechten Arm schräg nach oben zur Seite. Foto 31
Hinweis Vermeiden Sie Ausweichbewegungen.

Ausgangsstellung Aus der „Grundhaltung Kniestand“ strecken Sie das linke Bein seitlich aus, die Arme sind in der Hochhalteposition.
Übungsausführung Neigen Sie den Oberkörper zur rechten Seite, und setzen Sie die rechte Hand oder die Faust auf. Führen Sie den anderen Arm über den Kopf zur Gegenseite. Foto 32
Hinweis Lassen Sie das Gesäß nicht nach hinten kippen.

Ausgangsstellung „Grundhaltung Rückenlage“.
Übungsausführung Heben und beugen Sie das rechte Bein, dann das Bein drehen und über das gestreckte linke Bein zum Boden hin ablegen. Die Gegenhand befindet sich am gebeugten Bein. Foto 33
Hinweis Ihr Kopf bleibt gerade oder folgt der Bewegung.

Ausgangsstellung „Grundhaltung Rückenlage“.
Übungsausführung Beugen Sie das rechte Bein. Umfassen Sie mit beiden Händen die Unterschenkelvorseite des rechten Beines, und ziehen Sie den Oberschenkel zum Körper. Foto 34

Ausgangsstellung „Grundhaltung Rückenlage“.
Übungsausführung Das gestreckte Bein zum Körper führen.
Zur Verstärkung der Dehnung mit beiden Händen die Rückseite des rechten Oberschenkels umfassen. Das gestreckte Bein zum Körper ziehen. Schieben Sie die Ferse nach außen und ziehen die Zehen zum Schienbein. Foto 35
Hinweis Kopf und Oberkörper bleiben am Boden liegen.

Ausgangsstellung „Grundhaltung Stand“.
Übungsausführung Strecken Sie das linke Bein und setzen mit der Ferse vorne auf. Mit den Händen auf dem Standbein abstützen. Oberkörper mit geraden Rücken vorneigen. Foto 36

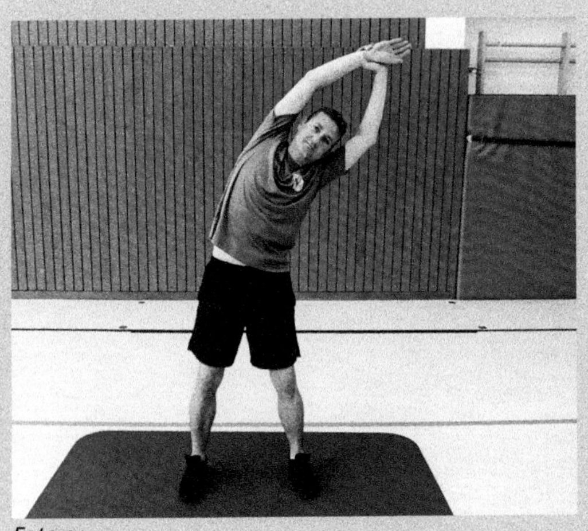
Foto 31

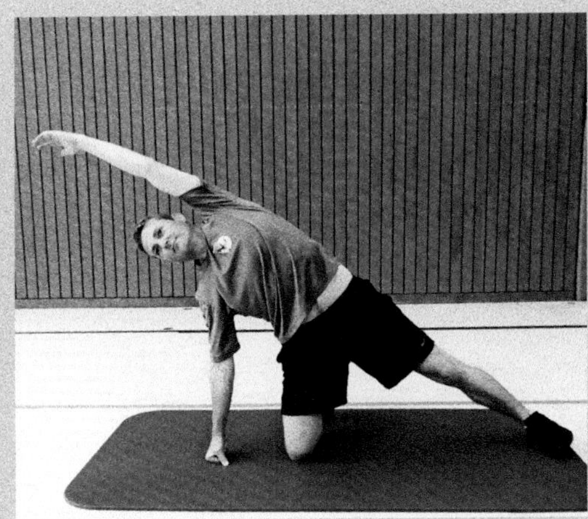
Foto 32

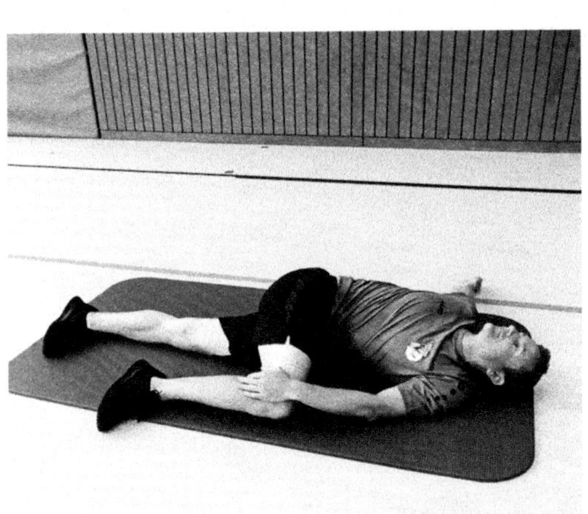
Foto 33

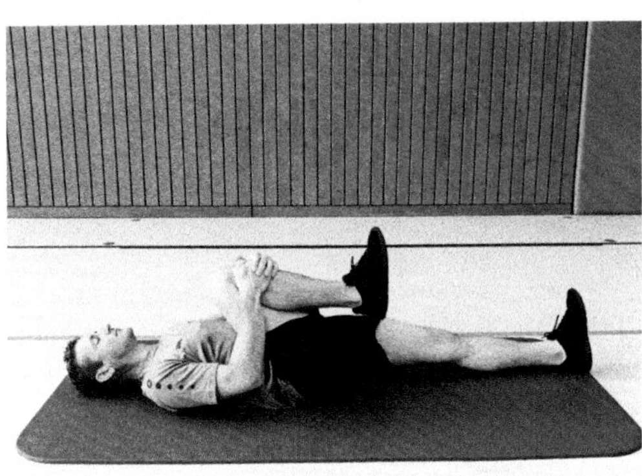
Foto 34

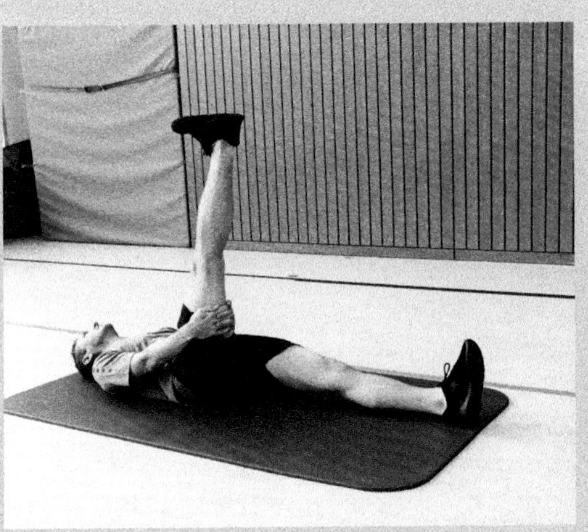
Foto 35

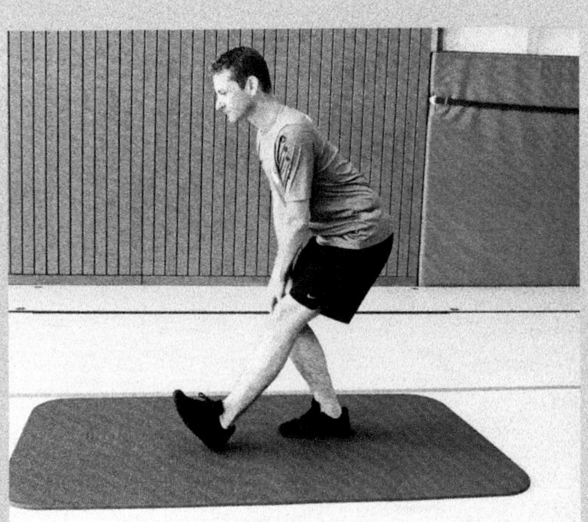
Foto 36

4.3 Aktives Rückentraining
4.3.1 Übungsprogramm für die Hals- und Brustwirbelsäule

Trainingsziel Mobilisierung der HWS.
Ausgangsstellung „Grundhaltung Sitz“ oder „Grundhaltung Stand“.
Übungsausführung Beugen Sie den Kopf. Foto 1
Hinweise Bewegen Sie den Kopf ganz langsam. Die Körperhaltung ist aufrecht. Die Schultern und der Oberkörper bewegen sich wiederum nicht mit.
Variation Neigen Sie den Kopf zur rechten Schulter. Foto 2
Drehen Sie den Kopf zur rechten Schulter. Foto 3

Trainingsziel Kräftigung der Schulter - und Rückenmuskulatur.
Ausgangsstellung „Grundhaltung Stand“, mit beiden Füßen auf der Mitte des TB stehen. TB mit beiden Händen nahe Knie fassen. Foto 4 (klein)
Übungsausführung Beide Schultern heben und senken. Foto 5
Hinweis Halten Sie die Spannung im ganzen Körper.

Trainingsziel Kräftigung der Schulter - und Rückenmuskulatur.
Ausgangsstellung „Grundhaltung Stand“, mit beiden Füßen auf der Mitte des TB stehen. TB mit beiden Händen über Kreuz fassen. Oberkörper mit geradem Rücken ist nach vorn geneigt. Foto 6 (klein)
Übungsausführung Führen Sie die gestreckten Arme in Hochhalte zur Seite. Foto 7
Hinweis Die Bewegung kontrolliert ausführen.

Trainingsziel Kräftigung der Schulter- und Rückenmuskulatur.
Ausgangsstellung „Grundhaltung Stand“, die Arme mit Hanteln sind in 90°-Winkel gebeugt vor der Brust. Foto 8 (klein)
Übungsausführung Öffnen und schließen Sie die Arme. Foto 9
Hinweis Halten Sie die Oberarme auf Schulterhöhe.
Variation Die Arme mit Hanteln vor dem Bauch. Beide Arme gleichzeitig diagonal nach oben hinten führen.

Trainingsziel Kräftigung der Schulter - und Rückenmuskulatur.
Ausgangsstellung „Grundhaltung Stand“, Oberkörper mit geradem Rücken nach vorn geneigt. Die linke Hand stützt sich am Oberschenkel ab. Beide Hanteln in der rechten Hand mit gestrecktem Arm vor dem Körper. Foto 10 (klein)
Übungsausführung Führen Sie den rechten Arm diagonal nach oben hinten bei gleichzeitiger Rumpfrotation. Foto 11

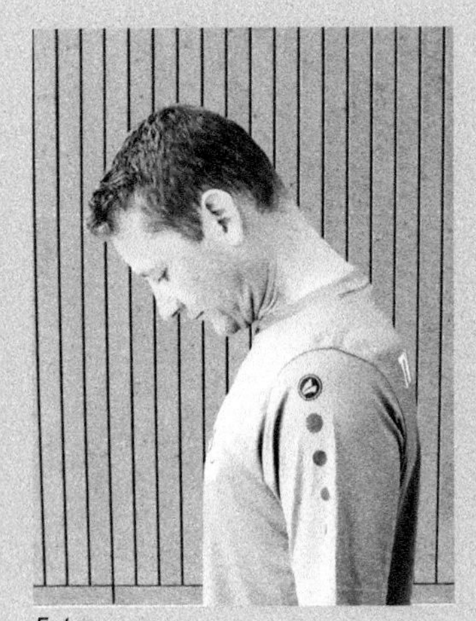
Foto 1

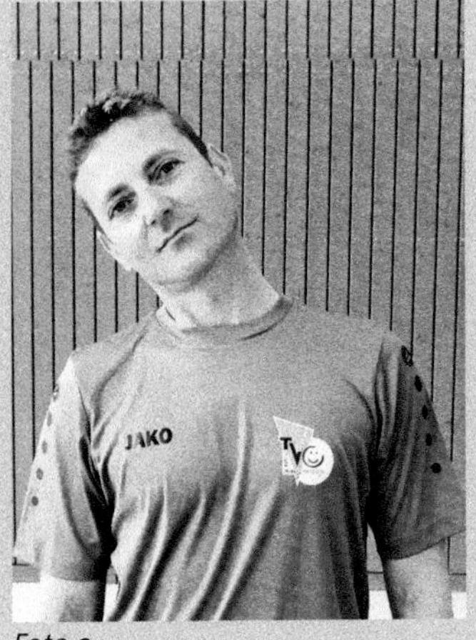
Foto 2

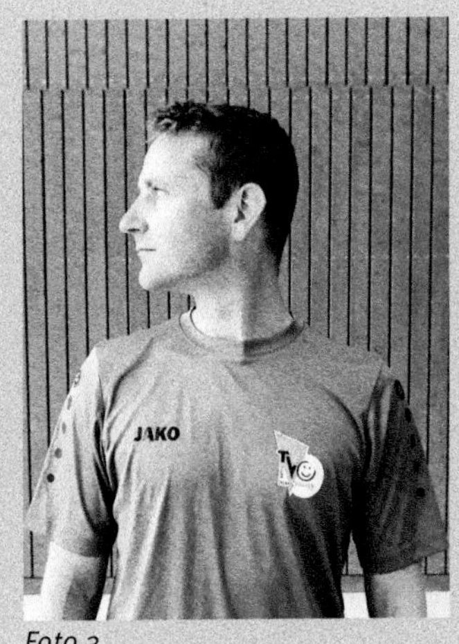
Foto 3

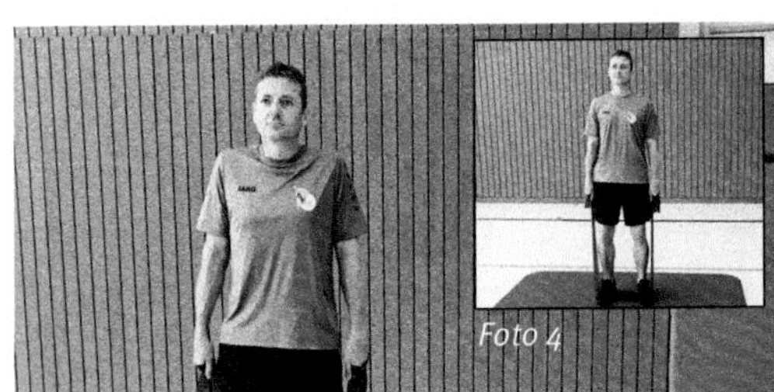
Foto 4

Foto 5

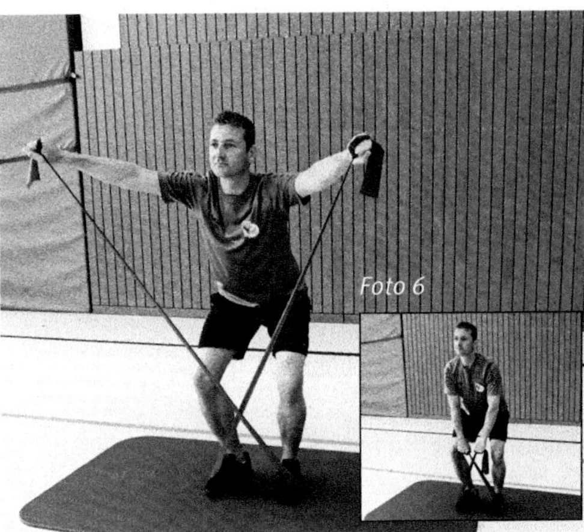
Foto 6

Foto 7

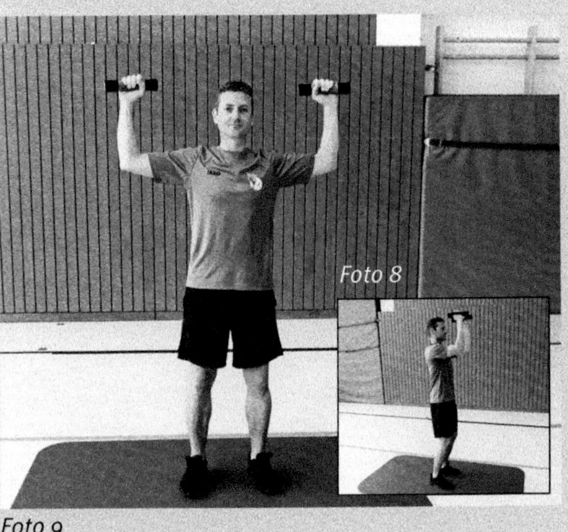
Foto 8

Foto 9

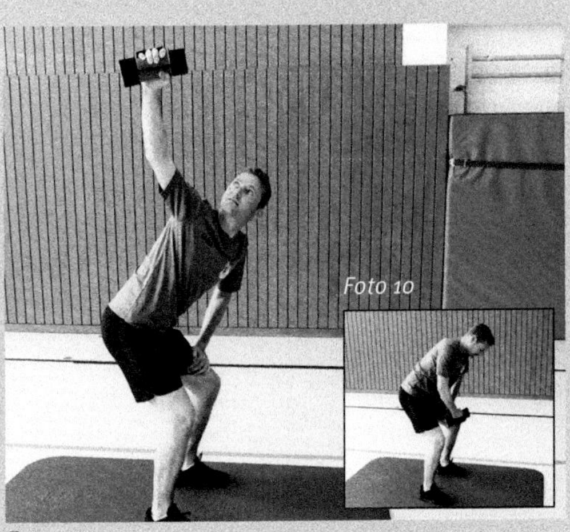
Foto 10

Foto 11

Trainingsziel Streckung der Wirbelsäule. Kräftigung der Rückenmuskulatur.
Ausgangsstellung „Bauchlage auf dem Ball in Kniestand", Hände im Nacken.
Übungsausführung Heben Sie den Oberkörper an. Position halten. Foto 12
Hinweis Kopf in Verlängerung der Wirbelsäule halten.
Variation Heben Sie den Oberkörper an, und strecken Sie gleichzeitig die Arme und Beine. Foto 13 (klein)

Trainingsziel Streckung der Wirbelsäule. Kräftigung der Rückenmuskulatur.
Ausgangsstellung „Grundhaltung Sitz am Ball". Hantel im Neutralgriff. Foto 14 (klein)
Übungsausführung Neigen Sie den Oberkörper mit geradem Rücken nach vorn, und führen Sie die Arme in Hochhalte. Foto 15
Hinweis Oberkörper bildet mit den gestreckten Armen eine Linie. Po hat Kontakt zum Ball. Rücken gerade halten.

Trainingsziel Kräftigung der Schulter- und Rückenmuskulatur.
Ausgangsstellung „Grundhaltung Stand", mit beiden Füßen auf der Mitte des TB stehen. TB mit beiden Händen fassen. Die gestreckten Arme sind vor dem Körper unten.
Übungsausführung Führen Sie die Arme gestreckt seitlich auf Schulterhöhe. Foto 16
Variation „Grundhaltung Schrittstellung", der linke Fuß steht fest auf dem TB. TB mit beiden Händen fassen. Führen Sie die Arme wechselseitig nach vorne und hinten. Foto 17 (klein)

Trainingsziel Dehnung der seitlichen Hals-Nacken-Muskulatur (Schulterblattheber und Kapuzenmuskel).
Ausgangsstellung „Grundhaltung Stand", die Arme hängen locker seitlich am Körper herunter.
Übungsausführung Der Kopf wird zur linken Schulter geneigt. Die geneigte Position 12–18 Sekunden lang halten. Zur Verstärkung der Dehnung ziehen Sie mit der linken Hand den rechten Arm nach links unten. Foto 18

Trainingsziel Dehnung der Brustmuskulatur.
Ausgangsstellung „Grundhaltung Kniestand", die Hände liegen auf dem Ball.
Übungsausführung Rollen Sie den Ball nach vorn, und schieben Sie das Brustbein in Richtung Boden. Foto 19
Hinweis Die Dehnung der Brustmuskulatur soll spürbar sein.
Variation Legen Sie den gebeugten Arm gegen eine Wand auf Schulterhöhe nach hinten, und drehen Sie sich mit dem Schultergürtel nach vorne, lassen Sie den Arm jedoch an der gleichen Stelle. Foto 20 (klein)

Trainingsziel Dehnung der Schultergürtelmuskulatur.
Ausgangsstellung „Grundhaltung Stand", die Arme sind in der Vorhalteposition.
Übungsausführung Verschränken Sie die Finger und drehen die Handflächen nach vorne. Beugen Sie Ihren Rücken nach vorne und schieben die Arme so weit wie möglich vor. Foto 21
Variation „Grundhaltung Sitz am Ball". Foto 22 (klein)

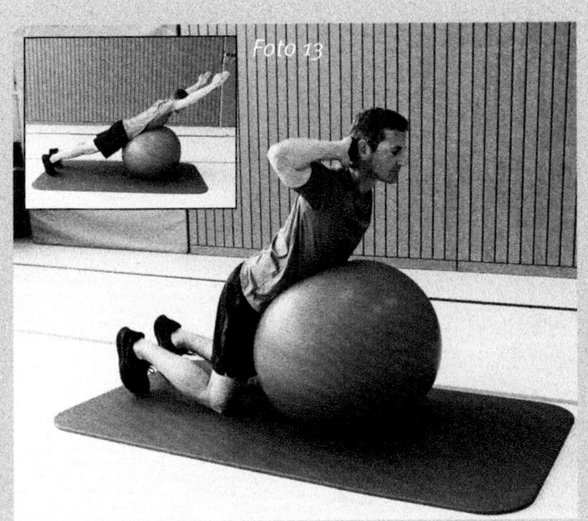
Foto 13

Foto 12

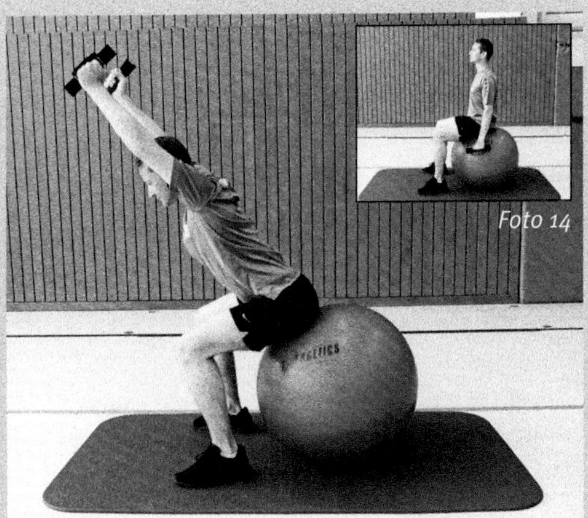
Foto 14

Foto 15

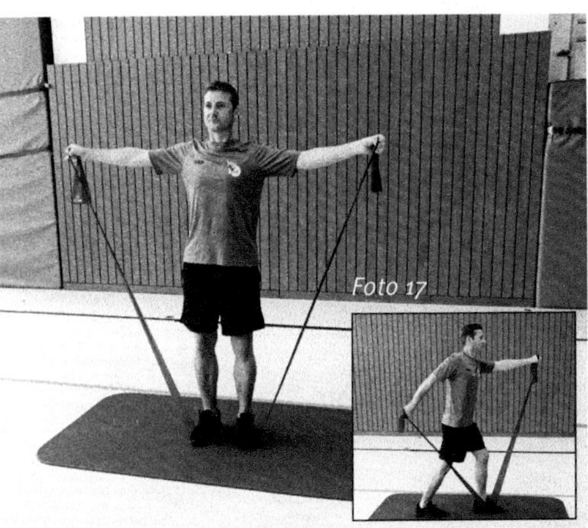
Foto 17

Foto 16

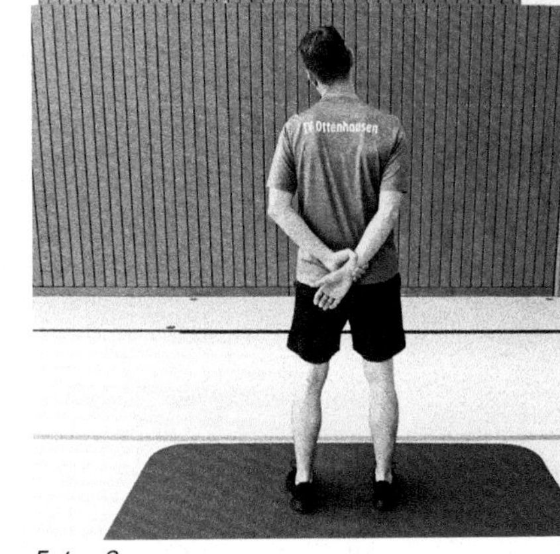

Foto 18

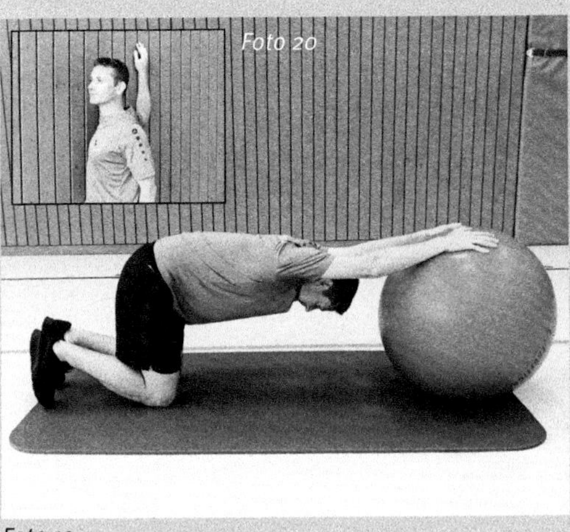
Foto 20

Foto 19

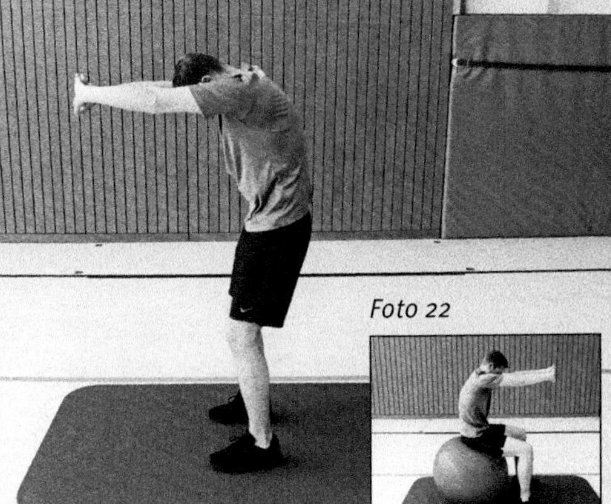
Foto 22

Foto 21

4.3.2 Übungsprogramm für die Lendenwirbelsäule

Trainingsziel Mobilisierung der Wirbelsäule.
Ausgangsstellung „Grundhaltung Stand“.
Übungsausführung Neigen Sie Ihren Oberkörper mit geradem Rücken nach vorne. Foto 1 (klein) Lassen Sie Ihren Rücken rund werden („Katzenbuckel). Foto 2. 2–3 Sekunden lang Endposition halten und dann in umgekehrter Reihenfolge wieder aufrichten.

Trainingsziel Streckung der Wirbelsäule. Kräftigung der Rückenmuskulatur.
Ausgangsstellung „Bauchlage auf dem Ball in Kniestand“, Hände im Nacken.
Übungsausführung Heben Sie den Oberkörper an. Position halten. Foto 3
Hinweis Kopf in Verlängerung der Wirbelsäule halten.
Variation Heben Sie den Oberkörper an, und strecken Sie gleichzeitig die Arme und Beine. Foto 4 (klein)

Trainingsziel Kräftigung der geraden und schrägen Bauchmuskeln.
Ausgangsstellung „Grundhaltung Rückenlage“. Ball liegt am Bauch.
Übungsausführung Die Beine sind im 90°-Winkel gebeugt. Heben Sie Kopf und Schultergürtel an und übergeben den Ball um die Oberschenkel/Unterschenkel von Hand zur Hand. Foto 5 (klein)
Hinweis Die Lendenwirbelsäule hat ständig Kontakt zum Boden.
Variation Den Ball zwischen Ober- und Unterschenkel in einer Acht von Hand zu Hand übergeben. Foto 6

Trainingsziel Mobilisierung der Wirbelsäule. Kräftigung der Gesäß- und Rückenmuskulatur.
Ausgangsstellung „Grundhaltung Vierfüßlerstand“.
Übungsausführung Führen Sie das linke angehobene Knie und den rechten Ellenbogen zusammen. Foto 7. Arm und Bein ausstrecken. Endpositionen kurz halten. Foto 8 (klein)

Trainingsziel Kräftigung der Gesäß- und Rückenmuskulatur.
Ausgangsstellung „Grundhaltung Bauchlage“, das rechte Bein im rechten Winkel gebeugt. Die Arme sind gebeugt und die Stirn liegt auf den Händen.
Übungsausführung Das linke gestreckte Bein anheben. Bein langsam auf- und abwärts bewegen. Foto 9 (klein)
Variation „Grundhaltung Unterarmekniestütz“. Das angehobene Bein im Kniegelenk beugen und Oberschenkel des gebeugten Beines heben und senken. Foto 10

Trainingsziel Kräftigung der Rückenmuskulatur.
Ausgangsstellung „Grundhaltung Bauchlage“, die Arme mit Hanteln sind in U-Halte neben dem Kopf.
Übungsausführung Kopf, Schulter und Arme anheben. Endposition halten. Foto 11
Variation Die Arme sind seitlich auf Schulterhöhe gestreckt. Die gestreckten Arme leicht auf- und abwärts bewegen. Foto 12 (klein)

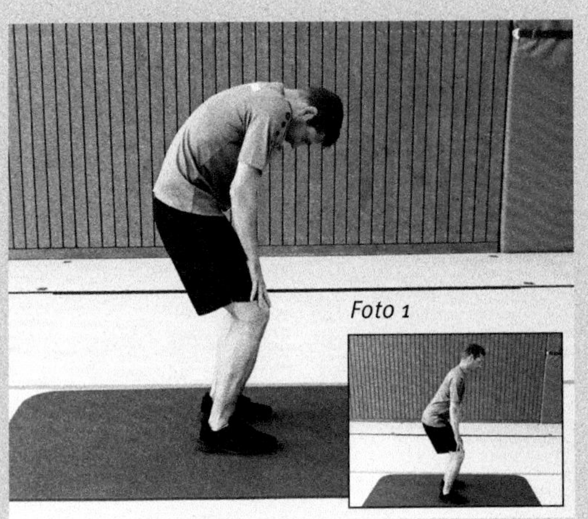

Foto 1

Foto 2

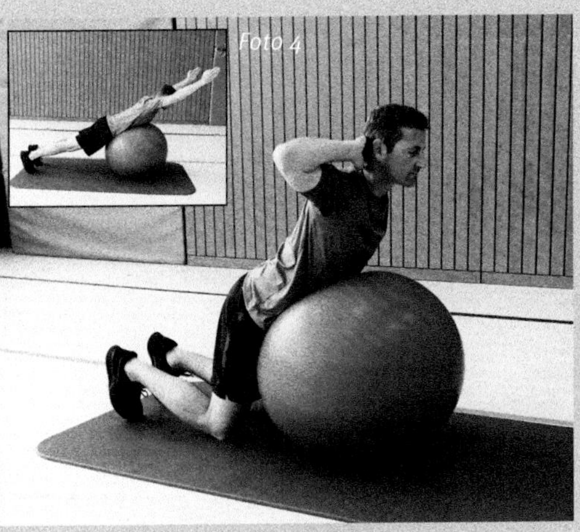

Foto 4

Foto 3

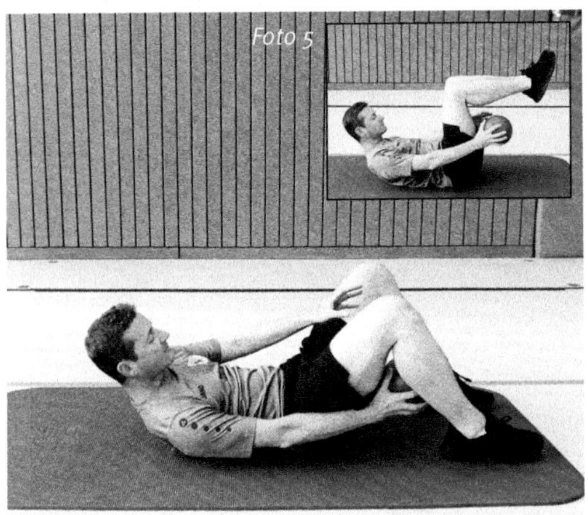

Foto 5

Foto 6

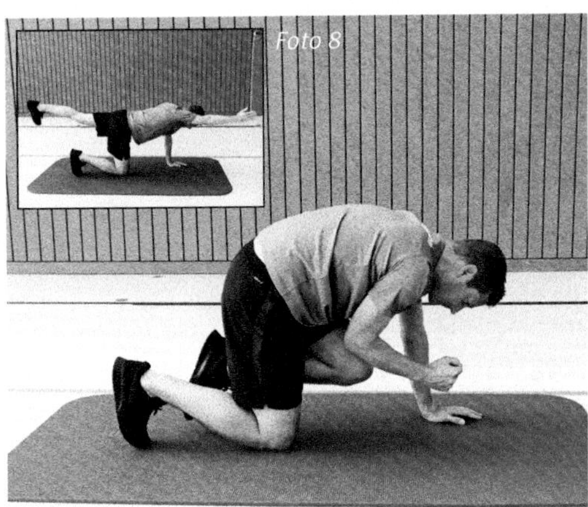

Foto 8

Foto 7

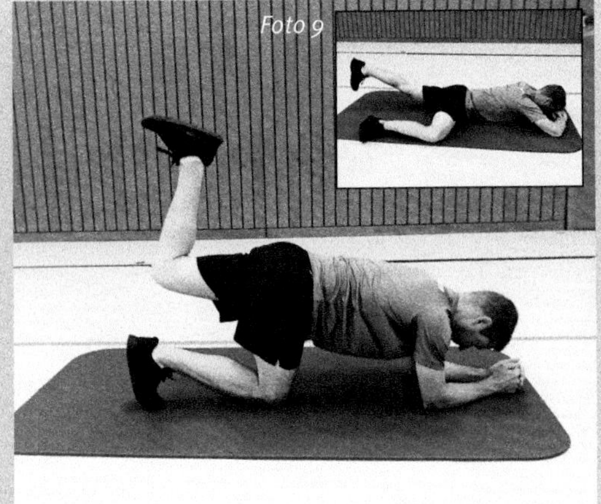

Foto 9

Foto 10

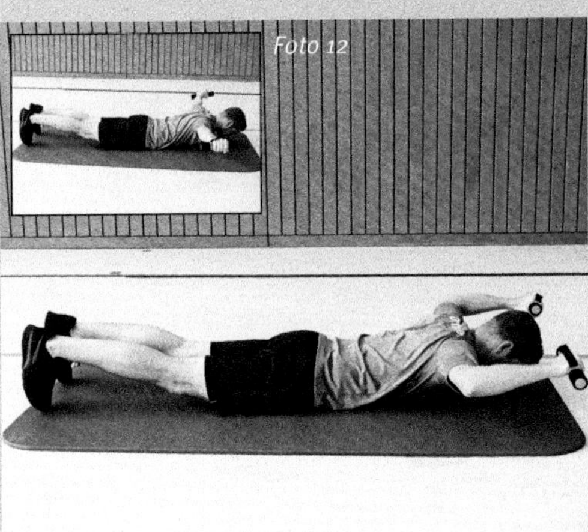

Foto 12

Foto 11

Trainingsziel Kräftigung der geraden und schrägen Bauchmuskeln.
Ausgangsstellung „Grundhaltung Rückenlage".
Übungsausführung Heben Sie Kopf und Schultergürtel an. Rollen Sie den Fit-Ball® mit beiden Händen auf den Knien. Foto 13
Variation Die Beine sind nacheinander in 90°-Winkel gebeugt. Heben Sie Kopf, Schultergürtel und Arme an und führen mit der Drehung des Oberkörpers zur Seite die gestreckten Arme mit Hanteln diagonal nach vorn außen an den Knien vorbei. Foto 14 (klein)

Trainingsziel Kräftigung der Gesäß- und Rückenmuskulatur.
Ausgangsstellung „Grundhaltung Rückenlage", TB liegt auf den Hüften. Mit dem Handrücken TB neben dem Becken seitlich am Boden fixieren.
Übungsausführung Heben Sie das Becken und die Wirbelsäule Wirbel für Wirbel vom Boden ab. Endposition halten. Foto 15
Hinweis Der Körper bildet von den Schultern bis zu den Knien eine Linie.
Variation In der Endposition wird ein Bein ausgestreckt. Foto 16 (klein)

Trainingsziel Stabilisierung der Wirbelsäule.
Ausgangsstellung: „Grundhaltung Seitenlage", der Oberkörper ist auf den Unterarm gestützt.
Übungsausführung: Das Becken wird angehoben. Foto 17 (klein)
Hinweise Der Ellenbogen befindet sich unter dem Schultergelenk.
Der Körper bildet von den Fersen bis zum Kopf eine Linie.
Variation In der Endposition wird das obere Bein angehoben. Foto 18

Trainingsziel Kräftigung der Gesäß- und Beinmuskulatur.
Ausgangsstellung „Grundhaltung Rückenlage", die Füße mit den Fersen sind aufgesetzt und die Fußspitzen angezogen.
Übungsausführung Die Fersen und Lendenwirbelsäule nach unten gegen den Boden drücken. Foto 19

Trainingsziel Dehnung der Gesäß- und Rückenmuskulatur.
Ausgangsstellung „Grundhaltung Rückenlage".
Übungsausführung Legen Sie den linken Fuß auf das rechte Knie. Umfassen Sie mit beiden Händen die Oberschenkelrückseite des rechten Beines und ziehen Sie den Oberschenkel zum Körper. Foto 20 (klein)
Variation Beugen Sie das rechte Bein. Ziehen Sie den Oberschenkel zum Körper. Foto 21

Trainingsziel Dehnung der Rückenmuskulatur.
Ausgangsstellung „Grundhaltung Vierfüßlerstand".
Übungsausführung Ziehen Sie zunächst das Kinn zur Brust, lassen Sie dann die Brust- und Lendenwirbelsäule rund werden („Katzenbuckel"). Foto 22
Variation „Grundhaltung Rückenlage". Beugen Sie nacheinander die Beine, die Knie mit Händen umfassen und Rücken runden. Foto 23 (klein)

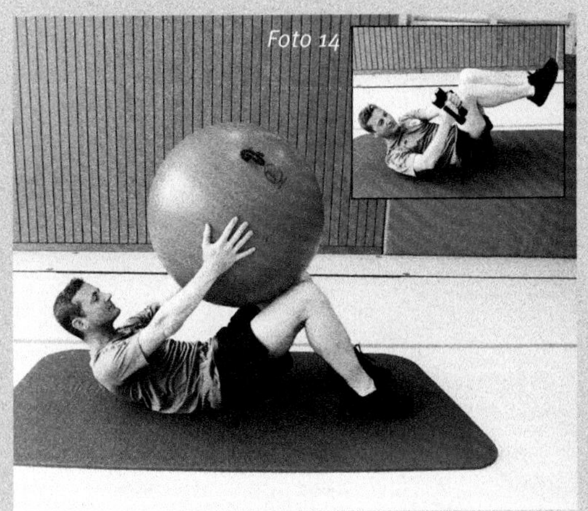

Foto 14

Foto 13

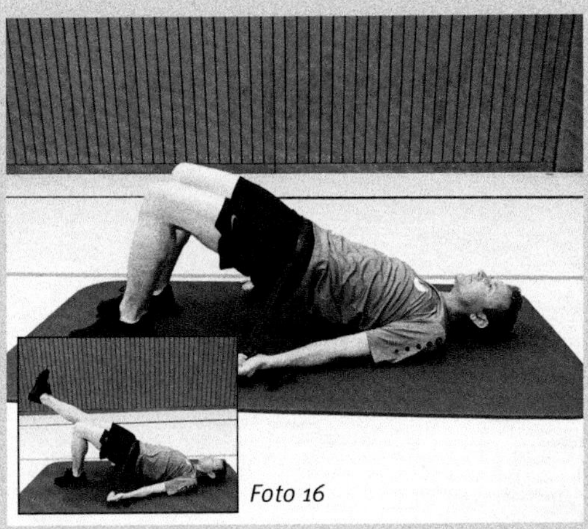

Foto 16

Foto 15

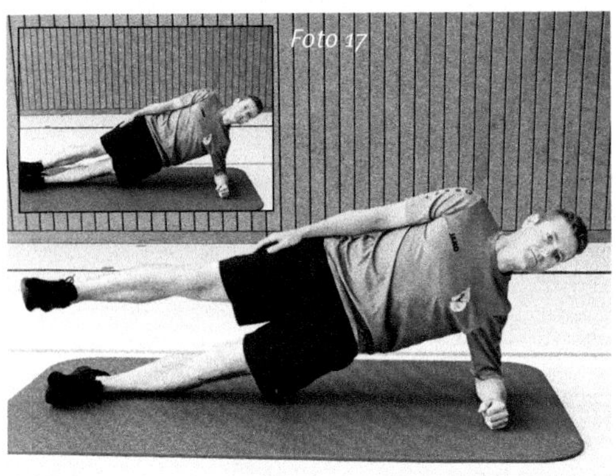

Foto 17

Foto 18

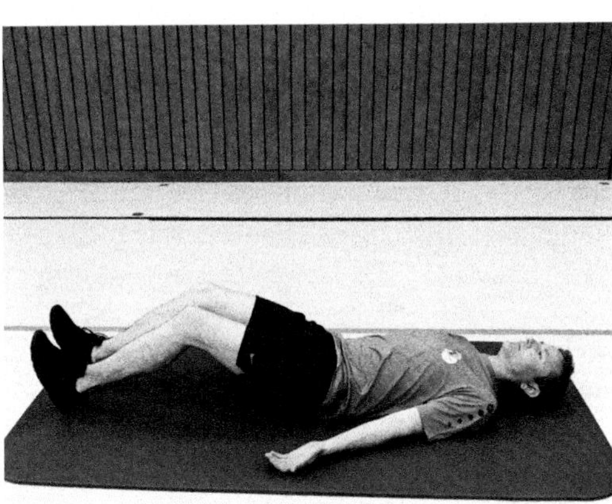

Foto 19

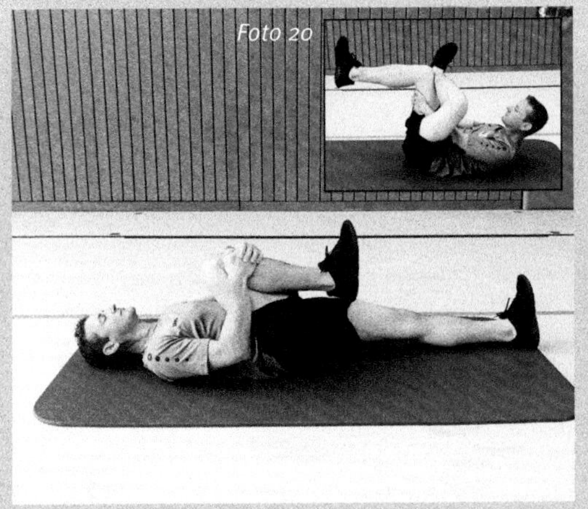

Foto 20

Foto 21

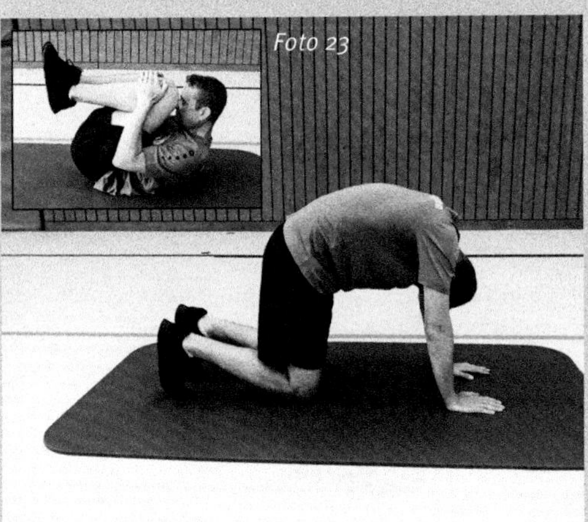

Foto 23

Foto 22

4.3.3 Übungsprogramm für einen starken Rücken

Trainingsziel Kräftigung der Schulter- und Rückenmuskulatur.
Ausgangsstellung „Grundhaltung Stand", mit beiden Füßen auf der Mitte des TB stehen. TB mit beiden Händen über Kreuz fassen. Oberkörper mit geradem Rücken ist nach vorn geneigt.
Übungsausführung Führen Sie die gestreckten Arme in Hochhalte zur Seite. Foto 1
Variation Beide Schultern heben und senken. Foto 2 (klein)

Trainingsziel Kräftigung der Schulter- und Rückenmuskulatur.
Ausgangsstellung „Grundhaltung Stand", Oberkörper mit geradem Rücken nach vorn geneigt. Die linke Hand stützt sich am Oberschenkel ab. Beide Hanteln in der rechten Hand.
Übungsausführung Führen Sie den rechten Arm diagonal nach oben hinten bei gleichzeitiger Rumpfrotation. Foto 3
Variation „Grundhaltung Stand", die Arme sind im 90°-Winkel gebeugt vor der Brust. Öffnen und schließen Sie die Arme. Foto 4 (klein)

Trainingsziel Streckung der Wirbelsäule. Kräftigung der Rückenmuskulatur.
Ausgangsstellung „Bauchlage auf dem Ball in Kniestand", Hände im Nacken.
Übungsausführung Heben Sie den Oberkörper an. Position halten. Foto 5
Hinweis Kopf in Verlängerung der Wirbelsäule halten.
Variation Mit Hanteln. Heben Sie den Oberkörper an, und strecken Sie gleichzeitig die Arme und Beine. Foto 6 (klein)

Trainingsziel Streckung der Wirbelsäule. Kräftigung der Rückenmuskulatur.
Ausgangsstellung „Grundhaltung Angehockter Sitz", Hanteln im Nacken. Führen Sie die Arme mit Hanteln in Hochhalte, und strecken Sie den Rücken vollständig. Foto 7
Variation „Grundhaltung Fersensitz", die Arme mit Fit-Ball® sind in Hochhalte. Neigen Sie Ihren Oberkörper mit geradem Rücken nach vorne. Halten Sie die Position. Foto 8

Trainingsziel Kräftigung der geraden und schrägen Bauchmuskeln.
Ausgangsstellung „Grundhaltung Rückenlage".
Übungsausführung Heben Sie Kopf und Schultergürtel an. Die Hände nach vorne neben die Knie ziehen. Foto 9
Variation Die Hände liegen am Hinterkopf. Foto 10 (klein)

Trainingsziel Kräftigung der schrägen und geraden Bauchmuskeln.
Ausgangsstellung „Grundhaltung Rückenlage", die Beine sind nacheinander im 90°-Winkel gebeugt.
Übungsausführung Heben Sie Kopf, Schultergürtel und Arme an und führen mit der Drehung des Oberkörpers nach links die Hände nach vorne außen am linken Knie vorbei. Foto 11
Variation Die Hände liegen am Hinterkopf. Den rechten Ellenbogen in Richtung des linken Knies führen. Foto 12 (klein)

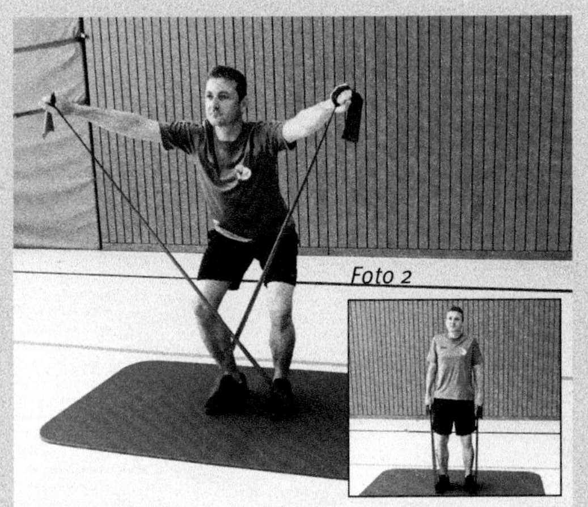
Foto 2
Foto 1

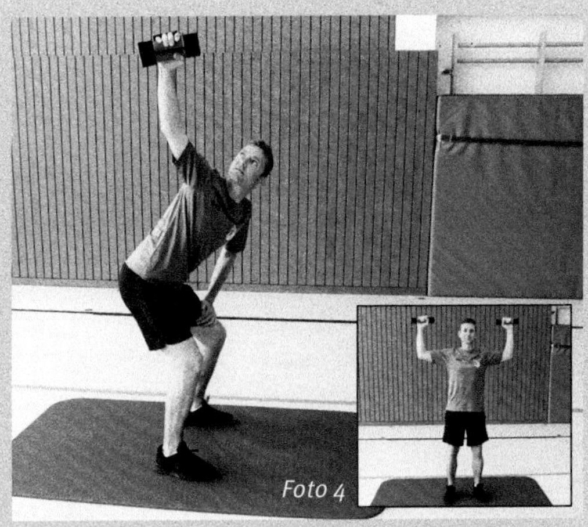
Foto 4
Foto 3

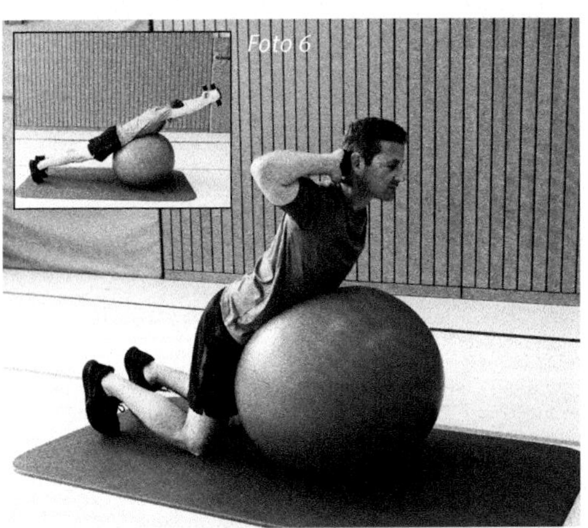
Foto 6
Foto 5

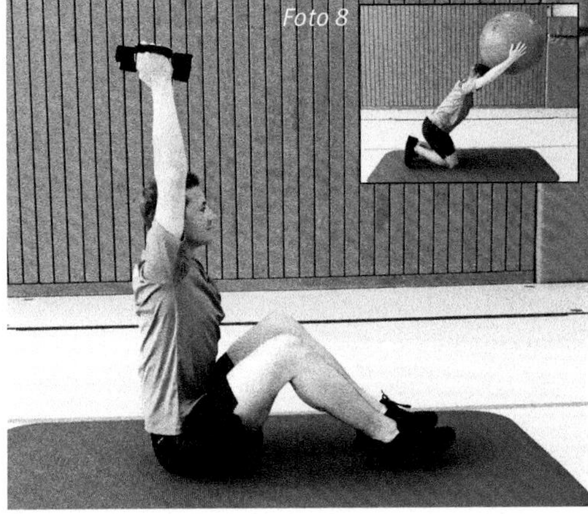
Foto 8
Foto 7

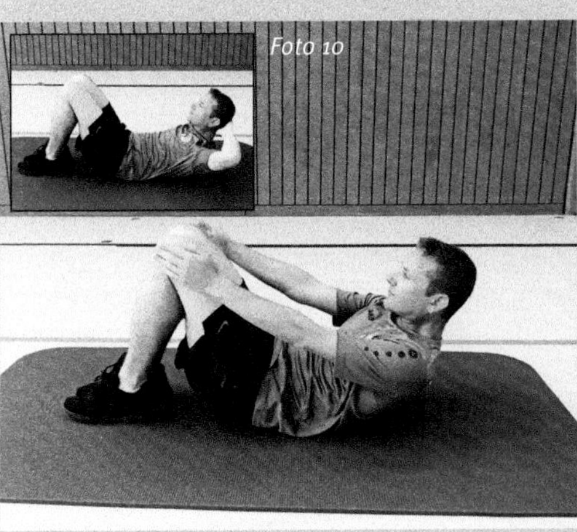
Foto 10
Foto 9

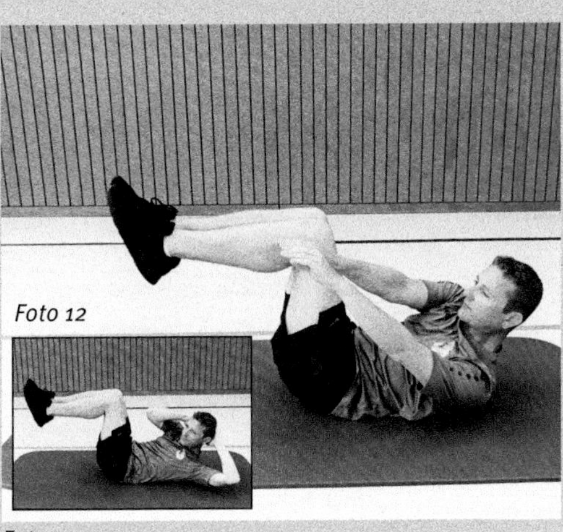
Foto 12
Foto 11

Trainingsziel Kräftigung der Schulter- und Rückenmuskulatur.
Ausgangsstellung „Grundhaltung Bauchlage“, die Arme in U-Halte und Hochhalte.
Übungsausführung Oberkörper leicht anheben. TB in U-Halte ausziehen. Foto 13
Variation TB hinter dem Rücken, entlang der Wirbelsäule. Strecken Sie die Arme gleichzeitig. Endposition halten. Foto 14 (klein)

Trainingsziel Kräftigung der Gesäß- und Beinmuskulatur.
Ausgangsstellung „Grundhaltung Rückenlage“, TB liegt auf den Hüften. Mit dem Handrücken TB neben dem Becken seitlich am Boden fixieren.
Übungsausführung Heben Sie das Becken und die Wirbelsäule Wirbel für Wirbel vom Boden ab. Endposition halten. Foto 15
Hinweis Der Körper bildet von den Schultern bis zu den Knien eine Linie.
Variation In der Endposition wird ein Bein ausgestreckt. Foto 16 (klein)

Trainingsziel Mobilisierung der Wirbelsäule.
Ausgangsstellung „Grundhaltung Vierfüßlerstand“.
Übungsausführung Ziehen Sie zunächst das Kinn zur Brust, lassen Sie dann die Brust- und Lendenwirbelsäule rund werden („Katzenbuckel“). Foto 17. Danach Rücken strecken und überstrecken („Pferderücken“). Die Endpositionen kurz halten. Foto 18 (klein)
Variation Drehen Sie Ihren Kopf und die Brustwirbelsäule zur Seite.

Trainingsziel Stabilisierung der Wirbelsäule.
Ausgangsstellung: „Grundhaltung Seitenlage“, der Oberkörper ist auf den Unterarm gestützt.
Übungsausführung: Das Becken wird angehoben. Foto 19
Hinweise Der Ellenbogen befindet sich unter dem Schultergelenk.
Der Körper bildet von den Fersen bis zum Kopf eine Linie.
Variation In der Endposition wird das obere Bein angehoben. Foto 20 (klein)

Trainingsziel Dehnung der Gesäß- und Rückenmuskulatur.
Ausgangsstellung „Grundhaltung Angehockter Sitz“, rechtes Bein ist gestreckt. Das gebeugte linke Bein ist über das gestreckte gestellt.
Übungsausführung Fassen Sie das linke Knie mit der rechten Hand und ziehen das Knie nach rechts. Mit der anderen Hand am Boden abstützen. Foto 21
Variation Dehnung des Gesäß- und großen Brustmuskels. „Grundhaltung Rückenlage“. Das gebeugte rechte Bein über das gestreckte linke Bein zum Boden ablegen. Die Gegenhand befindet sich am gebeugten Bein. Foto 22 (klein)

Trainingsziel Dehnung der Rückenmuskulatur.
Ausgangsstellung „Grundhaltung Angehockter Sitz“.
Übungsausführung Neigen Sie den Kopf zur Brust, machen Sie den Rücken rund und bringen Sie Ihren Kopf immer näher zu den Knien. Die Arme eng unter den Beinen kreuzen. Foto 23
Variation „Grundhaltung Päckchenhaltung“. Die Arme sind in der Hochhalteposition. Foto 24

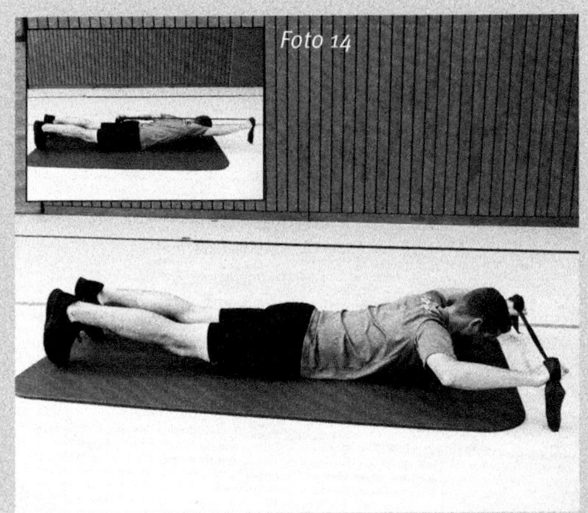
Foto 14
Foto 13

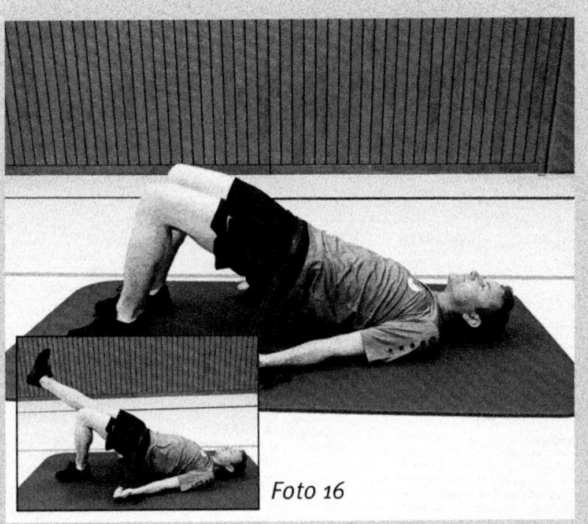
Foto 16
Foto 15

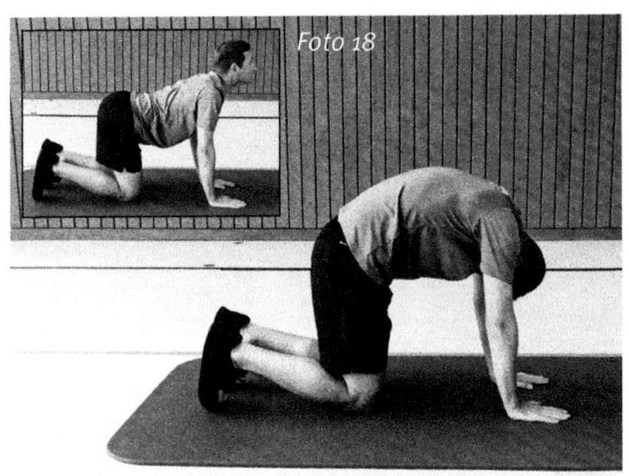
Foto 18
Foto 17

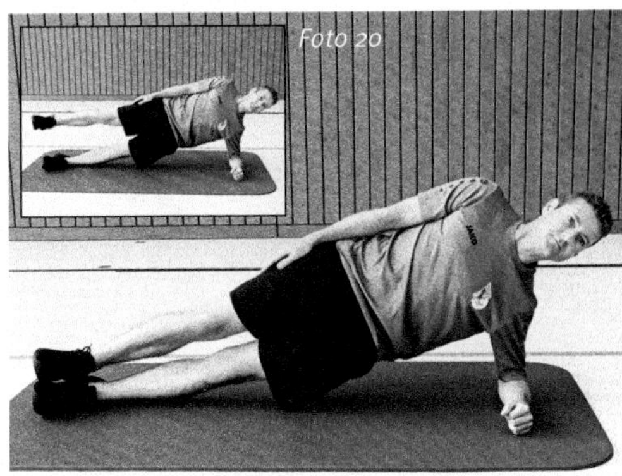
Foto 20
Foto 19

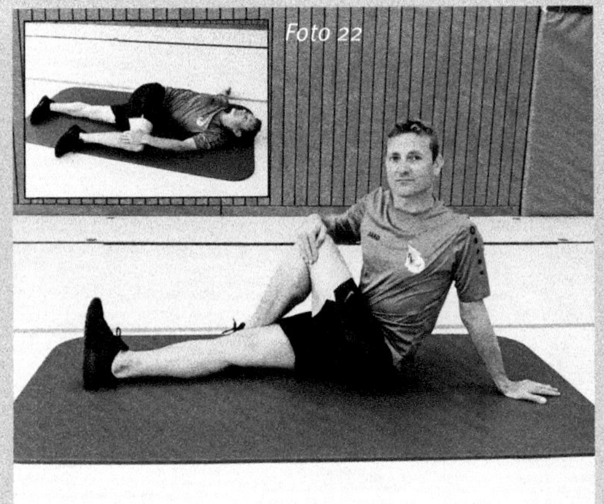
Foto 22
Foto 21

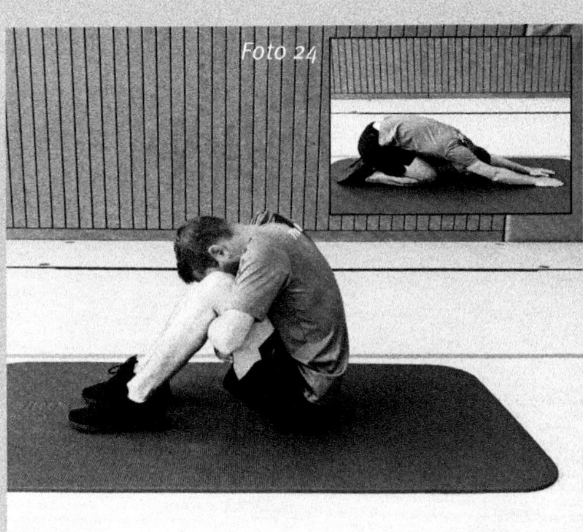
Foto 24
Foto 23

5 Die Muskulatur

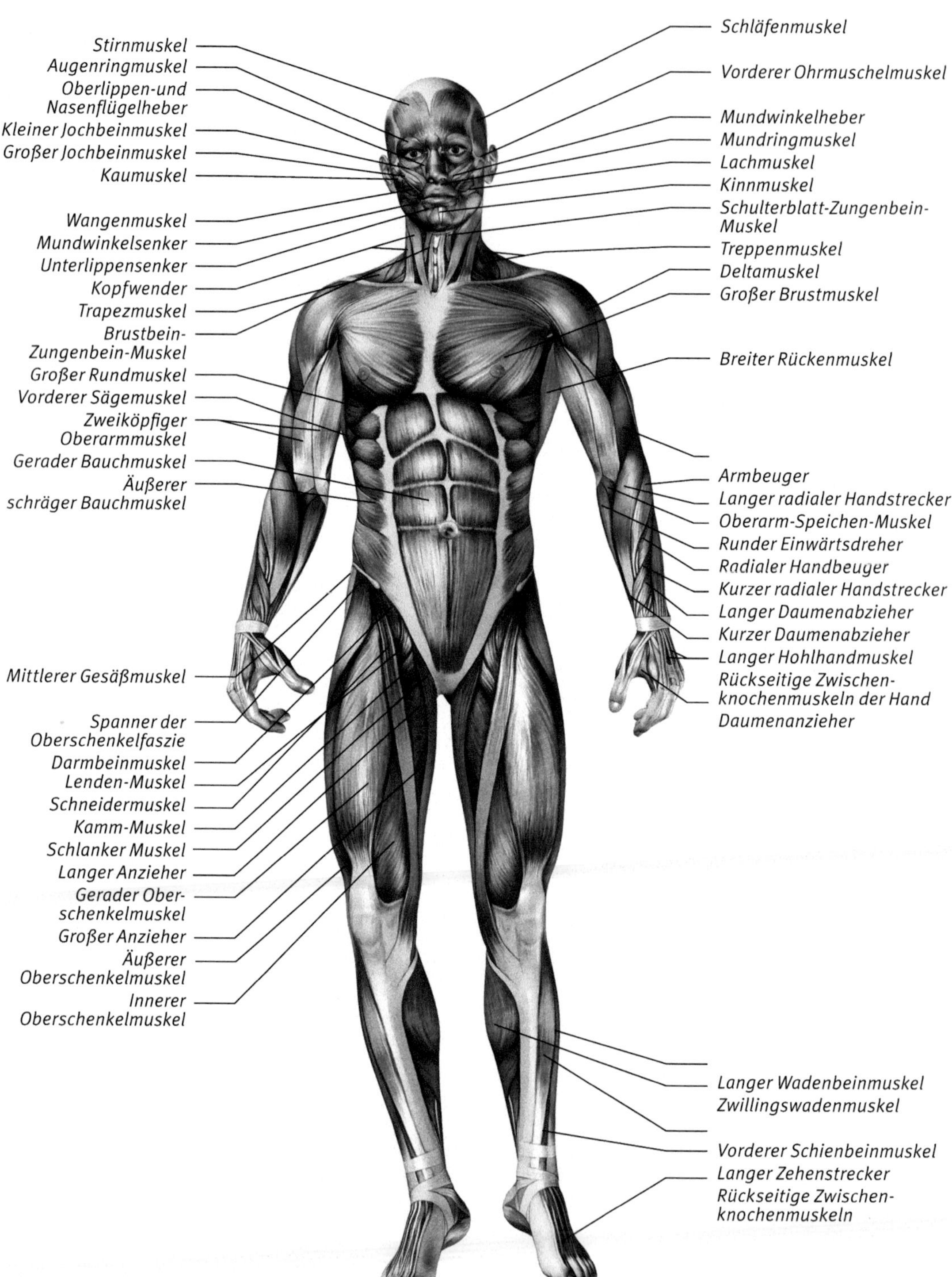

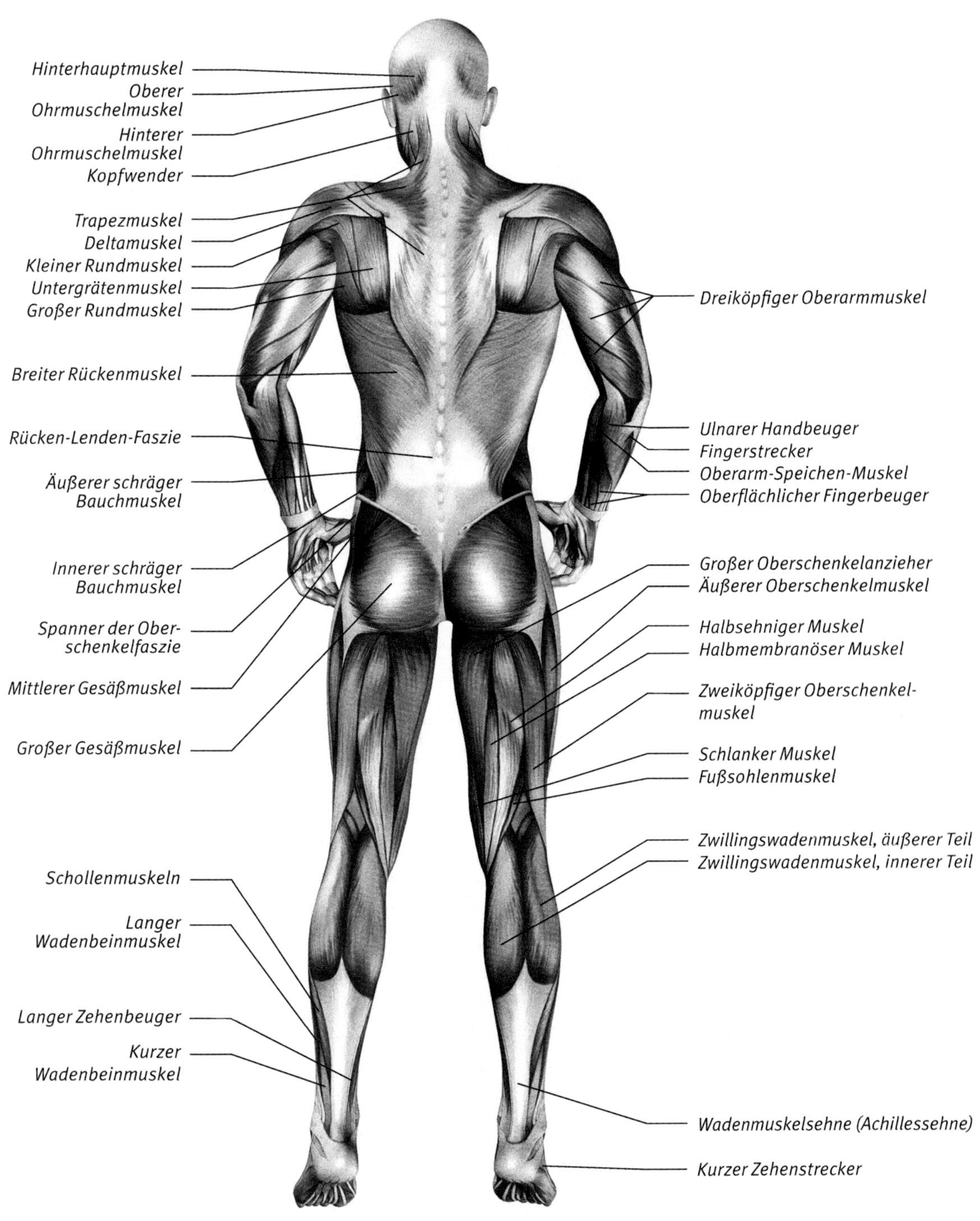
Hinterhauptmuskel
Oberer Ohrmuschelmuskel
Hinterer Ohrmuschelmuskel
Kopfwender
Trapezmuskel
Deltamuskel
Kleiner Rundmuskel
Untergrätenmuskel
Großer Rundmuskel
Breiter Rückenmuskel
Rücken-Lenden-Faszie
Äußerer schräger Bauchmuskel
Innerer schräger Bauchmuskel
Spanner der Oberschenkelfaszie
Mittlerer Gesäßmuskel
Großer Gesäßmuskel
Schollenmuskeln
Langer Wadenbeinmuskel
Langer Zehenbeuger
Kurzer Wadenbeinmuskel
Dreiköpfiger Oberarmmuskel
Ulnarer Handbeuger
Fingerstrecker
Oberarm-Speichen-Muskel
Oberflächlicher Fingerbeuger
Großer Oberschenkelanzieher
Äußerer Oberschenkelmuskel
Halbsehniger Muskel
Halbmembranöser Muskel
Zweiköpfiger Oberschenkelmuskel
Schlanker Muskel
Fußsohlenmuskel
Zwillingswadenmuskel, äußerer Teil
Zwillingswadenmuskel, innerer Teil
Wadenmuskelsehne (Achillessehne)
Kurzer Zehenstrecker

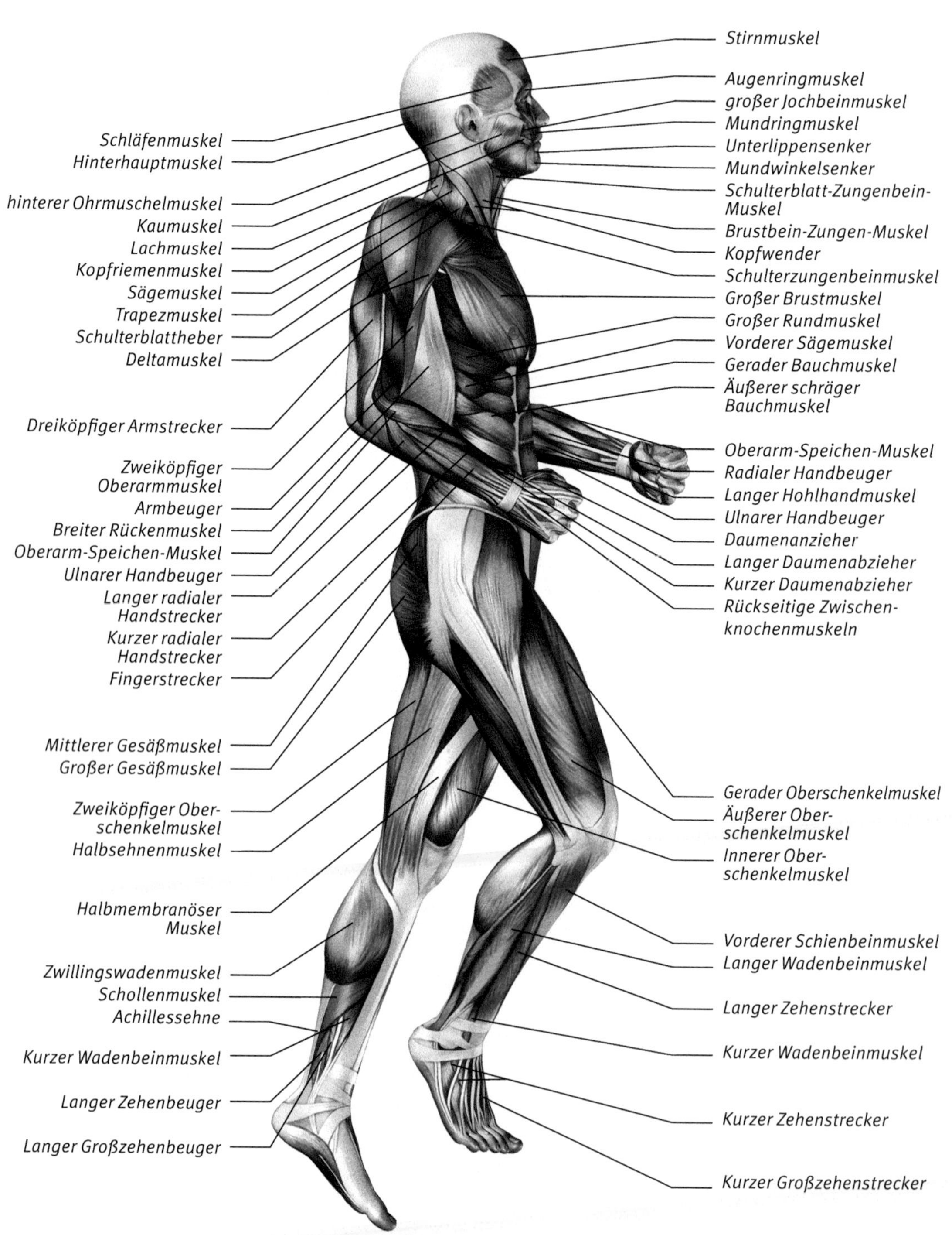
Stirnmuskel
Augenringmuskel
großer Jochbeinmuskel
Mundringmuskel
Unterlippensenker
Mundwinkelsenker
Schulterblatt-Zungenbein-Muskel
Brustbein-Zungen-Muskel
Kopfwender
Schulterzungenbeinmuskel
Großer Brustmuskel
Großer Rundmuskel
Vorderer Sägemuskel
Gerader Bauchmuskel
Äußerer schräger Bauchmuskel
Oberarm-Speichen-Muskel
Radialer Handbeuger
Langer Hohlhandmuskel
Ulnarer Handbeuger
Daumenanzieher
Langer Daumenabzieher
Kurzer Daumenabzieher
Rückseitige Zwischenknochenmuskeln
Gerader Oberschenkelmuskel
Äußerer Oberschenkelmuskel
Innerer Oberschenkelmuskel
Vorderer Schienbeinmuskel
Langer Wadenbeinmuskel
Langer Zehenstrecker
Kurzer Wadenbeinmuskel
Kurzer Zehenstrecker
Kurzer Großzehenstrecker
Schläfenmuskel
Hinterhauptmuskel
hinterer Ohrmuschelmuskel
Kaumuskel
Lachmuskel
Kopfriemenmuskel
Sägemuskel
Trapezmuskel
Schulterblattheber
Deltamuskel
Dreiköpfiger Armstrecker
Zweiköpfiger Oberarmmuskel
Armbeuger
Breiter Rückenmuskel
Oberarm-Speichen-Muskel
Ulnarer Handbeuger
Langer radialer Handstrecker
Kurzer radialer Handstrecker
Fingerstrecker
Mittlerer Gesäßmuskel
Großer Gesäßmuskel
Zweiköpfiger Oberschenkelmuskel
Halbsehnenmuskel
Halbmembranöser Muskel
Zwillingswadenmuskel
Schollenmuskel
Achillessehne
Kurzer Wadenbeinmuskel
Langer Zehenbeuger
Langer Großzehenbeuger

6 Literaturverzeichnis

Anrich, C.: Trainingsbuch Beweglichkeit. Rowohlt Taschenbuch Verlag. Reinbek 2000

Bauer, O./Bauer, A.: Praxisbuch funktionelle Wirbelsäulengymnastik und Rückentraining. Teil 1: Mobilisation, Streckung und Stabilisation der Wirbelsäule. Neuer Sportverlag. Stuttgart 2007

Bauer, O./Bauer, A.: Praxisbuch funktionelle Wirbelsäulengymnastik und Rückentraining. Teil 2: Übungen zur Kräftigung und Dehnung. Neuer Sportverlag. Stuttgart 2011

Bauer, O./Bauer, A.: Praxisbuch funktionelle Wirbelsäulengymnastik und Rückentraining. Teil 3: Übungen mit Handgeräten (Stab, Ball, Thera-Band®, Hantel). Neuer Sportverlag. Stuttgart 2012

Bauer, O./Bauer, A.: Praxisbuch funktionelle Wirbelsäulengymnastik und Rückentraining. Teil 4: Übungen mit Fit-Ball®, Flexi-Bar® und am Dynair® Ballkissen XXL. Neuer Sportverlag. Stuttgart 2014

Bauer, O./Bauer, A.: Beitrag Stationstraining: Kräftigung der Bauch- und Rückenmuskulatur mit Thera-Bändern, Hanteln und Fit-Bällen. Teil 1: Stationen 1 bis 6, S.12–14. Turnen und Sport Pohl-Verlag. Celle 3/2009

Bauer, O./Bauer, A.: Beitrag Stationstraining: Kräftigung der Bauch- und Rückenmuskulatur mit Thera-Bändern, Hanteln und Fit-Bällen. Teil 2: Stationen 7 bis12, S. 17–19. Turnen und Sport Pohl-Verlag. Celle 4/2009

Buskies, W./Demski, N.: Rückenfitness. Limpert Verlag. Wiebelsheim 2003

Fischer, P.: Tests und Übungen für die Wirbelsäule. Georg Thieme Verlag KG. Stuttgart 2012

Freiwald, J.: Fitness für Männer. Rowohlt Taschenbuch Verlag. Reinbek 1998

Grönemeyer, D./ Thorbrietz, P.: Mein Rückenbuch Das sanfte Programm zwischen High Tech und Naturheilkunde. Zabert Sandmann Verlag 2006

Haack, C./Harvey, C./Rüh, J.: DTB – Muskelkatalog. DTB Frankfurt am Main 2007

Hüter-Becker, A./Dölken, M.: Untersuchen in der Physiotherapie. Georg Thieme Verlag KG. Stuttgart 2005

Jordan, A./Graeber, I: Fitness zu zweit. Partnergymnastik – Dehnen und Kräftigen. Meyer & Meyer Verlag. Aachen 2000

Kempf, H-D.: Trainingsbuch Fitnessball. Reinbek Taschenbuch 2000

Kempf, H-D./Strack,A.: Krafttraining mit dem Thera-Band. Rowohlt Taschenbuch Verlag. Reinbek 1999

Kempf, H-D./Strack,A./Moriabadi, U.: Fit und schön mit Hanteln. Reinbek Taschenbuch 2001

Reichardt, H.: Die BLV Rückenschule. BLV Verlag. München 1995

Reichardt, H.: Schongymnastik bei Rückenbeschwerden. BLV Verlag. München 1996

Valerius, K-P./ Frank, A./Kosler, B. C./Hirsch, M. C./Hamilton, C./Lafont, E. A.: Das Muskelbuch. KVM Dr. Kolster Produktions- und Verlags-GmbH. Marburg 2006

Wieben, K./Falkenberg, B.: Muskelfunktion Prüfung und klinische Bedeutung. Georg Thieme Verlag KG. Stuttgart 2012

Wnuck, A.: Bodytraining Tubing. Rowohlt Taschenbuch Verlag. Reinbek 1999

7 Bildnachweis

Fotografien: Olga und Andrej Bauer
3D-Muskelaufbau: © York - Fotolia.com

8 Impressum

Praxisbuch
Funktionelle Wirbelsäulengymnastik und Rückentraining
Teil 5: Turnen in der Sporthalle: Partnergymnastik, Übungsprogramme für muskuläre Dysbalancen, Körperstatik und aktives Rückentraining
Waiblingen: Neuer Sportverlag, 2022
ISBN 978-3-944526-18-8

Herausgeber: Olga und Andrej Bauer
Autoren: Olga und Andrej Bauer
Redaktion: Hendrik Schulze Kalthoff, Nadine Müller, Neuer Sportverlag
Gestaltung und Satz: Janina Reuß, Hendrik Schulze Kalthoff

Vertrieb:
Neuer Sportverlag, Beim Hochwachtturm 2, 71332 Waiblingen
Telefon: 07151/97 66 1-73, www.neuersportverlag.de